U0798859

高等医药院校药学主要课程复习指南丛书

药剂学复习指南

主 编 易 军

天津出版传媒集团

天津科技翻译出版有限公司

图书在版编目(CIP)数据

药剂学复习指南 / 易军主编 . —天津:天津科技翻译出版有限公司,2014.1（2021.9 重印）
（高等医药院校药学主要课程复习指南丛书）
ISBN 978-7-5433-3313-0

Ⅰ.①药… Ⅱ.①易… Ⅲ.①药剂学－医学院校－教学参考资料
Ⅳ.①R94

中国版本图书馆 CIP 数据核字(2013)第 242733 号

出　　版:天津科技翻译出版有限公司
出 版 人:刘子媛
地　　址:天津市南开区白堤路 244 号
邮政编码:300192
电　　话:022-87894896
传　　真:022-87895650
网　　址:www.tsttpc.com
印　　刷:天津新华印务有限公司
发　　行:全国新华书店
版本记录:787×1092　16 开本　16 印张　200 千字
2014 年 1 月第 1 版　2021 年 9 月第 2 次印刷
定价:29.80 元

《高等医药院校药学主要课程复习指南丛书》

编委会名单

《药剂学复习指南》

编者名单

主　编　易　军

副主编　李晓芳

编　者　（按姓名汉语拼音顺序排序）

戈延茹（江苏大学）

郭波红（广东药学院）

李晓芳（广东药学院）

秦凌浩（广东药学院）

王晓明（广东药学院）

卫世杰（广东药学院）

许伯慧（南通医学院）

易　军（广东药学院）

前　言

药剂学是药学及相关专业的主干课程之一,《高等医药院校药学主要课程复习指南丛书——药剂学复习指南》以人民卫生出版社国家级规划教材《药剂学》(第7版)为依据,严格按照教学大纲的要求,对教材的知识要点进行了全面系统的梳理。全书各章均设有[重点提示]、[学习要点]、[知识地图]、[精选习题及参考答案]等4个栏目,分别简要提示教学要求,将教材的主要内容进行浓缩和精编,以各种图表的形式将重点知识进行解析并总结,结合各类考试精选试题并提供参考答案。

[知识地图]是本书的特色。该部分用各类图表与流程的形式将本章内容融合在一起,形成一个概览,帮助学生把各知识点进行横向和纵向的联系、比较,在基础知识积累的基础上加强层次感与系统性,这样让学生在经过复习、习题巩固之后,加深对各章知识结构和内容的理解。

另外,编者结合大纲,并参照执业药师等资格考试形式,精心组织设计了大量的习题,并提供数套"模拟试卷",以供学生复习巩固知识内容和检测对各知识点的掌握程度,完成课程考试。

本书可以作为药学及相关专业的学生辅导、应试用书,也可作为参加全国执业药师与职称晋升相关考试的备考用书。

本书的不足之处,恳请各位读者批评指正。

编 者

2013年10月

目　录

第一章 绪 论

重点提示

本章重点掌握药剂学相关概念，药剂学的内容与任务，药典概念，中国药典概况，GLP、GCP、GMP的概念等。要求熟悉药物剂型的分类，药物制剂质量标准，处方药和非处方药等。了解药剂学分支学科，药剂学沿革等。

学习要点

第一节 药剂学的基本概念

一、有关药物的基本概念

名称	概念	举例
药物(drugs)	是一类具有一定的药效、投用于机体后能产生一定的生理药理活性、具有防病治病作用的特殊物质	维生素C、阿司匹林
药品(medicines)	是指用于预防、治疗、诊断人的疾病，有目的地调节人的生理功能并规定有适应证或者功能主治、用法和用量的物质，包括中药材、中药饮片、中成药、化学原料药及其制剂、抗生素、生化药品、放射性药品、血清、疫苗、血液制品和诊断药品等	维生素C、维生素C片、注射用青霉素、人参、颠茄流浸膏
剂型(dosage form)	由各种原料药加工成的，具有一定形状和性质的，可供临床使用的药物的形式	溶液剂、乳剂、片剂、胶囊剂、注射剂
制剂(pharmaceutical preparation)	即按照一定的剂型要求制成的最终供用药对象使用的药品统称为制剂，即以剂型体现的药物的具体品种	复方维生素片、胰岛素注射液、氯霉素滴眼液

二、药剂学及相关概念

1. 药剂学(pharmacy、pharmaceutics)　是研究药物制剂的基本理论、处方设计、制备工艺、质量控制和合理使用等内容的综合性应用技术科学。

2. 制剂学(pharmaceutical engineering)　研究制剂生产工艺理论的科学称为制剂学。

3. 调剂学(science of prescription)　研究方剂的配制、服用等有关技术和理论的科学。方剂：按照医师处方专为某一患者调制的并指明具体用法、用量的药剂。

第二节 药剂学的任务与主要研究内容

药剂学的任务(宗旨)：是制备安全、有效、稳定、使用方便的药物制剂。

药剂学的主要研究内容:①研究药剂学的基本理论;②研究开发新剂型和新技术;③整理与开发中药现代制剂;④研究与开发生物技术药物制剂;⑤研究开发药用新辅料;⑥研究和开发新型制药机械和设备。

第三节 药剂学分支学科

工业药剂学(Industrial Pharmaceutics)	利用药剂学的基本理论、工艺技术、生产设备和质量管理,为临床提供安全、有效、稳定和便于使用的优质产品
物理药剂学(Physical Pharmaceutics)	运用物理化学原理、方法和手段,研究药剂学中有关剂型、制剂的处方设计、制备工艺、质量控制等内容的一门学科
药用高分子材料学(Polymer Science in Pharmaceutics)	主要研究剂型和制剂处方中常用的合成和天然高分子材料的结构、制备、物理化学特征以及其功能与应用
生物药剂学(Biopharmaceutics)	研究药物在体内的吸收、分布、代谢与排泄的机制及过程,阐明药物因素、剂型因素和生理因素与药效之间关系的一门学科
药物动力学(Pharmacokinetics)	采用数学方法,研究药物的吸收、分布、代谢与排泄的体内经时过程与药效之间关系的学科,对指导制剂设计、剂型改革、安全合理用药等提供量化指标
临床药剂学(Clinical Pharmaceutics)	是以患者为对象,研究合理、有效、安全用药等,与临床治疗学紧密联系的新学科,亦称(广义的)调剂学或临床药学

第四节 药物剂型与 DDS

1. 剂型的重要性

(1) 不同剂型改变药物的作用性质:如,硫酸镁口服剂型用作泻下药,但5%注射液静脉滴注,能抑制大脑中枢神经,有镇静、镇痉作用。

(2) 不同剂型改变药物的作用速度:注射剂、吸入气雾剂等,起效快,常用于急救;丸剂、缓控释制剂、植入剂等作用缓慢,属长效制剂。

(3) 不同剂型改变药物的毒副作用:氨茶碱治疗哮喘病效果很好,但有引起心跳加快的毒副作用,若制成栓剂则可消除这种毒副作用;缓控释制剂能保持血药浓度平稳,避免血药浓度的峰谷现象,从而降低药物的毒副作用。

(4) 有些剂型可产生靶向作用:含微粒结构的静脉注射剂,如脂质体、微球、微囊等进入血液循环系统后,被网状内皮系统的巨噬细胞所吞噬,从而使药物浓集于肝、脾等器官,起到肝、脾的被动靶向作用。

2. 剂型的分类

分类方法		举例
按给药途径	经胃肠道	散剂、片剂、颗粒剂、胶囊剂、溶液剂、乳剂、混悬剂等
	非经胃肠道	①注射给药剂型;②呼吸道给药剂型(喷雾剂、气雾剂、粉雾剂);③皮肤给药剂型(洗剂、搽剂、软膏剂、贴剂等);④黏膜给药剂型(滴眼剂、滴鼻剂、舌下片剂等);⑤腔道给药剂型(栓剂、气雾剂等)
按制法		浸出制剂、无菌制剂

续表

分类方法		举例
按分散系统	溶液型	溶液剂、糖浆剂等
	胶体溶液型	胶浆剂、火棉胶剂、涂膜剂等
	乳剂型	口服乳剂、静脉注射乳剂等
	混悬型	合剂、洗剂、混悬剂等
	气体分散型	气雾剂
	微粒分散型	微囊、微球、脂质体、纳米囊、纳米球、纳米脂质体
	固体分散型	片剂、散剂、颗粒剂、胶囊剂
按形态	液体剂型	溶液剂、糖浆剂、芳香水剂、注射剂、合剂、乳剂
	气体剂型	气雾剂、喷雾剂
	固体剂型	片剂、散剂、颗粒剂、丸剂、膜剂
	半固体剂型	软膏剂、栓剂、糊剂

3. 药物传递系统 药物传递系统(drug delivery system，DDS)主要的分类包括：

(1) 缓释和控释给药系统(sustained-release and controlled-release drug delivery systems)是指能控制药物释放速度、释放部位及释放时间的制剂。

(2) 靶向给药系统(targeted drug delivery systems) 指用不同微粒作为药物载体或这些微粒载体经过修饰,经由血管注射给药,有目的地将药物传输至某特定组织或部位的系统。也可以通过其他手段,如物理化学、前体药物等实现靶向给药。

(3) 药物的经皮传递系统(transdermal drug delivery system,TDDS)。

(4) 黏膜给药系统(mucosal drug delivery systems)指由口腔、鼻腔和肺部三种途径给药,对避免胃肠道对药物的破坏、避免药物对胃肠道的刺激性、避免药物的首过效应具有重要意义。

(5) 脉冲、择时、自调式给药系统(pulsatile drug delivery system、time controlled release、self-adjusted system)。

第五节 药典与药品标准

1. 药品标准(drug standard) 国家药品标准,指国家食品药品监督管理总局(China Food and Drug Administration，CFDA)颁布的《中华人民共和国药典》、药品注册标准和其他药品标准,内容包括质量标准、检验方法以及生产工艺等。目前药品所有执行标准均为国家注册标准。

2. 药典(pharmacopoeia) 是一个国家记载药品规格和标准的法典。由国家组织的药典委员会编纂、出版,并由政府颁布施行,具有法律的约束力。药典中收载疗效确切、副作用小、质量稳定的常用药物及其制剂,规定其质量标准、制备要求等。

中华人民共和国药典:我国迄今已出版《中华人民共和国药典》共九版,现行版为2010年版。

外国药典:美国药典(USP/NF),现行版为《USP 34-NF 29》,是世界上规模最大的一部药典;英国药典(BP),最新版为2011版;日本药典(JP),现行版为“第十六版改正日本药局方”(JP 16)。

3. 处方药与非处方药

(1) 处方系指医疗和生产部门用于药剂调制的一种重要书面文件。分为法定处方与医师处方。

(2) 处方药:处方药(prescription drug 或 ethical drug):必须凭执业医师或执业助理医师处

方才可调配、购买,并在医生指导下使用的药品。处方药可以在国务院卫生行政部门和药品监督管理部门共同指定的医学、药学专业刊物上介绍,但不得在大众传播媒介发布广告宣传。

(3) 非处方药(nonprescription drug 或 over the counter,简称 OTC):不需凭执业医师或执业助理医师的处方,消费者可以自行判断购买和使用的药品。主要是用于治疗各种消费者容易自我诊断、作为治疗的常见轻微疾病。

第六节 GMP、GLP 与 GCP

GMP	《药品生产质量管理规范》,是 Good Manufacturing Practice 的缩写,是药品生产过程中,用科学、合理、规范化的条件和方法来保证生产优良药品的一整套系统的、科学的管理规范,是药品生产和管理的基本准则
GLP	《药物非临床研究质量管理规范》,是 Good Laboratory Practice 的简称,临床前(非人体)研究工作的管理规范;用于评价药物的安全性。未在国内上市销售的原料药及其制剂必须在经过 GLP 认证的研究机构进行 GLP 研究
GCP	《药物临床试验管理规范》,是 Good Clinical Practice 的简称,即药物临床试验管理规范;是指任何在人体(患者或健康志愿者)进行的药品系统性研究,以证实或揭示试验用药品的作用及不良反应等。临床试验前必须经过"伦理道德委员会"的批准

知识地图

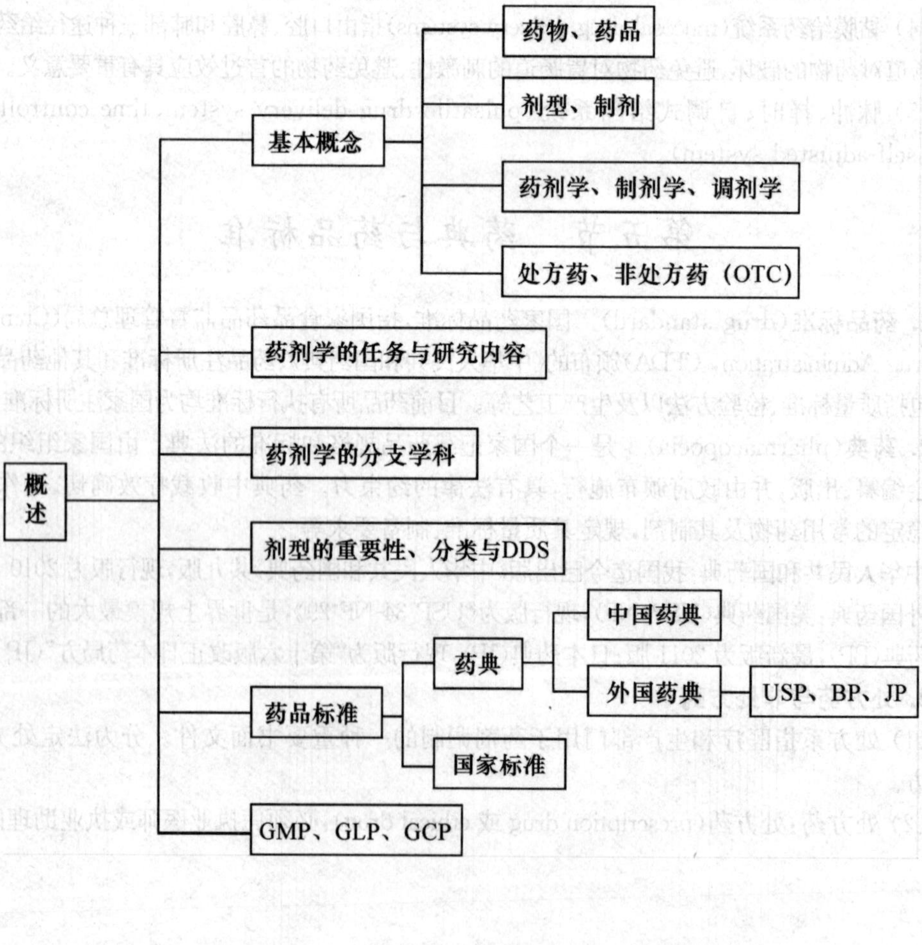

精选习题

一、选择题

单项选择题

1. DDS是(　　)。
A. 药物传递系统　B. 时辰药理学——自调式释药系统　C. 经皮吸收制剂
D. 生物技术制剂　E. 黏膜给药系统

2. GMP是(　　)。
A. 药品生产质量管理规范　B. 药物非临床研究质量管理规范　C. 药物临床试验管理规范
D. 药品经营质量管理规范　E. 医疗机构药剂质量管理规范

3. 目前我国正在使用的药典是(　　)。
A. 任何一版都行　B. 第八版　C. 第九版
D. 2000年版　E. 2010年版

4.《药物非临床研究质量管理规范》是(　　)。
A. GMP　B. GDP　C. GSP
D. GLP　E. GUP

5.《药品生产管理规范》的英文缩写是(　　)。
A. GLP　B. GSP　C. GMP
D. FDA　E. GCP

6. 药典是以下哪个部门编纂的(　　)。
A. 国家食品药品监督管理总局　B. 药典委员会　C. 国家卫生部
D. 中国食品药品检定研究院　E. 各省卫生厅

7. 药典是一个国家记载以下哪些内容的法典(　　)。
A. 药品规格和标准　B. 药物传递系统　C. 新药审批材料
D. 处方及非处方药品种　E. 药品管理法规

配伍选择题

[8～12]A. 处方　B. 医师处方　C. 验方　D. 法定处方　E. 协定处方

8. 由医院药剂科与医师协商制定的适于本单位的处方(　　)。
9. 主要指药典、部颁标准收载的处方(　　)。
10. 民间积累的经验处方(　　)。
11. 医师对患者治病用药的书面文件(　　)。
12. 医疗实践中药剂配方和制剂生产的重要书面文件(　　)。

多项选择题

13. 有关剂型,正确的包括(　　)。
A. 可改变药物作用的性质　B. 能调节药物作用的速度　C. 能降低药物的毒副作用
D. 某些剂型有靶向作用　E. 剂型是可供临床使用的药物的形式

二、填空题

1. 药剂学是研究药物制剂的________、________、________和________的综合性应用技术科学。
2. 药品规格、质量标准的国家依据是________;药品生产和质量全面管理的通用准则是________。
3. GMP是Good Manufacturing Practice的缩写,中译文是________。

三、问答题

1. 什么是药剂学？药剂学有哪些分支学科？

2. 什么是药品标准，什么是药典？药典的主要作用是什么？

3. GMP、GLP、GCP 分别是什么？

4. 试将剂型按形态进行分类，并举例。

参考答案

一、选择题

单项选择题

1. A　2. A　3. E　4. D　5. C　6. B　7. A

配伍选择题

8. E　9. D　10. C　11. B　12. A

多项选择题

13. ABCDE

二、填空

1. 基本理论、处方设计、制备工艺、质量控制和合理使用等内容

2. 药典、GMP

3. 药品生产质量管理规范

三、问答题

1. 什么是药剂学？药剂学有哪些分支学科？

药剂学(pharmacy、pharmaceutics)是研究药物制剂的基本理论、处方设计、制备工艺、质量控制和合理使用等内容的综合性应用技术科学。

药剂学的分支学科包括工业药剂学(Industrial Pharmaceutics)、物理药剂学(Physical Pharmaceutics)、药用高分子材料学(Polymer Science in Pharmaceutics)、生物药剂学(Biopharmaceutics)、药物动力学(Pharmacokinetics)、临床药剂学(Clinical Pharmaceutics)等。

2. 什么是药品标准，什么是药典？

药品标准(drug standard) 指国家食品药品监督管理总局(China Food and Drug Administration, CFDA)颁布的《中华人民共和国药典》、药品注册标准和其他药品标准，内容包括质量标准、检验方法以及生产工艺等。

药典(pharmacopoeia)是一个国家记载药品规格和标准的法典。由国家组织的药典委员会编纂、出版，并由政府颁布施行，具有法律的约束力。

3. GMP、GLP、GCP 分别是什么？

GMP，Good Manufacturing Practice，药品生产质量管理规范；GLP ，Good Laboratory Practice，临床前(非人体)研究工作的管理规范；GCP，Good Clinical Practice，药物临床试验管理规范。

4. 试将剂型按形态进行分类，并举例。

常用剂型按形态可分为：1. 液体剂型，如溶液剂、糖浆剂、芳香水剂、注射剂、合剂、乳剂等；2. 气体剂型，如气雾剂、喷雾剂等；3. 固体剂型，如片剂、散剂、颗粒剂、丸剂、膜剂等；4. 半固体剂型，如软膏剂、栓剂、糊剂等。

专业英语单词

药物 drugs
药品 medicines
剂型 dosage form
制剂 pharmaceutical preparation
药剂学 pharmacy、pharmaceutics
制剂学 pharmaceutical engineering
调剂学 science of prescription
工业药剂学 industrial pharmaceutics
物理药剂学 physical pharmaceutics
药用高分子材料学 polymer science in pharmaceutics
生物药剂学 biopharmaceutics
药物动力学 pharmacokinetics
临床药剂学 clinical pharmaceutics
药物传递系统 drug delivery system, DDS
缓释和控释给药系统 sustained-release and controlled-release drug delivery systems
靶向给药系统 targeted drug delivery systems
药物的经皮传递系统 transdermal drug delivery system, TDDS
黏膜给药系统 mucosal drug delivery systems
脉冲、择时、自调式给药系统 pulsatile drug delivery system、time controlled release、self-adjusted system
药品标准 drug standard
国家食品药品监督管理总局 China food and drug administration, CFDA
药典 pharmacopoeia
处方药 prescription drug 或 ethical drug
非处方药 nonprescription drug 或 over the counter,简称 OTC
药品生产质量管理规范 good manufacturing practice, GMP
药物非临床研究质量管理规范 good laboratory practice, GLP
药物临床试验管理规范 good clinical practice, GCP

（易 军）

第二章 药物溶液的形成理论

重点提示

本章主要介绍了药用溶剂系统，药物溶解度与溶出度和药物溶液的性质。其中重点内容包括常用的药物溶剂系统及其特点，药物溶解度的测定方法及影响因素，药物溶出度的表示方法及影响因素。熟悉内容包括介电常数、溶解度参数和药物溶液的理化性质。

学习要点

一、药用溶剂的种类及性质

（一）药用溶剂的种类

药物溶解所使用的溶剂应根据药物特点、剂型种类、使用要求、给药途径及安全性等方面进行选择。按照溶剂的性质不同可以分成极性、半极性和非极性溶剂。水作为最常使用的药用溶剂具有理化性质稳定，安全性好等特点，当以水作为溶剂达不到制剂制备和生产要求时(如溶解度、稳定性、剂量)可选择其他非水溶剂。常用非水溶剂主要有：乙醇、丙二醇(1,2-丙二醇)、异丙醇、聚乙二醇(分子量小于1000)、二甲基乙酰胺、甘油、二甲基亚砜、植物油和矿物油等。

（二）溶剂的性质

溶剂的介电常数指相反电荷在溶液中分开的能力，反映了溶剂极性的大小。介电常数越大表明溶剂极性越大，比如水，介电常数越小表明溶剂极性越小，比如植物油类。介电常数可用于判断两种溶剂的相溶特性(相似相溶原理)。

溶解度参数指同种分子间的作用力，是极性大小的另一种量度。两种组分的溶解度参数接近，则互溶性好，否则互溶性差。溶解度参数在药剂学中的应用是药物油水分配系数的测定，在油水分配系数测定中所使用的水/正辛醇体系是利用了正辛醇的溶解度参数与生物膜相近的特性，其结果可用于判断药物的脂溶性与水溶性特征。

二、药物的溶解度

（一）药物的溶解度

药物的溶解度指药物在给定条件(压力、温度)下，在给定的溶剂中达到饱和时所溶解的最大药量。中国药典中关于药物的溶解度有七种表示法，其测定一般需要在给定的温度条件下测得。根据药物溶解的特点，其溶解度包括药物的特性溶解度和平衡溶解度（又称表观溶解度）两种，二者具体对比如下表：

表 2-1　特性溶解度与平衡溶解度的对比

	特性溶解度	平衡溶解度
定义	药物不含杂质、不解离与缔合、无相互作用的饱和浓度	药物在给定条件下（如 pH 值、晶型等）所得到的饱和浓度
特点	溶解度的理论值，实际操作不存在	实际操作中获得的溶解度数据
测定方法	根据正负偏差外推得到	根据药物实际溶解平衡得到

（二）影响因素

影响药物溶解度的因素主要包括以下几个方面：

1. 药物的结构　氢键的作用，极性药物的解离，引入亲水基团。

2. 溶剂与水合作用　药物表面形成溶剂层或水化层。

3. 药物的晶型　同质多晶中，不同晶型药物溶解度有差异性。

4. 粒子大小　根据 Ostwald Freundlich 公式，粒径越小，溶解度越大。

5. 温度　对于吸热过程，温度升高溶解度增加，反之降低。

6. 同离子效应　与药物相同离子的存在会降低药物的溶解度。

7. 混合溶剂　潜溶剂中，药物的溶解度高于任意单一溶剂体系。

8. 添加物　增溶剂、助溶剂的加入会改变药物的溶解度。

上述影响因素的改变都可以作为提高难溶性药物溶解度的方法，但实际中应用最多的主要是以下几种：①难溶性药物结构衍生化（成盐、连接糖类物质、亲水性高分子等）；②表面活性剂的增溶；③混合溶剂的潜溶作用；④加入助溶剂（形成复盐、络合物及分子缔合物）；⑤降低药物的粒径。

三、药物的溶出速度

药物的溶出是针对固体制剂而言，指药物粒子溶解进入本体溶液的速度和程度，前者称为溶出速度，后者称为溶出量。该过程可用 Noyes-Whitney 方程 $\left[\frac{dC}{dt}=KS(C_S-C)\right]$ 表示，影响药物溶出的主要因素包括：

1. 药物粒子的粒径；
2. 温度；
3. 溶出介质；
4. 溶出条件。

实际生产中对于一种难溶性药物，为了提高其体外溶出速率，可以采用的方法包括：①降低药物颗粒的粒径；②处方中加入表面活性剂；③药物吸附水溶性高分子材料；④采用新技术制备药物载体。

四、药物溶液的性质与测定方法

（一）渗透压

由于高渗溶液含有大量溶质成分，导致其与低渗溶液之间产生的液压差称为渗透压。其依赖于溶液中溶质的数量，是溶液的特性之一。在药剂学中，渗透压主要应用于静脉注射剂和眼用制剂，要求调节制剂的渗透压与血浆相同。其计算方法包括冰点降低数据法和氯化钠等渗当量法（详见灭菌制剂与无菌制剂章节）。

（二）pH 值

溶液的 pH 值根据制剂的不同需要进行调节，其目的是为了保证用药的安全，降低给药时的不适感和保证药物的稳定性。一般外用及口服制剂对 pH 值没有硬性要求。但对于注射剂要求其 pH 范围为 4～9，眼用制剂的 pH 范围为 5～9。

（三）表面张力与黏度

表面张力与黏度会影响溶液的吸附特性、流动性和滞留性。主要受到溶液中处方组成的影响，对于制剂的处方设计、质量评价、工艺开发过程需要配合进行。

知识地图

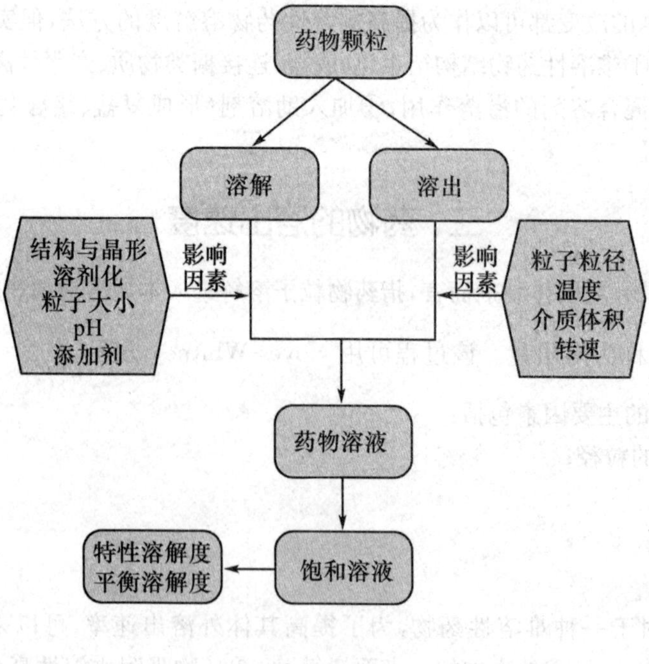

精 选 习 题

一、选择题

单项选择题

1. 下列关于药用溶剂叙述错误的是(　　)。

A. 水为最常用的溶剂，可以与多数溶剂混合使用

B. 二甲基乙酰胺、DMSO 和苯甲酸苄酯可以作为静脉注射剂的溶剂

C. 可作药用的丙二醇为 1,3-丙二醇

D. 20%乙醇可以作为药用溶剂，而且具有防腐作用

E. 植物油作为溶剂多为外用制剂

2. 下列关于药物的溶解度错误的是(　　)。

A. 药物的特性溶解度只是理想情况下药物的溶解度，实际不存在

B. 在给定的条件下测定得到的溶解度为表观溶解度

C. 特性溶解度只能从实验中通过外推法获得

D. 平衡溶解度是通过外推法获得的溶解度

E. 药物的溶解度大小可以用于大致判断其体内的吸收利用情况

3. 增加难溶性药物溶解度的方法不包括以下哪一个(　　)。

A. 选择适宜的增溶剂　　B. 使难溶性药物成盐　　C. 获得药物的无定型

D. 调节适宜的 pH，使药物呈分子型　　E. 两种溶剂混合使用

4. 关于难溶性药物的增溶作用下列叙述正确的是(　　)。

A. 只有当表面活性剂的浓度超过 CMC 时，才能产生增溶作用

B. 表面活性剂增溶形成的胶束都是球状的

C. 非离子型的表面活性剂增溶效果要优于离子型

D. 多剂量液体制剂中加入表面活性剂不会导致防腐能力的降低

E. 表面活性剂的分子量越大，其增溶效果越好

5. 关于药物的溶出实验叙述正确的是(　　)。

A. 药物的溶出介质可以为水、缓冲盐溶液，或是与有机溶剂组成的混合溶液

B. 药物在溶出介质中的最大溶解药量应等于实际最大溶出量

C. 溶出度测定时可根据需要改变测定温度

D. 溶出度测定时，转速应越快越好

E. 微粉化技术提高药物溶出度是利用了 Ostwald Freundlich 原理

6. 关于漏槽条件叙述不正确的是(　　)。

A. 漏槽条件是为了模拟体内药物吸收的情况而定的

B. 漏槽条件要求药物在溶出介质中的饱和溶解度应为药物规格的 3～5 倍

C. 漏槽条件的原理是基于体内药物的溶解过程为限速过程

D. 漏槽条件的原理是基于体内药物的吸收过程为限速过程

E. 为了达到漏槽条件，可适当加入表面活性剂成分

7. 对于弱酸性药物，求得沉淀析出的酸碱值 pH_m 采用下列公式计算(　　)。

A. $pH_m = pK_a + \lg\frac{S-S_0}{S}$　　B. $pH_m = pK_a + \lg\frac{S}{S-S_0}$　　C. $pH_m = pK_a + \lg\frac{S}{S_0}$

D. $pH_m = pK_a + \lg\frac{S_0}{S}$　　E. $pH_m = pK_a + \lg\frac{S_0-S}{S}$

8. 关于溶剂化物与水化物说明错误的是(　　)。

A. 溶剂化物导致药物的溶解度升高

B. 水合物导致药物的溶解度降低

C. 水合物是指水分子进入到药物的晶格使之结构产生变化

D. 溶解度顺序依次是水合物>无水物>有机化物

E. 阳离子药物的水合作用强于阴离子药物

9. 关于植物油作为药用溶剂错误的是(　　)。

A. 植物油的灭菌一般采用干热灭菌法

B. 植物油溶剂最常用的是大豆油

C. 注射用大豆油需要检测其酸值、碘值和皂化值

D. 植物油作为溶剂可采用皮下、肌肉的注射给药方式

E. 红花油与大豆油性质相似,可以用于静脉注射

10. 下列提高药物的溶解度说明错误的是(　　)。

A. 加入表面活性剂是利用了胶束增溶原理

B. 潜溶剂中药物出现极大值溶解度的数值高于任意单一溶剂中的溶解度

C. 复方碘溶液中加入碘化钾是起到了助溶的作用

D. 布洛芬注射液中含有精氨酸是使之成盐

E. 溶液中加入高分子材料可以显著地提高溶解度

配伍选择题

[11～15]A. 达到漏槽条件 B. 改变扩散层厚度 C. 降低扩散系数 D. 比表面积改变 E. 模拟胃中体液量

11. 使用900mL或1000mL是因为(　　)。

12. 提高转速会导致(　　)。

13. 固体分散体的溶出度提高是因为(　　)。

14. 改变溶出介质pH或加入表面活性剂是为了(　　)。

15. 处方中含有大量水溶性高分子材料会导致(　　)。

多项选择题

16. 关于胶束增溶表述正确的是(　　)。

A. 药物的增溶一般是在表面活性剂的非极性区域

B. 表面活性剂的加入顺序会对药物的增溶产生影响

C. 形成的胶束形态均为球状

D. 只有当表面活性剂的浓度超过CMC时,才能产生增溶作用

E. 增溶量与加入表面活性剂的量呈正相关

17. 下列可以提高难溶性药物体外溶出水平的操作是(　　)。

A. 将药物微粉化,减小药物颗粒的粒径

B. 处方中加入表面活性剂

C. 采用湿法研磨工艺将药物与高分子溶液研磨

D. 在满足漏槽条件的溶出介质中加入表面活性剂

E. 提高溶出仪的转速

18. 溶液的黏度的表示法包括(　　)。

A. 动力黏度　　B. 相对黏度　　C. 绝对黏度

D. 特性黏度　　E. 运动黏度

19. 关于调节药物溶液的pH值,下列正确的是(　　)。

A. pH 值的调节是为了保证药物溶液的稳定性
B. pH 值的调节是为保证药物的活性
C. pH 值的调节是为保证制剂的安全性
D. pH 值的调节是为提高给药的顺应性
E. pH 值的调节是为提高药物的疗效

20. 关于溶液的渗透压描述正确的是（ ）。
A. 渗透压是物理化学概念
B. 渗透压是溶液的依数特性之一
C. 注射剂的渗透压可以略微高渗
D. 低渗注射液给药后会导致红细胞萎缩
E. 眼用制剂有些需要调节渗透压，而有些不需要调节

二、填空题

1. 可以作为药用溶剂使用的丙二醇是________。
2. 一种溶剂的介电常数越小，该溶剂的极性________，水溶性________。
3. 采用正辛醇作为油水分配系数测定时的油相是因为________。
4. 药物的溶解度有________和________两种，实际中所指的溶解度是________。
5. 根据同离子效应，提高体系的 pH 值会________难溶性弱酸性药物的溶解度。

三、问答题

1. 影响药物溶解度的因素和提高药物溶解度的方法？
2. 影响药物溶出速率的因素和提高药物溶出速率的方法？

参考答案

一、选择题

单项选择题

1. C 2. D 3. D 4. B 5. E 6. D 7. A 8. D 9. E 10. E

配伍选择题

11. E 12. B 13. D 14. A 15. C

多项选择题

16. ABDE 17. ABCE 18. ABDE 19. ABCD 20. ABC

二、填空题

1. 1,2-丙二醇
2. 越小 越差
3. 溶解度参数与生物膜相似
4. 特性溶解度 平衡溶解度（或表观溶解度） 平衡溶解度
5. 增加

三、问答题

1. 影响药物溶解度的因素主要包括药物自身因素和外界条件因素两大方面。药物的自身因素为药物的分子结构、晶型、药物的颗粒大小和药物的水合作用。外界因素包括溶剂化物、温度、体系 pH 与同离子等。上述条件的改变都可以提高药物的溶解度，常用的方法包括水溶性结构修饰、使用潜溶剂、增溶剂以及助溶剂等。

2. 根据 Noyes-Whitney 方程，当满足漏槽条件时，影响溶出速率的因素主要是 S-固体的表面积，CS-药物的溶解度和 K-溶出速率常数，而溶出速率常数又与扩散系数 D，介质体积 V 和扩散层厚度 h 相关。当某

一难溶性药物的固体制剂确定后，为了提高难溶性药物的溶出速率，可采用的方法是：降低药物粒径，处方中加入表面活性剂和水溶性高分子的吸附。

专业英语单词

介电常数 dielectric constant	潜溶 cosolvency
溶解度参数 solubility parameter	助溶 hydrotropy
油水分配系数 oil/water partition coefficient	增溶 solubilization
溶解度 solubility	渗透压 Osmotic pressure
特性溶解度 intrinsic solubility	表面张力 surface tension
平衡溶解度 equilibrium solubility	等张溶液 isotonic solution
多晶型 polymorphism	黏度 viscosity
溶剂化物 solvate	

（秦凌浩）

第三章　表面活性剂

重点提示

本章主要介绍表面活性剂的概念、性质、分类以及应用等。本章学习应重点掌握表面活性剂的种类、物理化学性质（表面活性、胶束、亲水亲油平衡值、增溶）和应用等内容。熟悉并了解表面活性剂的生物学性质（对药物吸收的影响、毒性、刺激性、生物降解）。

学习要点

一、表面活性剂的概述

表面活性剂（surfactant）是指具有很强的表面活性、加入少量就能使液体的表面张力显著下降的物质。表面活性剂分子的结构特征是由具有极性的亲水基和非极性的亲油基组成，而且分别处于分子的两端。表面活性剂由于其特殊结构可以在两相界面发生定向排列来改变两相界面性质，从而起到增溶、乳化、润湿、杀菌、起泡、消泡等作用。

二、表面活性剂的分类

（一）阴离子表面活性剂

起表面活性作用的部位是阴离子，即带负电荷。

1. 高级脂肪酸盐

通式：$(RCOO^-)_nM^{n+}$，系肥皂类。

分类及应用：

碱金属皂（一价皂）：脂肪酸的碱金属盐类，如月桂酸（C_{12}）、棕榈酸（C_{16}）和硬脂酸（C_{18}）的钾盐或钠盐，常用作 O/W 型乳化剂、润湿剂。

碱土金属皂：脂肪酸的二价或三价金属皂，如 C_{12}～C_{18} 的脂肪酸的钙皂、镁皂、锌皂或铝皂，常用作 W/O 型乳化剂。

有机胺皂：脂肪酸和有机胺反应形成的皂类，如 C_{12}～C_{18} 脂肪酸的三乙醇胺皂，常用作 O/W 型乳膏剂的乳化剂。

2. 硫酸化物

通式：$R \cdot O \cdot SO_3^- M^+$。

分类及应用：

硫酸化油类：如硫酸化蓖麻油，可与水混溶，为无刺激的去污剂和润湿剂，代替肥皂洗涤皮肤。

高级脂肪醇硫酸酯类：如十二烷基硫酸钠、十六烷基硫酸钠、十八烷基硫酸钠，乳化性很强，稳定，耐酸、钙，易与一些高分子阳离子药物发生沉淀，用于外用软膏的乳化剂。

3. 磺酸化物

通式：$R \cdot SO_3^- M^+$，系脂肪酸或脂肪醇经磺酸化后，用碱中和所得的化合物。

分类：

脂肪族磺酸化物：如二辛基琥珀酸磺酸钠、二己基琥珀酸磺酸钠。

烷基芳基磺酸化物：如十二烷基苯磺酸钠，常用洗涤剂。

烷基萘磺酸化物。

性质及应用：水溶性和耐酸、耐钙、耐镁盐能力比硫酸化物差，不易水解。均为广泛应用的表面活性剂，有较好的保护胶体的性质，黏度低，去污力、起泡性和油脂分散能力很强，为优良的洗涤剂。

（二）阳离子表面活性剂

起表面活性作用的部位是阳离子，即带正电荷，含有一个五价氮原子，又称季铵化合物或阳性皂。

通式：$(R_1R_2N^+R_3R_4)X^-$。

性质及应用：水溶性好，性质稳定，具有良好的表面活性作用和杀菌、防腐作用。常用作杀菌、防腐、皮肤、黏膜手术器械的消毒。如苯扎氯铵（洁尔灭）、苯扎溴铵（新洁尔灭）、度米芬等。

（三）两性离子表面活性剂

分子上同时具有正负电荷的表面活性剂，随介质的 pH 可成阳离子或阴离子型。

1. 卵磷脂（天然表面活性剂）

基本结构：

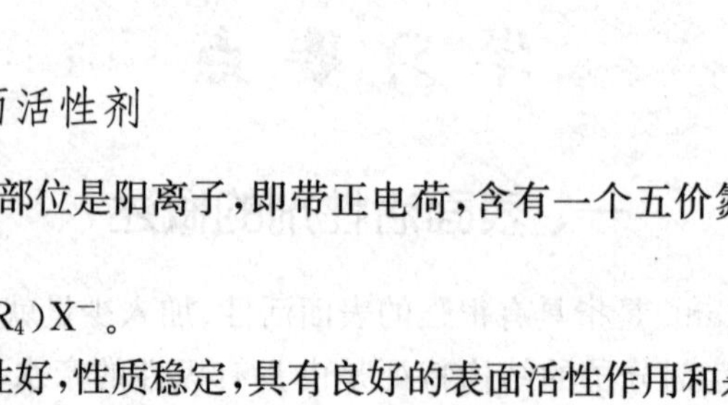

性质及应用：在酸性和碱性条件下以及酯酶作用下容易水解，不溶于水，溶于氯仿、乙醚、石油醚等有机溶剂。常用于注射用乳剂与脂质体的制备。

2. 氨基酸型（合成表面活性剂）

通式：$R \cdot {}^+NH_2 \cdot CH_2CH_2 \cdot COO^-$。

性质：阴离子部分为羧酸盐，阳离子部分为胺盐。

3. 甜菜碱型（合成表面活性剂）

通式：$R \cdot {}^+N \cdot (CH_3)_2 \cdot CH_2 \cdot COO^-$。

性质:阴离子部分为羧酸盐,阳离子部分为季铵盐。

(四)非离子型表面活性剂

1. 脂肪酸甘油酯

常用品种:如单硬脂酸甘油酯。

性质及应用:表面活性较弱,HLB 为 3～4,常用作 W/O 型辅助乳化剂。

2. 多元醇型

(1) 蔗糖脂肪酸酯

简称蔗糖酯,有单酯、二酯、三酯及多酯,HLB 值 5～13。不溶于水和油,可溶于丙二醇、乙醇及一些有机溶剂。常用作 O/W 型乳化剂和分散剂。

(2) 脂肪酸山梨坦

常用品种:系失水山梨醇脂肪酸酯,商品名司盘(Span),可分为 Span20、40、60、65、80 和 85 等。

通式:

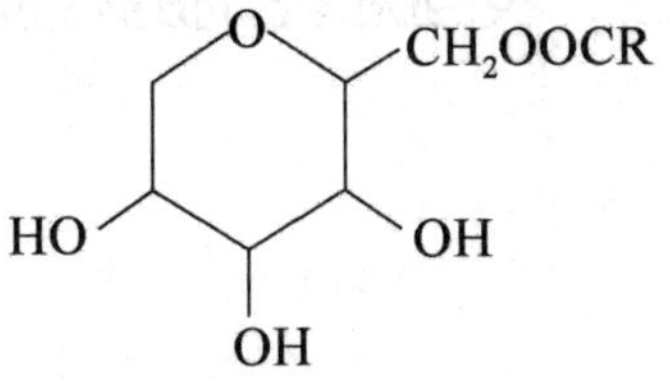

性质及应用:不溶于水,易溶于乙醇,在酸、碱和酶的作用下易水解,HLB 值 1.8～8.6,常用作 W/O 型乳化剂。也可与吐温配合使用。

(3) 聚山梨酯

常用品种:系聚氧乙烯失水山梨醇脂肪酸酯,商品名吐温(Tween),可分为 Tween20、40、60、65、80 和 85 等。

通式:

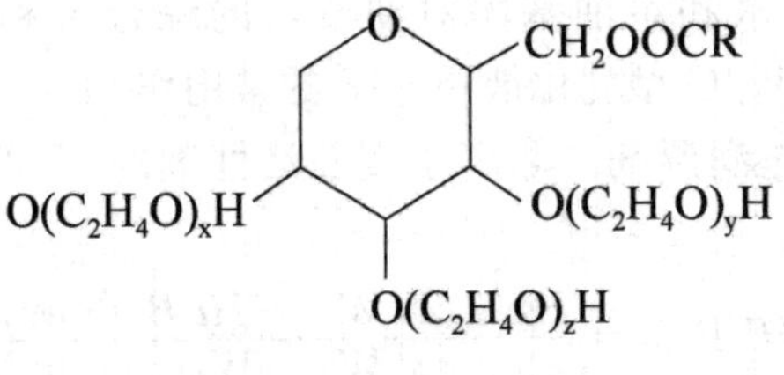

性质及应用:热稳定,在酸、碱和酶的作用下会水解,易溶于水、乙醇及多种有机溶剂,不溶于油,常用作 O/W 型乳化剂、增溶剂、分散剂和润湿剂。

3. 聚氧乙烯型

(1) 聚氧乙烯脂肪酸酯

常用品种:商品名卖泽(Myrij),如聚氧乙烯 40 硬脂酸酯等。

通式:$R \cdot COO \cdot CH_2(CH_2OCH_2)_nCH_2 \cdot OH$。

性质及应用:水溶性及乳化能力强,常用作 O/W 型乳化剂。

(2) 聚氧乙烯脂肪酸醚

常用品种：商品名卞泽(Brij)，如 Brij 30 与 Brij 35 等。

通式：$RO(CH_2OCH_2)_nH$。

应用：常用作 O/W 型乳化剂。

4. 聚氧乙烯-聚氧丙烯共聚物型

常用品种：又称泊洛沙姆，商品名普朗尼克(Pluronic)，美国 NF 名 Poloxamer，可分为 Poloxamer124、188、237、338 及 407 等。

通式：$HO\text{-}(C_2H_4O)_a\text{-}(CHCH_2(CH_3)O)_b\text{-}(C_2H_4O)_a\text{-}H$。

性质及应用：为淡黄色液体或固体，分子量从 1000 到 10000 以上，性质随分子量的不同而不同。常用作乳化剂、润湿剂、分散剂、起泡剂和消泡剂等，但增溶能力较弱。

(五) 其他新型表面活性剂

如碳氟表面活性剂、含硅表面活性剂、生物表面活性剂、冠醚表面活性剂等。

三、表面活性剂的性质

(一) 物理化学性质

1. 表面活性

2. 表面活性剂胶束

临界胶束浓度(CMC)：表面活性剂在溶液中超过一定浓度时会从单体(单个离子或分子)缔合成为胶态聚合物，即胶束(或称胶团)。表面活性剂分子缔合形成胶束的最低浓度称为临界胶束浓度或称临界胶团浓度。

胶束的结构：主要有球状、棒状、束状、板状及层状胶束等。

临界胶束浓度的测定：主要有表面张力法、电导法、增溶法、颜料法及光散射法等。

3. 亲水亲油平衡值(HLB)

表面活性剂分子中亲水和亲油基团对油或水的综合亲和力称为亲水亲油平衡值。HLB 值在 3～6 的常用作 W/O 型乳化剂，8～18 的常用作 O/W 型乳化剂，3～18 的适合用作增溶剂，7～9 的适合用作润湿剂。非离子表面活性剂的 HLB 值具有加和性，计算公式如下：

$$HLB_{AB} = \frac{HLB_A \times W_A + HLB_B \times W_B}{W_A + W_B}$$

4. 表面活性剂的增溶

①胶束的形成：表面活性剂在水溶液中达到 CMC 后，一些水不溶性或微溶性物质在胶束溶液中的溶解度可显著增加，形成透明胶体溶液，称为增溶。

②温度对增溶的影响：主要包括对胶束的形成、增溶质的溶解、表面活性剂的溶解度这三方面的影响。对于离子表面活性剂，温度上升主要是增加增溶质在胶束中的溶解度以及增加表面活性剂的溶解度。

Krafft 点：在离子表面活性剂的溶解曲线中，当温度升高至某一温度时，其溶解度急剧上升，该温度称为 Krafft 点，此点对应的溶解度即为该离子型表面活性剂的临界胶团浓度。Krafft 点是离子型表面活性剂的特征值。

昙点：对于非离子型表面活性剂溶液进行加热升温时可导致表面活性剂析出、出现混浊，此现象为起昙，称此变浊温度为浊点或昙点（Cloud point）。产生昙点的原因是温度升高，聚氧乙烯链与水之间的氢键断裂，当温度上升到一定程度时，聚氧乙烯链发生强烈脱水和收缩，使增溶空间减小，增溶能力下降。昙点是非离子型表面活性剂的特征值。

（二）生物学性质

1. 表面活性剂对药物吸收的影响 研究发现表面活性剂的存在可促进或降低药物的吸收。如果药物被增溶在胶束内，药物从胶束中扩散的速度和程度及胶束与胃肠生物膜融合的难易程度具有重要影响。

2. 表面活性剂的毒性 一般而言，阳离子表面活性剂的毒性最大，其次是阴离子表面活性剂，非离子表面活性剂毒性最小。两性离子表面活性剂的毒性小于阳离子表面活性剂。非离子表面活性剂口服一般认为无毒性，而阴、阳离子表面活性剂不仅毒性较大，而且有较强的溶血作用。此外，表面活性剂用于静脉给药的毒性大于口服。

3. 表面活性剂的刺激性 长期应用或高浓度使用可能出现皮肤或黏膜损害。

4. 表面活性剂的生物降解

四、表面活性剂的应用

表面活性剂的应用，除一部分具有药理作用及直接用于消毒、杀菌、防腐之外，在药物制剂中的应用主要包括以下几个方面：

（一）增溶剂

表面活性剂在水溶液中达到 CMC 值后，一些水不溶性或微溶性物质在胶束溶液中的溶解度可显著增加，形成透明胶体溶液，这种作用称为增溶（solubilization）。起增溶作用的表面活性剂称为增溶剂，被增溶的物质称为增溶质。

1. 增溶机制 表面活性剂之所以能增大难溶性药物的溶解度，是由于胶束的作用。

2. 影响因素 增溶剂、增溶质及温度等。增溶剂的分子量、极性、用量、加入顺序等，以及增溶质的极性、结构、解离度及多组分等均对药物的增溶效果有不同的影响。此外，温度也可能因影响胶束的形成、增溶质的溶解及表面活性剂的溶解度等而最终影响药物的增溶。

3. 表面活性剂的复配

(1) 中性无机盐：在离子表面活性剂的溶液中加入可溶性的中性无机盐，主要受反离子的影响。而非离子表面活性剂受无机盐的影响较小。一些不溶性的无机盐可使溶液中表面活性剂浓度下降。而带负电荷的皂土、白陶土、滑石粉等可与阳离子表面活性剂生成不溶性复合物。

(2) 有机添加剂：脂肪醇及一些多元醇与表面活性剂形成混合胶束，对碳氢化合物的增溶量增加；而一些短链醇会破坏胶束的形成；极性有机物则可升高表面活性剂的 CMC。

(3) 水溶性高分子：由于有些水溶性高分子对表面活性剂有吸附作用，减少溶液中表面活性剂的分子数量，因此会使 CMC 升高。

(4) 表面活性剂：表面活性剂的混合体系包括同系物混合体系、非离子型表面活性剂与离子型表面活性剂混合体系、阳离子型表面活性剂与阴离子型表面活性剂混合体系等。不同的混合体系对增溶作用的影响也不尽相同。

（二）乳化剂

在油、水混合液中，加入表面活性剂后，表面活性剂分子定向排列在油与水的界面上，使油-水界面张力降低，并在分散相液滴的周围形成了一层保护膜，防止了分散相相互碰撞时的聚结分并，这一过程称为乳化，加入的表面活性叫做乳化剂。表面活性剂的 HLB 值决定乳剂的类型，通常选用 HLB 值为 3～8 的表面活性剂作为 W/O 型乳化剂；选用 HLB 值 8～16 的表面活性剂作为 O/W 型乳化剂。

（三）润湿剂(wetting agents)

表面活性剂可降低疏水性固体药物和润湿液体之间的界面张力和接触角，使液体能黏附在固体表面，改善其润湿作用。HLB 值 7～9、并有适宜溶解度的表面活性剂，可用作润湿剂。

（四）起泡剂和消泡剂

（五）去污剂(detergent)

（六）消毒剂和杀菌剂(disinfectant)

知 识 地 图

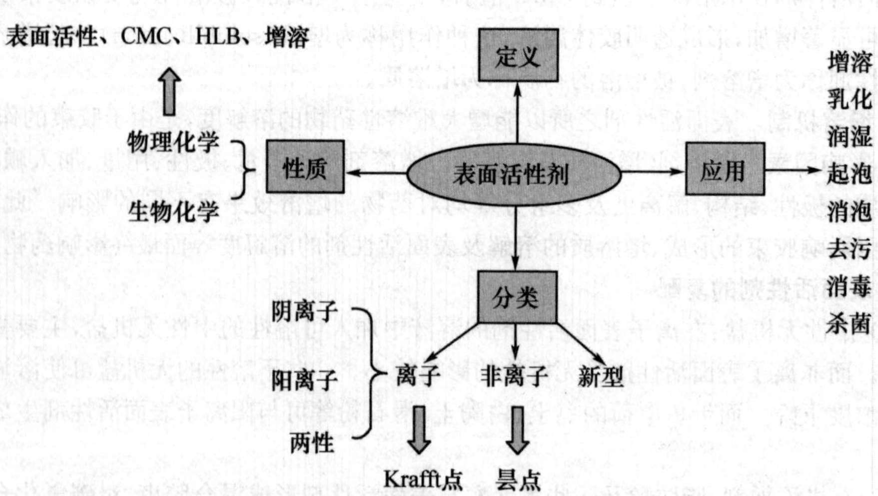

精 选 习 题

一、选择题

单项选择题

1. 下列表面活性剂有起昙现象的主要是哪一类（　　）。
   A. 肥皂　B. 硫酸化物　C. 吐温
   D. 季铵化物　E. 磺酸化物
2. 下列关于表面活性剂性质的叙述中正确者是（　　）。
   A. 有亲水基团，无疏水基团　B. 有疏水基团，无亲水基团　C. 疏水基团、亲水基团均有
   D. 疏水基团、亲水基团均没有　E. 与疏水基团、亲水基团无关
3. 下列不属于表面活性剂类别的为（　　）。
   A. 脱水山梨醇脂肪酸酯类　B. 聚氧乙烯脂肪酸醇类　C. 聚氧乙烯脂肪酸酯类
   D. 聚氧乙烯脂肪醇醚类　E. 脂肪酸甘油酯
4. 聚氧乙烯脱水山梨醇单油酸酯的正确叙述为（　　）。
   A. 阳离子型表面活性剂，HLB15，常为O/W型乳化剂
   B. 司盘80，HLB4.3，常为W/O型乳化剂
   C. 吐温80，HLB15，常为O/W型乳化剂
   D. 阳离子型表面活性剂，HLB15，常为增溶剂
   E. 两性离子型表面活性剂，HLB18，常为O/W型乳化剂
5. 表面活性剂作为增溶剂时，使用的浓度应（　　）。
   A. 低于CMC　B. 高于CMC　C. 等于CMC
   D. 与CMC无关　E. 在起昙浓度之上
6. 一般情况下，毒性最大的是哪种类型的表面活性剂（　　）。
   A. 阴离子型　B. 阳离子型　C. 非离子型
   D. 两性离子型　E. 无法比较
7. 吐温80属何种类别表面活性剂（　　）。
   A. 阳离子型　B. 阴离子型　C. 两性离子型
   D. 非离子型　E. 碳氟表面活性剂
8. 下列各物具有起昙现象的表面活性剂是（　　）。
   A. 硫酸化物　B. 聚山梨酯类　C. 季铵盐类
   D. 脂肪酸山梨坦类　E. 硬脂酸钠
9. 有关表面活性剂生物学性质的错误表述是（　　）。
   A. 表面活性剂对药物吸收有影响
   B. 表面活性剂与蛋白质可发生相互作用
   C. 表面活性剂中，非离子表面活性剂毒性最大
   D. 表面活性剂长期应用或高浓度使用可能出现皮肤或黏膜损伤
   E. 无论哪种给药形式，同一种表面活性剂的毒性是一样的

二、判断题

1. 表面活性剂的毒性大小，一般是阴离子型＞非离子型＞阳离子型。
2. 表面活性剂作为O/W型乳化剂其HLB值应为15-18。
3. 聚氧乙烯脱水山梨醇单油酸酯的商品名称是吐温80。

4. 表面活性剂的 HLB 值愈高，亲油性愈强；HLB 值愈低，亲水性愈强。

5. Pluronic F68 有起昙现象。

6. 表面活性剂的溶解度都随温度升高而增大。

7. 新洁尔灭是阴离子型表面活性剂。

三、填空题

1. 表面活性剂按其在水中能否解离及解离后所带电荷而分为________型、________型、________型和________型。

2. 常用的天然两性离子型表面活性剂是________。

3. 聚山梨酯的商品名是________，常用作________型的乳化剂。

4. 表面活性剂的 CMC 是指_______胶束浓度，即表面活性剂开始形成胶束时溶液的浓度。

5. 表面活性剂在乳剂中用作_______，混悬剂中用作________，溶液剂中用作________。

6. 凡能显著_______两相间表面张力(或界面张力)的物质，称为表面活性剂。

7. 表面活性剂 HLB 值愈高，其________愈强，反之________愈强。

四、名词解释

1. 表面活性剂　2. 临界胶束浓度　3. 增溶　4. 昙点　5. HLB 值

五、计算题

1. 用 45%司盘 60(HLB=4.7)和 55%吐温 60(HLB=14.9)组成的混合表面活性剂的 HLB 值是多少?

2. 用司盘 80(HLB=4.3)和聚山梨酯 20(HLB 值 16.7)制备(HLB=9.5)的混合乳化剂 100g，问两者应各用多少克？该混合物可作何用?

六、简答题

1. 表面活性剂结构上有何特点？分为哪几类？各举一例说明。

2. 表面活性剂对药物的吸收的影响主要取决于哪些因素？

3. 简述某些表面活性剂产生起昙现象的原因。

4. 简述表面活性剂在药剂学中的应用。

参考答案

一、选择题

单项选择题

1. D　2. D　3. B　4. C　5. B　6. B　7. D　8. B　9. C

二、判断题

1. ×　2. ×　3. √　4. ×　5. √　6. ×　7. ×

三、填空题

1. 非离子、阳离子、阴离子

2. 卵磷脂

3. 吐温、O/W

4. 临界

5. 乳化剂、润湿剂、增溶剂

6. 降低

7. 亲水性、亲油性

四、名词解释

1. 表面活性剂是指具有很强的表面活性、加入少量就能使液体的表面张力显著下降的物质。

2. 表面活性剂分子缔合形成胶束的最低浓度称为临界胶束浓度或称临界胶团浓度。

3. 表面活性剂在水溶液中达到CMC后，一些水不溶性或微溶性物质在胶束溶液中的溶解度可显著增加，形成透明胶体溶液，称为增溶。

4. 对于非离子型表面活性剂溶液进行加热升温时可导致表面活性剂析出、出现混浊，此现象为起昙，称此变浊温度为昙点。

5. 表面活性剂分子中亲水和亲油基团对油或水的综合亲和力称为亲水亲油平衡值。

五、计算题

1. 解题过程与步骤：

$$HLB_{AB}=\frac{HLB_A\times W_A\times HLB_B\times W_B}{W_A+W_B}$$

$$HLB_{AB}=(45\times4.7+55\times14.9)/(45+55)=10.31$$

计算的最后结果数字：10.31

2. 解题过程与步骤：

$$9.5=\frac{4.3\times W_A+16.7\times(100-W_A)}{100}$$

$$W_A=58.1, W_B=100\text{-}58.1=41.9$$

计算的最后结果数字：司盘80 58.1克，聚山梨酯20 41.9克。该混合物可作油/水型乳化剂、润湿剂等使用。

六、简答题

1. 表面活性剂的结构特征是由具有极性的亲水基和非极性的亲油基组成，而且分别处于分子的两端。离子表面活性剂：阴离子表面活性剂如十二烷基硫酸钠，阳离子表面活性剂如新洁尔灭，两性离子表面活性剂如卵磷脂；非离子表面活性剂如司盘、吐温。

2. 研究发现表面活性剂的存在可促进或降低药物的吸收。如果药物被增溶在胶束内，药物从胶束中扩散的速度和程度及胶束与胃肠生物膜融合的难易程度具有重要影响。

3. 昙点是非离子型表面活性剂的特征值。产生昙点的原因是温度升高，聚氧乙烯链与水之间的氢键断裂，当温度上升到一定程度时，聚氧乙烯链发生强烈脱水和收缩，使增溶空间减小，增溶能力下降。

4. 表面活性剂在药物制剂中的应用主要包括以下几个方面：增溶剂、乳化剂、润湿剂、起泡剂和消泡剂、去污剂、消毒剂和杀菌剂等。

专业英语单词

表面活性剂　surfactant
临界胶束浓度　CMC
亲水亲油平衡值　HLB
昙点　cloud point
增溶　solubilization
增溶剂　solubilizer
润湿剂　wetting agents
起泡剂　foaming agent
消泡剂　antifoaming agent
杀菌剂　disinfectant

（王晓明）

第四章 微粒分散体系

重点提示

本章主要介绍了微粒分散系统的特征，微粒体系的物理化学性质和微粒体系的稳定理论。其中重点需掌握内容包括微粒体系的区分，微粒体系的动力学性质及电学性质，絮凝稳定性和DLVO稳定理论。熟悉的内容有微粒的粒径测量，微粒体系的光学性质。了解的内容包括空间稳定理论和空缺稳定理论。

学习要点

一、微粒分散体系的概念及基本特征

微粒分散体系是分散相分散在介质中所形成的非均相分散体系。与分子分散体系不同，微粒分散体系包括胶体分散体系、粗分散体系两种，其特征是分散介质中含有大量的分散相小粒子(几纳米到几十微米)。

微粒分散体系的基本特征包括分散性，多相性和聚集不稳定性。

药剂学中很多的制剂或药物载体形式均属于微粒分散体系，粗分散体系包括：混悬剂、乳剂、微囊等；胶体分散体系包括：溶胶剂、亚微乳剂、脂质体、纳米粒、胶束等。

微粒的大小可以用电子显微镜法(包括扫描电子显微镜、透射电子显微镜、原子力显微镜、扫描隧道显微镜等)和激光散射法测定。

二、微粒分散体系的物理化学性质

微粒分散体系的物理化学性质主要包括动力学特性、光学特性和电学特性，其特点、影响因素和药剂学中的应用详见下表。

表1 微粒分散体系性质一览表

微粒特性		公式	特点	影响因素	药剂学应用
动力学性质	Brown运动	$\Delta=\sqrt{\frac{RTt}{L3\pi\eta r}}$	微粒在介质中的无规则热运动，粒子越小越明显	①粒子粒径 ②体系温度 ③体系黏度	①胶体稳定性 ②纳米乳稳定性
	扩散运动*	$\frac{dm}{dt}=-DA\frac{dC}{dx}$	Fick扩散定律，由高浓度向低浓度自发进行	①浓度梯度 ②界面面积 ③扩散系数	①药物溶解 ②药物溶出

续表

微粒特性		公式	特点	影响因素	药剂学应用
	沉降运动*	$V=\frac{2r^2(\rho_1-\rho_2)g}{9\eta}$	Stokes 公式，评价分散体系稳定性	①密度差 ②粒子粒径 ③体系黏度	混悬剂的评价
光学性质	Tyndall 现象	$I=I_0\frac{24\pi^3 vV^2}{\lambda^4}A$	散射光强度与波长、粒子体积与粒子数量相关	①波长 ②粒子体积 ③粒子数量	激光散射法测定分散系中粒子大小与分布
电学性质	电泳现象	$v=\frac{\sigma E}{6\pi\eta r}$	在外加电场条件下可产生定向移动	①波长 ②粒子体积 ③粒子数量	分离技术
	双电层*	参考电泳公式	粒子表面具有动电电位	①溶液 pH ②电解质浓度	①乳剂稳定性 ②混悬剂稳定性

* 重点应用的理论和公式

三、微粒分散体系物理稳定性

微粒分散体系的物理稳定性主要表现在两个方面，即微粒的沉降特性和微粒的聚集特性。微粒的沉降特性是由于粒子与分散介质存在密度差，从而表现出的上浮或下沉的现象。微粒的聚集特性指粒子间自发聚集降低比表面积结合成为大粒子的现象。二者虽然都会导致粒子最终聚集到一起，但仍有显著的差别。粒子由于密度作用所产生的聚集只能出现在本体溶液的上部或底部，但粒子由于降低界面能而产生的聚集可以出现在本体溶液中的任何位置(如下图)。

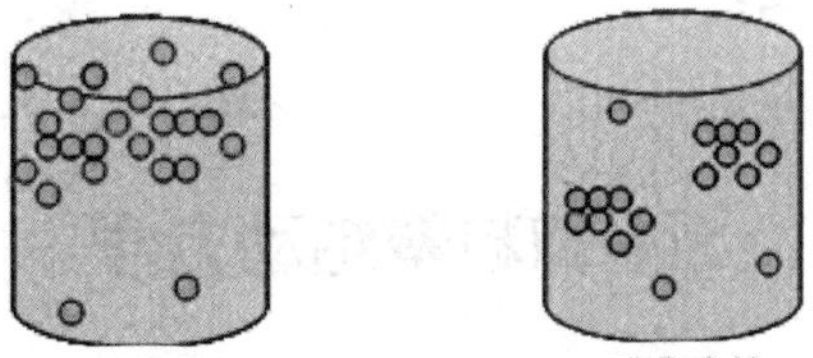

上浮或沉降　　聚集合并

(一) 絮凝与反絮凝

在微粒体系中加入电解质后，离子会吸附在微粒的表面，导致微粒聚集形成的疏松聚集体，这种现象称为絮凝，反之则会导致粒子间的斥力变大，稳定性降低，而加入的电解质被称为絮凝剂或反絮凝剂。絮凝的效果取决于絮凝剂的带电性和荷电量，高价态离子的絮凝效果要优于低价态离子的絮凝效果。同一种电解质既可以作为絮凝剂也可以作为反絮凝剂，其决定因素是加入电解质的量。常用絮凝或反絮凝剂包括枸橼酸盐、酒石酸盐、磷酸盐、氯化物等。

（二）DLVO 理论

粒子间存在范德华引力和静电斥力，微粒的稳定性取决于微粒之间引力和斥力的相对大小。DLVO 理论是通过粒子间距离与势能判断微粒分散体系中粒子相互影响作用从而推导出非均相体系是否稳定的一种理论。

1. 微粒间的吸引势能（Φ_A） 主要存在永久偶极间作用力、诱导偶极间作用力、永久偶极与诱导偶极间作用力三种形式，表现为微粒间相互吸引的趋势。

2. 双电层排斥势能（Φ_R） 当微粒相互接触时，双电层产生重叠改变了电荷分布，产生的排斥作用力。

3. 微粒间总势能（Φ_T） $\Phi_T = \Phi_R + \Phi_A$，该理论主要包括以下几点：①当粒子间距极小时，粒子间的引力大于斥力，表现为粒子间的聚集合并；②随着粒子间距的增大，引力变小，斥力变大，形成势垒；③当粒子间距进一步加大时，引力和斥力均下降。根据势能曲线图可得出在势能曲线第一极小值处（粒子间距极小），微粒产生聚结称为聚沉，在势能第二极小值处（粒子间距极大），微粒产生絮凝。值得注意的是，虽然絮凝是一种可逆的过程，但代表了粒子间不稳定的一种趋势。

四、空间稳定理论与空缺稳定理论

除了 DLVO 理论中所表述的双电层排斥作用提高了微粒体系的稳定性外，某些物质在微粒表面的正吸附或负吸附作用同样可以起到提高体系稳定性的作用。其稳定理论中影响体系稳定性的因素包括：

1. 高分子的结构特点；
2. 高分子的分子量和浓度；
3. 溶剂的影响。

五、微粒聚结动力学

微粒的粒径超过限度时是不稳定的，因此在相互靠近、碰撞的过程中会产生粒子间的聚结，根据粒子聚结产生的特点可分为以下三种：

1. 快聚结 粒子间不存在排斥作用，相互接触即可产生聚结作用。

2. 慢聚结 粒子间存在双电层的排斥作用，由于斥力的存在使聚结缓慢发生。

3. 架桥聚结 高分子加入后同一高分子吸附在不同粒子表面产生的架桥作用。

知识地图

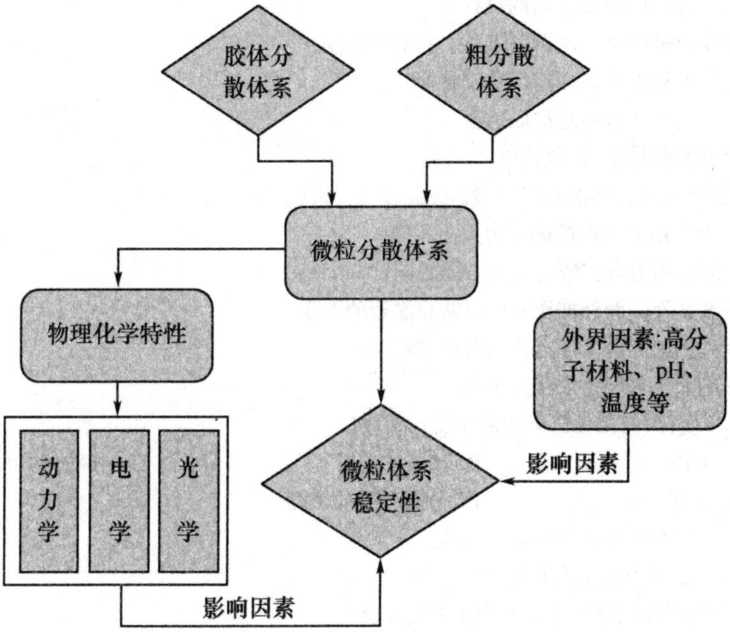

精选习题

一、选择题

单项选择题

1. 下列关于微粒分散体系叙述错误的是(　　)。

A. 微粒分散体系属于多相分散体系

B. 高分子溶液又称为亲水胶体,属于微粒分散体系的一种

C. 微粒分散体系属于热力学不稳定体系

D. 微粒分散体系属于动力学不稳定体系

E. 微粒分散体系中分散相可以是固态、液态或气态

2. 下列关于激光散射法测定粒子粒径描述错误的是(　　)。

A. 测定原理是利用了散射光强度与粒子的体积呈正比

B. 测定时选择激光光源是因为激光的高方向性和低扩散性

C. 测定时可以根据不同的权重对粒子粒径进行分析

D. 测定结果中 D90=250nm,表示 90%的粒子大于 250nm

E. 为了测定准确应对样品进行适当的稀释,防止粒子聚集干扰

3. 微粒分散体系动力学特性叙述错误的是(　　)。

A. 布朗运动是一种无规则的运动,粒子越大运动越明显

B. 布朗运动快慢受体系黏度的影响

C. 布朗运动快慢受到粒子半径的影响

D. 布朗运动的驱动力在于受到液体分子撞击力

E. 温度升高会导致布朗运动加剧

4. 下列关于扩散过程叙述错误的是(　　)。

A. 扩散过程是一种自发运动的过程

B. 扩散过程的驱动力是粒子在体系中的浓度梯度

C. 扩散会受到粒子半径、温度、介质黏度的影响

D. 药物的溶出行为本质是扩散过程

E. 药物比表面积越小,扩散越快

5. 关于渗透压的描述错误的是(　　)。

A. 渗透压的作用力与扩散的动力大小相等

B. 渗透压的作用力与扩散的动力方向相同

C. 在高浓度溶液一侧外加压力可以防止渗透的发生

D. 静脉注射剂必须调节渗透压为等渗或高渗

E. 渗透压的大小与药物浓度呈正比

6. 根据 Stokes 定律,与微粒沉降速度呈正比的是(　　)。

A. 微粒的半径　　B. 微粒的直径　　C. 分散介质的黏度

D. 微粒半径的平方　　E. 分散介质的密度

7. 关于 DLVO 理论描述错误的是(　　)。

A. 粒子间的作用力有引力和斥力

B. 当粒子间距离极大时,斥力和引力都急剧降低

C. 斥力的产生是由于粒子表面的双电层结构

D. 粒子的聚沉产生是粒子间范德华引力起主要作用

E. 为了保证混悬剂的稳定性应使粒子间保持斥力稍大于引力

8. 关于粒子间的聚结错误的是(　　)。

A. 粒子的聚结可能快速发生也可能缓慢发生

B. 高分子的加入可能导致粒子聚结的产生

C. 快速发生的聚结表明粒子间没有明显的斥力

D. 粒子表面电位绝对值显著降低其聚结概率显著降低

E. 聚结的发生表明体系的稳定性急剧降低

9. 关于粒子间的吸引势能表述错误的是(　　)。

A. 吸引势能的作用力是指粒子间的范德华力

B. 范德华力包括三种作用力

C. 作用力的大小与间距呈正比

D. 色散力在三种作用力中占主要地位

E. 同种物质间的范德华力作用永远是相互吸引

10. 关于双电层排斥势能描述错误的是(　　)。

A. 粒子双电层未接触时,没有静电斥力作用

B. 粒子双电层相互接触时产生静电斥力

C. 双电层的接触会改变电荷分布

D. 双电层的接触会改变双电层的厚度

E. 粒子半径越小,排斥能越大

配伍选择题

[11～15]下列关于微粒分散体系的稳定性对应的说明是

A. 增加体系黏度 B. 提高表面电位 C. 提高润湿性 D. 形成屏障保护 E. 减小微粒的粒径

11. 将药物制备成纳米混悬剂稳定性提高是因为（ ）。
12. 体系中加入甘油会提高稳定性的原因是（ ）。
13. 加入电解质提高稳定性是因为（ ）。
14. 加入表面活性剂提高稳定性是因为（ ）。
15. 加入水溶高分子提高稳定性是因为（ ）。

多项选择题

16. 下列属于微粒分散体系的是（ ）。
    A. 丙泊酚乳注射液 B. 感冒灵混悬剂 C. 阿霉素脂质体注射液
    D. 0.5%胃蛋白酶液 E. 醋酸亮丙瑞林微球注射液
17. 关于絮凝的描述正确的是（ ）。
    A. 絮凝是粒子形成疏松聚集体的状态
    B. 电解质既可以是絮凝剂也可以是反絮凝剂
    C. 絮凝表示体系不稳定的变化趋势
    D. 一般加入絮凝剂使粒子表面电位为 20～25mv 为宜
    E. 絮凝剂的效果依赖于离子的酸碱性强弱
18. 水溶性高分子在微粒体系中起稳定性的作用包括（ ）。
    A. 增加体系的黏度 B. 形成保护屏障 C. 提高润湿性并形成水化膜
    D. 改善表面电位 E. 使粒子连接的架桥作用
19. 胶体溶液的描述不正确的是（ ）。
    A. 具有双电层 B. 具有电泳现象 C. 具有丁达尔现象
    D. 具有布朗运动 E. 是动力学与热力学稳定的体系
20. 关于微粒大小及分布表述正确的是（ ）。
    A. 粒子大小可以通过电子显微镜测量
    B. 粒子大小可以通过激光散射法测量
    C. 粒子的分布越窄，微粒体系越稳定
    D. 粒子分布越宽，微粒体系越稳定
    E. 显微法测定粒子的粒径需要进行多次测量

二、填空题

1. 微粒分散体系是动力学________体系，热力学________体系。
2. 微粒分散体系的性质包括________、________、________。
3. 粒子的沉降速率与________成正比，与________成反比。
4. 粒子受到光源照射时，散射光强度与粒子的体积呈________，可用来测定粒子的粒径及分布。
5. 高分子稳定剂的原理是在粒子表面吸附形成________，避免粒子间的聚集。

三、名词解释

1. Brown 运动 2. 丁达尔现象 3. 动电电位 4. 絮凝 5. 高分子敏化作用

四、问答题

1. 微粒分散体系的动力学与热力学不稳定性主要指的是什么？
2. 高分子溶液也被称为亲水胶体，与胶体溶液有何不同？

3. 根据 Stockes 公式说明影响微粒体系稳定性的因素并列出改善稳定性的方法。

4. 简述 DLVO 理论及其观点。

5. 高分子溶液加入到微粒体系中既可以提高其稳定性，又可能降低其稳定性，请用适宜的理论解释产生这种现象的原因。

参考答案

一、选择题

单项选择题

1. B　2. D　3. A　4. E　5. B　6. D　7. E　8. D　9. C　10. E

配伍选择题

11. E　12. A　13. B　14. C　15. D

多项选择题

16. ABCE　17. ABCD　18. ABC　19. ABCDE　20. ABCE

二、填空题

1. 不稳定、不稳定
2. 动力学、光学、电学
3. 半径的平方、体系的黏度
4. 正比
5. 隔离层

三、名词解释

1. 指微小粒子在介质中所产生的无规则热运动的现象，其本质是介质分子对其撞击的结果。
2. 当用光束照射微粒分散体系时，会在侧面发现照射光的条带（光路），被称为丁达尔现象。
3. 指粒子表面到介质本体中所产生的电势差。
4. 微粒聚集形成疏松聚集体的状态称为絮凝，是不稳定变化的前奏。
5. 当高分子仅仅吸附较小区域，往往会使得微粒对电解质的敏感性增强，这种作用称为敏化。

四、问答题

1. 微粒分散体系的动力学不稳定性指微粒的粒子由于密度的原因产生上浮或下沉的现象。而热力学不稳定指粒子之间在体系中产生的聚集合并形成大粒子的现象。

2. 高分子溶液由于具有很多微粒分散体系的特征，如渗透压特性，荷电性，电泳特性等被称为亲水胶体。但高分子溶液与胶体溶液是完全不同的分散体系，高分子溶液是分子分散体系，是热力学与动力学均稳定的体系，而胶体溶液是微粒分散体系，是动力学与热力学都不稳定的体系。

3. 根据沉降公式，影响粒子沉降的因素主要有粒子的半径和介质的黏度，为了改善体系中粒子的沉降，可以采用的方法为降低粒子半径如超微粉碎，以及提高黏度如加入高分子材料或添加高黏度的低分子甘油、蔗糖溶液等。

4. 粒子间存在范德华引力和静电斥力，微粒的稳定性取决于微粒之间引力和斥力的相对大小。DLVO 理论是通过粒子间距离与势能判断微粒分散体系中粒子相互影响作用从而推导出非均相体系是否稳定的一种理论。该理论主要包括以下几点：①当粒子间距极小时，粒子间的引力大于斥力，表现为粒子间的聚集合并；②随着粒子间距的增大，引力变小，斥力变大，形成势垒；③当粒子间距进一步加大时，引力和斥力均下降。

5. 高分子溶液加入到体系中可以提高稳定性指高分子吸附于粒子表面形成屏障保护，避免粒子的聚集合并，而且水溶性的高分子还可以在其外形成水化膜，进一步改善微粒体系的稳定性。此外高分子溶液可提高体系的黏度，降低粒子的沉降速率，也有助于提高稳定性。但高分子溶液的浓度较低时，高分子不能完全吸附覆盖粒子表面，这样反而会提高粒子对电解质的敏感性，同时高分子的长链还会产生架桥作用，可导致稳定性降低。

专业英语单词

分散体系	disperse system	电泳	electrophoresis
亲水胶体	lyophilic colloid	絮凝	flocculation
疏水胶体	lyophobic colloid	絮凝剂	flocculant
布朗运动	Brownian motion	反絮凝	deflocculation
沉降平衡	sedimentation equilibrium	聚沉值	coagulation value
丁达尔现象	Dyndall phenomenon	敏化	sensitization

（秦凌浩）

第五章　药物制剂的稳定性

重点提示

本章重点掌握药物制剂稳定性研究的目的与意义，制剂中药物化学降解的主要途径；影响药物制剂稳定性的处方因素与外界因素以及药物制剂的稳定化方法。熟悉影响因素试验、加速试验和长期试验方法和要求；经典恒温法推测药物有效期。了解固体药物制剂稳定性的特点。

学习要点

一、概　　述

(1) 药物制剂的基本要求：安全、有效、稳定、质量可控。

(2) 药物制剂稳定性研究的意义：为了科学地进行剂型设计；提高制剂质量；保证用药安全与有效。

(3) 化学动力学中反应级数的概念：可以用来阐明反应物浓度与反应速度之间的关系。大多数药物的降解反应可用零级、一级(或伪一级)反应进行处理。

K：为反应速度常数，单位为时间的倒数。

$t_{1/2}$：为药物降解 50%所需的时间(即半衰期)。$t_{1/2}=\frac{0.693}{k}$

$t_{0.9}$：为药物降解 10%所需的时间(即有效期)。$t_{0.9}=\frac{0.1054}{k}$

二、制剂中药物的化学降解途径

1. 水解　水解是药物降解的主要途径之一，易水解的药物主要有酯类(包括内酯)和酰胺类(包括内酰胺)等。

(1) 酯类药物：含有酯键的药物在水溶液中或吸收水分后很易发生水解，生成相应的醇和酸。与酯类药物相同，内酯在碱性条件下很易水解开环。

(2) 酰胺类药物：酰胺类药物易水解生成相应的胺与酸(有内酰胺结构的药物，水解后易开环、失效)。

2. 氧化　氧化也是药物降解主要途径。药物在催化剂、热或光等因素的影响下，与氧形成游离基，然后产生游离基的链反应。

氧化作用与药物化学结构有关，酚类、烯醇类、芳胺类、吡唑酮类、噻嗪类药物较易氧化。

3. 其他反应

(1) 异构化：异构化一般分为光学异构化和几何异构化。

①光学异构化又可分为外消旋化和差向异构化。

②几何异构化。

(2) 聚合：聚合是指两个或多个药物分子结合在一起形成复杂分子的反应。

(3) 脱羧：在光、热、水分存在的条件下，对氨基水杨酸钠很易发生脱羧现象生成间硝基酚，并可进一步氧化变色。

三、影响药物制剂降解的因素及稳定化方法

1. 处方因素

(1) pH 的影响：许多酯类、酰胺类药物的水解受 H^+ 或 OH^- 的催化，这种催化作用称为专属酸碱催化或特殊酸碱催化，其水解速度主要由溶液的 pH 决定。当 pH 很低时，主要是酸催化。当 pH 较高时，主要是碱催化。

反应速度常数与 pH 关系的图形，称为 pH-速度图，曲线最低点对应的 pH 即为 pHm(该 pH 条件下液体制剂中的药物最稳定)。在较高温度下求得的 pHm，一般也适用于室温条件。

(2) 广义酸碱催化：按照 Bronsted-Lowry 酸碱理论，受广义酸碱催化的反应称为广义酸碱催化或一般酸碱催化。常用的缓冲剂如磷酸盐、醋酸盐、硼酸盐、枸橼酸盐及其相应的酸均为广义酸碱。

(3) 溶剂的影响：溶剂的介电常数 ε 与反应速度常数 k 的关系如下：

$$\lg k = \lg k_{\infty} - k' Z_A Z_B / \varepsilon$$

此式表示介电常数对药物稳定性的影响，如果进攻离子与药物离子的电荷符号相同，采用介电常数低的溶剂如甘油、乙醇、丙二醇等，能够降低药物的水解速度(ε↓，1/ε↑，lgk↓，k↑)，如巴比妥钠注射液常用 60%丙二醇作溶剂。若进攻离子与药物离子的电荷符号相反(异号反应)，采用介电常数低的溶剂不能达到提高稳定性的目的(ε↓，1/ε↑，lgk↑，k↑)。

(4) 离子强度的影响：离子强度对药物降解速度的影响可用下式说明：

$$\lg k = \lg k_0 + 1.02 Z_A Z_B \sqrt{\mu}$$

根据上述方程式，相同电荷离子之间的反应(如药物离子带负电，受 OH^- 催化降解)，加入盐(离子强度 μ 增大)会使反应速度增大(μ↑，lgk↑，k↑)。

相反电荷离子之间的反应(如药物离子带负电，受 H^+ 催化降解)，则离子强度增加，降解反应速度降低(μ↑，lgk↓，k↓)。

药物是中性分子，则 μ 对 k 无影响。

(5) 表面活性剂的影响：溶液中加入表面活性剂可能影响药物稳定性。一些易水解的药物加入表面活性剂可使稳定性提高，药物被增溶在胶束内部，形成了所谓的“屏障”。

(6) 处方中辅料的影响：硬脂酸镁会加速乙酰水杨酸的水解。聚乙二醇做基质会促进氢化可的松软膏中药物的降解。

2. 外界因素

(1) 温度的影响：温度升高，反应速度加快。根据 Van't Hoff 规则，温度每升高 10℃，反应速度约增加 2～4 倍。

Arrhenius 公式定量地描述温度与反应速度之间的指数关系，是药物制剂稳定性预测的主要理论依据。

$$k = Ae^{-E/RT}$$

(2) 光线的影响：光是一种辐射能，波长较短的紫外线更易激发药物的氧化反应，加速药物的降解。药物结构与光敏感性有一定关系，酚类和分子中有双键的药物，对光比较敏感。

(3) 空气(氧)的影响：空气中的氧是引起药物制剂氧化的重要因素。对于易氧化的药物，除去氧气是防止氧化的最根本措施。一般在溶液中和容器空间通入惰性气体(如二氧化

碳或氮气)。另一重要抗氧化措施是加入抗氧剂。

(4) 金属离子的影响:微量金属离子对自氧化反应有显著的催化作用。

避免制剂中金属离子的影响的措施:①使用纯度较高的原辅料;②操作过程避免使用金属器具;③加入金属螯合剂,如依地酸二钠、枸橼酸、酒石酸、二巯乙基甘氨酸等附加剂。

(5) 湿度和水分的影响:湿度和水分对于固体药物制剂稳定性的影响很大。减少其影响的措施主要有:控制生产环境的相对湿度及物料的干燥程度,采用密封性能好的包装材料及控制贮存环境的相对湿度。

(6) 包装材料的影响:包装材料的选用应考虑药物的稳定性,应以排除光、湿度、空气等因素为目的,同时也要注意包装材料与药物制剂的相互作用。

塑料的主要问题是:有透气性,可导致容器中的药物变质;有透湿性,导致药物吸湿降解;有吸附性,药液中物质可被塑料吸附。

3. 药物制剂稳定化的其他方法

(1) 改变药物结构:制成难溶性盐、复合物或前体药物。

(2) 改进药物制剂或生产工艺:制成固体制剂、采用粉末直接压片或包衣工艺、制成微囊、微球或包合物等。

四、药物及制剂的物理稳定性

制剂中物料的物理变化:无定形向晶型的转化、不同晶型之间转变、蒸发导致的药物损失等。

五、药物稳定性的试验方法

药物稳定性试验的目的:①为药品的生产、包装、贮存、运输条件提供科学依据;②通过试验确定药品的有效期。

1. 影响因素试验(原料药及筛选处方,供试品一批)

(1) 高温试验:60℃温度下放置10天,于第5、10天取样按稳定性重点考察项目检测,若供试品有明显变化(如含量下降5%)则在40℃条件下同法进行试验。

(2) 高湿度试验:供试品开口置恒湿密闭容器中,在25℃分别于相对湿度(75±5)%及(90±5)%条件下放置10天,于第5、10天取样检测。

(3) 强光照射试验:供试品开口放置在光照仪器内,于照度为(4500±500)lx的条件下放置10天,于第5、10天取样检测。

2. 加速试验 通过加速药物的化学或物理变化,预测药物的稳定性,原料药和制剂均需进行此项试验。供试品要求3批,按市售包装,在温度(40±2)℃,相对湿度(75±5)%的条件下放置6个月。在试验期间每个月取样一次,3个月的资料可用于新药申报临床试验,6个月的资料可用于申报生产。

3. 长期试验 长期试验是在接近药品的实际贮存条件下进行的,原料药与制剂均需进行长期试验。取供试品3批,按市售包装,在温度(25±2)℃、相对湿度(60±10)%的条件下放置12个月。6个月的数据可用于新药申报临床研究,12个月的数据用于申报生产,12个月以后,仍需继续考察,以确定药品的有效期。

4. 经典恒温法 在实际研究工作中,采用经典恒温法,特别对于药物水溶液型制剂,预测结果有一定的参考价值。

经典恒温法的理论依据是Arrhenius公式,应用Arrhenius公式可求出室温时的降解反应速度常数K_{25},再由K_{25}即可求得降解10%所需的时间,即有效$t_{0.9}$。

知识地图

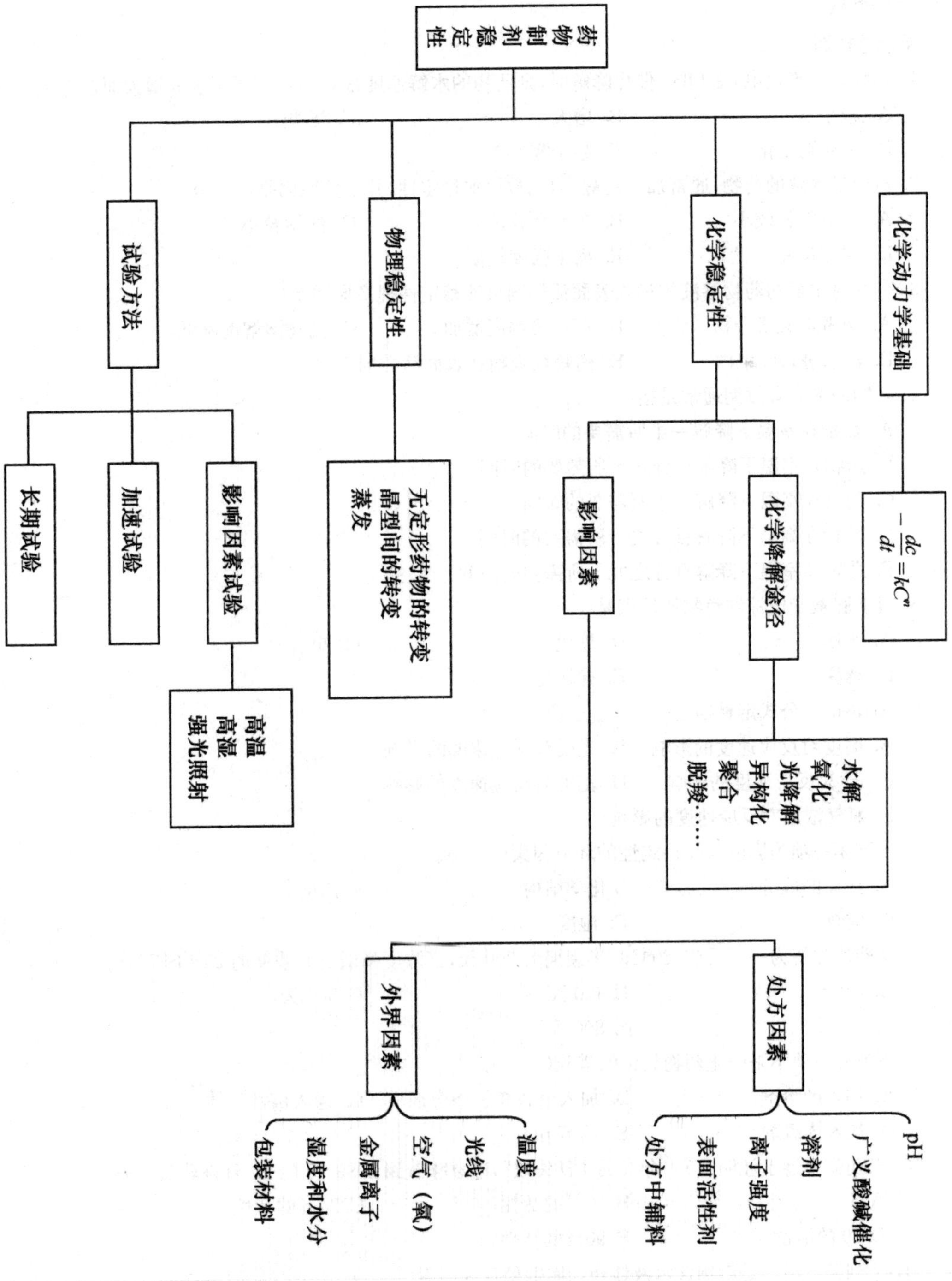
药物制剂稳定性
试验方法
物理稳定性
化学稳定性
化学动力学基础
长期试验
加速试验
影响因素试验
高温
高湿
强光照射
无定形药物的转变
晶型间的转变
蒸发
影响因素
化学降解途径
$-\frac{dc}{dt}=kC^n$
水解
氧化
光降解
异构化
聚合
脱羧……
外界因素
处方因素
温度
光线
空气（氧）
金属离子
湿度和水分
包装材料
pH
广义酸碱催化
溶剂
离子强度
表面活性剂
处方中辅料

精选习题

一、选择题

单项选择题

1. 药物离子带负电，受 OH^- 催化降解时，则药物的水解速度常数 K 随离子强度 μ 增大而发生（　　）。
   A. 减小　B. 增大　C. 不变
   D. 不规则变化　E. 趋于零
2. 对于易水解的药物，通常加入乙醇、丙二醇增加稳定性，其重要原因是（　　）。
   A. 介电常数较小　B. 介电常数较大　C. 酸性较小
   D. 酸性较大　E. 离子强度较低
3. 一些易水解的药物溶液中加入表面活性剂可使稳定性提高原因是（　　）。
   A. 两者形成络合物　B. 药物溶解度增加　C. 药物溶解度降低
   D. 药物进入胶束内　E. 药物被吸附在表面活性剂表面
4. 药物制剂的有效期通常是指（　　）。
   A. 药物在室温下降解一半所需要的时间
   B. 药物在室温下降解百分之十所需要的时间
   C. 药物在高温下降解一半所需要的时间
   D. 药物在高温下降解百分之十所需要的时间
   E. 药物在室温下降解百分之九十所需要的时间
5. 肾上腺素变成棕红色物质原因是（　　）。
   A. 水解　B. 氧化　C. 聚合
   D. 霉变　E. 异构化
6. Arrhenius 公式定量描述（　　）。
   A. 湿度对反应速度的影响　B. 光线对反应速度的影响
   C. pH 对反应速度的影响　D. 温度对反应速度的影响
   E. 氧气浓度对反应速度的影响
7. 下列哪一项为影响药品稳定性的环境因素（　　）。
   A. 药品的成分　B 化学结构　C 剂型
   D. 辅料　E. 湿度
8. 某药物分解为一级反应，20℃时半衰期为 200 天，当浓度降低至原浓度的 25%时间为（　　）。
   A. 300 天　B. 400 天　C. 500 天
   D. 600 天　E. 800 天
9. 下列哪一项不是防止药物氧化的措施（　　）。
   A. 加入助溶剂　B. 加入金属离子络合剂　C. 通入惰性气体
   D. 加入抗氧剂　E. 调节 pH
10. 某药品容器上注明“1999 年 1 月 1 日失效”，这意味着到 1999 年 1 月 1 日该药品失去（　　）。
    A. 5%的活性　B. 10%的活性　C. 20%的活性
    D. 50 的活性　E. 90%的活性
11. 下列哪一项不是影响含水液体药物制剂稳定性因素（　　）。
    A. 氧化　B. 光线　C. 湿度
    D. 温度　E. pH

12. 某药物的水溶液在 25℃±2℃时不同 pH 条件下测得的 $t_{0.9}$ 如下，请指出 pHm 是(　　)。

	A	B	C	D	E
pH	3	5	7	9	11
$t_{0.9}$(d)	150	280	600	190	80

13. 下列可作为惰性气体通入安瓿中的是(　　)。
A. 氧气　　B. 氮气　　C. 氨气
D. 蒸汽　　E. 氢气

14. 药物稳定与否的根本原因在于自身的化学结构，外界因素则是引起变化的条件，影响药物制剂降解的外界因素主要有(　　)。
A. pH 与温度　　B. 溶剂介电常数及电子强度
C. 赋型剂或附加剂的影响　　D. 水分、氧、金属离子和光线　　E. 以上都对

15. 关于药物稳定性的正确叙述是(　　)。
A. 盐酸普鲁卡因溶液的稳定性受温度影响，与 pH 无关
B. 药物的降解速度与离子强度无关
C. 固体制剂的赋型剂不影响药物稳定性
D. 药物的降解速度与溶剂无关
E. 零级反应的反应速度与反应浓度无关

16. 下列关于药物制剂稳定性表述错误的是(　　)。
A. 药物制剂稳定性是指药物制剂从制备到使用期间保持稳定的程度
B. 药物制剂在储存过程中其质量发生变化是属于稳定性问题
C. 通过稳定性的研究可以预测药物制剂的有效期
D. 药物制剂最基本的要求是安全，有效
E. 药物制剂稳定性只包括有化学稳定性，物理稳定性两方面

17. 某药物以一级反应速度分解，其分解速度常数 $K=2\times10^{-3}$天$^{-1}$，那么此药物的有效期是(　　)。
A. 10 天　　B. 27 天　　C. 40 天
D. 53 天　　E. 60 天

18. 反应温度与药物的反应速度之间关系的公式是(　　)。
A. Arrhenius 公式　　B. Stoke's 公式　　C. Noyes-Whitney 公式
D. Fick's 扩散公式　　E. Van't Hoff 公式

配伍选择题

[19～23]A. Noyes-Whitney 方程　　B. Fick's 方程　　C. Stoke's 公式
D. Arrhenius 指数定律　　E. Ostwald Freundlich 方程

19. 说明混悬剂中药物微粒结晶增长的是(　　)。
20. 中药浸出过程中，有效成分扩散速度方程是(　　)。
21. 混悬剂中微粒自然沉降速度服从(　　)。
22. 固体药物溶解扩散过程符合(　　)。
23. 药物稳定性试验经典恒温法的理论依据是(　　)。

多项选择题

24. 药物稳定性试验方法中，影响因素试验包括(　　)。
A. 酶降解试验　　B. 高温试验　　C. 强光照射试验
D. 高湿度试验　　E. pH 影响试验

25. 药物水解反应表述，正确的是(　　)。

A. 水解反应速度与介质的 pH 无关
B. 水解反应与溶剂的极性无关
C. 酯类酰胺类药物易发生水解反应
D. 当使用缓冲液时水解反应符合一级动力学规律
E. 一级反应的水解速度常数 $K=0.693/t_{0.5}$

26. 为了增加易氧化药物液体制剂的稳定性，通常可采取下列哪些措施(　　)。
A. 调节 pH　B. 容器中充入惰性气体　C. 加抗氧剂
D. 加入金属离子络合剂　E. 控制水分

27. 影响药物制剂稳定性的处方因素是指(　　)。
A. pH　B. 溶剂　C. 湿度和水分
D. 离子强度　E. 表面活性剂

28. 经典恒温法预测药物稳定性的基本公式是(　　)。
A. $\log K=-\frac{E}{2.303R}\frac{1}{T}+\log A$　B. $ds=-DF\frac{dc}{dx}dt$
C. $\log K=\log K_0\frac{-K'Z_AZ_B}{\varepsilon}$　D. $\lg C=-\frac{K}{2.303}t+\lg Co$
E. $\lg K=\lg K_0+1.02Z_AZ_B\sqrt{\mu}$

29. 关于经典恒温法的叙述中正确的是(　　)。
A. 该法的理论依据是 Arrhenius 指数定律
B. 实验设计时，首先要确定含量测定方法
C. 将样品放在一个恒温条件下进行实验
D. 以浓度对时间回归可求得反应速度常数
E. 以浓度的对数对时间回归可求得反应速度常数

30. 影响药物制剂稳定性的外界因素是指(　　)。
A. 湿度　B. 光线　C. 空气
D. 表面活性剂　E. 温度

31. 以下有关有效期，正确的是(　　)。
A. 零级反应的有效期与反应速度常数成正比
B. 一级反应的有效期与反应速度常数成正比
C. 零级反应的有效期与反应速度常数成反比
D. 一级反应的有效期与反应速度常数成反比
E. 零级反应的有效期与反应速度常数无关

32. 药品稳定性试验方法包括(　　)。
A. 温度加速试验法　B. 湿度加速试验法
C. 空气干热试验法　D. 光加速试验法
E. 隔热空气试验法

33. 关于药物氧化降解反应正确表述的是(　　)。
A. 维生素 C 的氧化降解反应与 pH 无关
B. 含有酚羟基的药物易氧化
C. 药物的氧化反应与光线无关
D. 金属离子可催化氧化反应
E. 药物的氧化降解反应与温度无关

二、简答题

1. 影响药物制剂稳定性的处方因素有哪些?

2. 影响药物制剂稳定性的外界因素有哪些?

3. 经典恒温法求有效期过程。

参考答案

一、选择题

单项选择题

1. B 2. A 3. D 4. B 5. B 6. D 7. E 8. B 9. A 10. B 11. C 12. C 13. B 14. D 15. E 16. E 17. D 18. A

配伍选择题

19. E 20. B 21. C 22. A 23. D

多项选择题

24. BCD 25. CDE 26. ABCD 27. ABDE 28. AD 29. ABE 30. ABCE 31. DE 32. ABD 33. ABD

二、简答题

1. 影响药物制剂稳定性的处方因素有。

(1) pH 的影响。

(2) 广义酸碱催化。

(3) 溶剂的影响。

(4) 离子强度的影响。

(5) 表面活性剂的影响。

(6) 处方中辅料的影响。

2. 影响药物制剂稳定性的外界因素有:

(1) 温度的影响:温度升高,反应速度加快。根据 Van't Hoff 规则,温度每升高 10℃,反应速度约增加 2~4 倍。

(2) 光线的影响。

(3) 空气(氧)的影响。

(4) 金属离子的影响。

(5) 湿度和水分的影响。

(6) 包装材料的影响。

3. 经典恒温法求有效期过程:

(1) 不同温度进行加速试验。

(2) 根据公式 $\log C = -\frac{k}{2.303}t + \log C_0$,求出不同温度的反应速度常数 K。

(3) 根据 Arrhenius 公式 $\log K = -\frac{E}{2.303R}\frac{1}{T} + \log A$,得到直线方程。

(4) 求出室温时的降解反应速度常数 K_{25}。

(5) 由 K_{25} 即可求得降解 10%所需的时间,即有效期 $t_{0.9} = \frac{0.693}{k_{25}}$ 。

专业英语单词

稳定性 stability	光降解 photodegradation
水解 hydrolysis	强化试验 stress testing
氧化 oxidation	加速试验 accelerated testing

（郭波红）

第六章　粉体学基础

重 点 提 示

本章重点掌握粉体的基本概念、基本性质如粒子大小、粉体的堆密度、流动性等。要求熟悉粉体性质的测定方法。如粒子的形状、比表面积等，粉体学的填充型、吸湿性与润湿性等。了解粉体的黏附性与凝聚性、压缩成形性等，粉体在固体制剂中的应用。

学 习 要 点

一、概　　述

粉体学(micromeritics)是研究具有各种形状的粒子集合体性质的科学。粉体具有以下特征：①与液体类似的界面和流动性；②具有与气体相似的压缩性；③在外力作用下可以变形称为坚固的压缩体，而且具有抗变形能力。通常将小于 100μm 的粒子叫“粉”，大于 100μm的粒子叫“粒”。

二、粉体的第一性质

粉体学第一性质主要是指组成粉体的单个粒子的性质。

(一) 粒子径

1. 几何学粒子径(geometric diameter)

(1) 三轴径：长径 l、短径 b、高度 h。

(2) 定方向径：定方向接线径(Feret 径)D_F、定方向等分径(Martin 径)D_M、定方向最大径(Krummbein 径)D_K。

(3) 圆相当径：面积相当径(Heywood 径)D_H、周长相当径(equivalent perimeter diameter)D_L。

(4) 球相当径：体积相当径(equivalent volume diameter)D_V、表面积相当径(equivalent surface diameter)D_S、比表面积相当径(equivalent specific surface diameter)D_{SV}。

2. 沉降速度相当径(settling velocity diameter)　D_{Stk}，亦称 Stock 径或有效径(effect diameter)。

3. 筛分径(sieving diameter)　D_A，亦称细孔通过相当径。

（二）粒度分布

常用频率分布（frequency size distribution）和累积分布（cumulative size distribution）表示。频率分布表示各个粒径的粒子群在总粒子群中所占的百分数（微分型）；累积分布表示小于（或大于）某粒径的粒子群在总粒子群中所占的百分数（积分型）。

粒度分布基准可用个数基准（count basis）、质量基准（mass basis）、面积基准（surface basis）、体积基准（volume basis）、长度基准（length basis）等。

在制药行业，中位径或中直径是最常用的平均粒子径（mean diameter）：D_{50}。

粒子径的测定方法主要有：显微镜法（microscopic method）、库尔特记数法（Coulter counter method）、沉降法（sedimentation method）、比表面积法（specific surface area method）及筛分法（sieving method）等。

（三）粒子形状

如球形（spherical）、立方形（cubical）、片状（platy）、柱状（prismoidal）、鳞状（flaky）、粒状（granular）、棒状（rodlike）、针状（needle-like）、块状（blocky）、纤维状（fibrous）、海绵状（sponge）等。常用形状指数（shape index）和形状系数（shape factor）来描述粒子形状。

（四）粒子的比表面积

1. 表示方法

体积比表面积：单位体积粉体的表面积，S_v，cm^2/cm^3。

重量比表面积：单位重量粉体的表面积，S_w，cm^2/g。

2. 测定方法　气体吸附法（gas adsorption method）、气体透过法（gas permeability method）。

三、粉体的第二性质

粉体学第二性质是指粉体集合体的性质。

（一）密度与孔隙率

粉体密度根据体积的含义不同，可分为：真密度、颗粒密度、堆密度等。

真密度（true density）：$\rho_t = W/V_t$

颗粒密度（granule density）：$\rho_g = W/V_g$

堆密度（bulk density）：$\rho_b = W/V$

若颗粒致密、无细孔和空洞，则 $\rho_t = \rho_g$；一般情况下 $\rho_t \geqslant \rho_g > \rho_b$。

密度的测定方法：液浸法（liquid immersion method）、压力比较法、量筒法、气体透过法、重液分离法、密度梯度法以及沉降法等。

（二）流动性与充填性

1. 流动性的评价与测定方法

（1）休止角(angle of repose)：粉体堆积层的自由斜面与水平面形成的最大角。休止角 θ 越小，流动性越好。常用的测定方法有注入法，排出法，倾斜角法等。

（2）流出速度(flow velocity)：流出时间越短，流动性越好。

（3）压缩度(compressibility)：$C = \frac{\rho_f - \rho_0}{\rho_f} \times 100(\%)$

2. 粉体流动性的影响因素与改善方法　粒子大小、粒子形态与表面粗糙度、密度、含湿量、助流剂的影响。

3. 充填性的表示方法　填充性(packability)的表示方法如比容、堆密度、空隙率、空隙比、填充率、配位数等。

（三）吸湿性与润湿性

1. 吸湿性(moisture absorption)　吸湿是在固体表面吸附水分的现象。粉体的吸湿性与空气状态有关。p 大于 p_w 时发生吸湿(吸潮)；p 小于 p_w 时发生干燥(风干)；p 等于 p_w 时吸湿与干燥达到动态平衡。

水溶性药物的吸湿性常用临界相对湿度(critical relative humidity，CRH)来衡量。具有水溶性的药物粉末在较低相对湿度环境时一般不吸湿，但当相对湿度提高到某一定值时，吸湿量急剧增加，此时的相对湿度称为 CRH。CRH 越小则越易吸湿，反之，则不易吸湿。混合物料的 $CHR_{AB} = CHR_A \cdot CHR_B$ 。

水不溶性药物的混合物的吸湿性具有加和性。

2. 润湿(wetting)　润湿是固体界面由固-气界面变为固-液界面的现象。固体的润湿性由接触角表示，接触角越小，润湿性越好。Yong's 公式：$\gamma_S = \gamma_{SL} + \gamma_L \cos\theta$ 。

（四）粉体的黏附性与黏着性

粉体的黏附性(adhesion)系指不同分子间产生的引力；黏着性(cohesion)系指分子间产生的引力。产生的原因在于：①干燥状态下的范德华力和静电力；②润湿状态下的液体桥及干燥后形成的固体桥。

（五）粉体的压缩性

粉体的压缩特性表现为体积减小，在一定压力下可形成坚固的压缩体。主要表现形式为：①可压缩性；②可成形性；③可压片性。

粉体压缩成形的机制：①压缩后粒子间的范德华力、静电力等；②粒子受压后塑性变形，粒子间接触面积增大；③粒子受压破碎产生较大的表面自由能；④粒子受压变形相互嵌合；⑤粒子间加压熔融后形成的晶体桥；⑥水溶性成分在接触点析出结晶而成的固体桥。

粉体在压缩力的作用下，其颗粒的变形主要有三种形式。①弹性变形：受压变形、解压复原，不产生结合力；②塑性变形：受压变形、解压不能复原，结合力较大；③脆性变形：受压破碎变形、解压不能复原，结合力增强。

知识地图

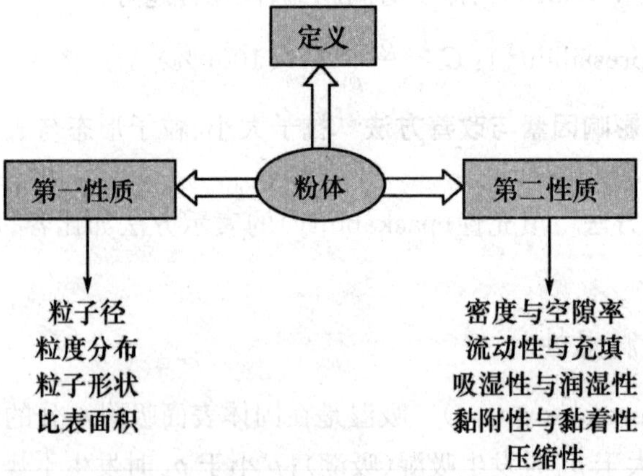

精选习题

一、选择题

单项选择题

1. 粉体的基本性质不包括(　　)。

A. 粉体的粒度与粒度分布　　B. 粉体的比表面积　　C. 粉体的重量

D. 粉体的密度　　E. 粉体的润湿性

2. 关于粉体比表面积的叙述错误的是(　　)。

A. 比表面积可以表征粉体粒子的粗细

B. 比表面积可以表征粉体的吸附能力

C. 粒子的表面积包括粒子的外表面积和内部的表面积

D. 粒子越小，粉体的比表面积越小

E. 测定比表面积的方法有气体吸附法

3. 关于粉体流动性的叙述正确的是(　　)。

A. 粉体的流动性可用单一的指标来表示

B. 休止角是衡量粉体流动性的一个指标

C. 休止角越大，流动性越好

D. 粉体粒度越小，流动性越好

E. 粉体含水量越低，流动性越好

4. 组分 A(100g)与组分 B(200g)为水溶性药物，混合后不发生反应，CRH 分别为 75%和 81%，则该混合物的 CRH 为(　　)。

A. 53.0%　　B. 56.6%　　C. 68.0%

D. 60.8%　　E. 73.2%

5. 在相对湿度 75%时，水不溶性药物 A 与 B 的吸湿量分别为 3g 与 2g，A 与 B 全量混合后，不发生反应，则混合物的吸湿量为(　　)。

A. 1.5g　　B. 2.5g　　C. 3g

D. 5g　　E. 6g

6. 接触角 θ 在以下哪个范围内时，表示可以润湿(　　)。

A. $0° \leqslant \theta \leqslant 90°$　　B. $90° \leqslant \theta \leqslant 180°$　　C. $0° \leqslant \theta \leqslant 180°$

D. $\theta \geqslant 180°$　　E. 接触角与润湿无关

7. CRH 在药剂学中，是表示粉体哪个性质的参数(　　)。

A. 流动性　　B. 润湿性　　C. 吸湿性

D. 凝聚性　　E. 黏附性

8. 休止角(α)是粉体哪个性质的表示方法(　　)。

A. 凝聚性　　B. 润湿性　　C. 吸湿性

D. 流动性　　E. 黏附性

9. 一般情况下，休止角(α)在什么范围内表示粉体流动性良好(　　)。

A. $\alpha \leqslant 30°$　　B. $30° \leqslant \alpha \leqslant 60°$　　C. $60° \leqslant \alpha \leqslant 90°$

D. $90° \leqslant \alpha \leqslant 180°$　　E. 任意角度

10. 药剂学中最常用的粉体密度是(　　)。

A. 真密度　　B. 颗粒密度　　C. 松密度

D. 空隙密度　　E. 流动密度

11. 沉降法测定粉体直径的原理是(　　)。

A. Ficks 第一扩散定律　　B. Stokes 定律　　C. Poiseuile 公式

D. Arrhenius 方程　　E. Noyes-Whitney 方程

12. 接触角(θ)是粉体哪个性质的表示方法(　　)。

A. 流动性　　B. 润湿性　　C. 吸湿性

D. 凝聚性　　E. 黏附性

13. 显微镜法测量出粉体的粒径是(　　)。

A. 体积等价径　　B. 筛分径　　C. 有效径

D. 比表面积等价径　　E. 定方向径

多项选择题

14. 粉体的比表面积可用于表征(　　)。

A. 粉体粒度的大小　　B. 粉体的吸湿性　　C. 粉体的密度

D. 粉体的吸附能力　　E. 粉体的润湿性

15. 粉体的质量除以该粉体所占容器的体积求得的密度是(　　)。

A. 真密度　　B. 松密度　　C. 粒密度

D. 堆密度　　E. 粉密度

16. 对相对湿度的叙述中错误的是(　　)。

A. 水溶性药物迅速增加吸湿量时的相对湿度为临界相对湿度

B. 非水溶性药物无临界相对湿度

C. 水溶性药物混合后的临界相对湿度等于各药物临界相对湿度的乘积

D. 两种水溶性药物混合后的 CRH 高于其中任何一种药物

E. 分装散剂时，应控制车间的湿度高于分装物料的 CRH

二、填空题

1. 粒子的三轴径包括：________、________、________。

2. 粉体密度根据体积的含义不同可分为：________、________、________。

3. 粒径的测定方法有________、________、________、________、________。

三、简答题

1. 粒径的测定方法与粒径的表示方法。

2. 粉体密度的三种定义。

3. 粉体流动性的评价方法及影响因素。

4. 粉体的吸湿性与润湿性的药剂学意义。

参考答案

一、选择题

单项选择题

1.C 2.D 3.B 4.D 5.D 6.A 7.C 8.D 9.A 10.C 11.B 12.B 13.E

多项选择题

14.AD 15.BD 16.DE

二、填空题

1. 长径、短径、高度

2. 真密度、颗粒密度、堆密度

3. 显微镜法、库尔特计数法、沉降法、比表面积法、筛分法

三、简答题

1. 粒径的测定方法主要有：显微镜法、库尔特记数法、沉降法、比表面积法及筛分法等。

粒径的表示方法主要有：几何学粒子径、沉降速度相当径 D_{Stk} 和筛分径 D_A。其中几何学粒子径又分为：

(1) 三轴径：长径 l、短径 b、高度 h。

(2) 定方向径：定方向接线径 D_F、定方向等分径 D_M、定方向最大径 D_K。

(3) 圆相当径：面积相当径 D_H、周长相当径 D_L。

(4) 球相当径：体积相当径 D_V、表面积相当径 D_S、比表面积相当径 D_{SV}。

2. 粉体密度根据体积的含义不同，可分为：真密度、颗粒密度及堆密度三种。其中，真密度是指粉体质量与真体积之比；颗粒密度是指粉体质量与颗粒体积之比；堆密度是指粉体质量与该粉体的堆体积之比。

3. 粉体流动性的评价方法：①休止角：粉体堆积层的自由斜面与水平面形成的最大角。休止角 θ 越小，流动性越好。②流出速度：流出时间越短，流动性越好。③压缩度。

粉体流动性的影响因素：粒子大小、粒子形态与表面粗糙度、密度、含湿量、助流剂等。

4. 粉体的吸湿是指在固体表面吸附水分的现象。吸湿性可使粉末流动性下降、固结、润湿、液化等，甚至促进化学反应而降低药物稳定性。药物的吸湿性用特征参数 CRH 来表示，具有以下意义：①作为药物吸湿性指标，CRH 越大，越不易吸湿；②为生产、贮藏的环境提供参考；③为选择防湿性辅料提供参考，一般应选择 CRH 值大的物料作为辅料。

润湿是固体界面由固-气界面变为固-液界面的现象。粉体的润湿性对片剂、颗粒剂等固体制剂的崩解性、溶解性等具有重要意义。

专业英语单词

粉体学　micromeritics	显微镜法　microscopic method
几何学粒子径　geometric diameter	真密度　true density
沉降速度相当径　settling velocity diameter	颗粒密度　granule density
筛分径　sieving diameter	堆密度　bulk density
频率分布　frequency size distribution	休止角　angle of repose
累积分布　cumulative size distribution	流出速度　flow velocity
个数基准　count basis	压缩度　compressibility
质量基准　mass basis	填充性　packability
面积基准　surface basis	吸湿性　moisture absorption
体积基准　volume basis	临界相对湿度　critical relative humidity，CRH
长度基准　length basis	黏附性　adhesion
平均粒子径　mean diameter	黏着性　cohesion

（王晓明）

第七章　流变学基础

重 点 提 示

本章重点掌握流变学基础的相关概念,流变学在药剂学中的应用,熟悉牛顿流体及非牛顿流体的特征及应用、触变性的概念及其影响因素,了解流变性质测定方法及制剂流变性评价方法。

学 习 要 点

一、概　　述

(一) 流变学

1. 定义　流变学是研究物质变形和流动的科学。

变形是固体的固有性质,流动是液体的固有性质。

2. 研究对象

(1) 具有固体和液体两方面性质的物质。

(2) 乳剂、混悬剂、软膏、硬膏、粉体等。

(二) 变形与流动

1. 变形　是指对某一物体施加外力时,其内部各部分的形状和体积发生变化的过程。

2. 应力　是指对固体施加外力,则固体内部存在一种与外力相对抗而使固体保持原状的单位面积上的力。

3. 流动　对液体施加外力,液体发生变形,即流动。

(三) 弹性与黏性

1. 弹性　是指物体在外力的作用下发生变形,当解除外力后恢复原来状态的性质。

可逆性变形:弹性变形。

不可逆变形:塑性变形。

2. 黏性　是流体在外力的作用下质点间相对运动而产生的阻力。

3. 剪切应力(S)　单位液层面积上所施加的使各液层发生相对运动的外力,$S=\frac{F}{A}$。

4. 剪切速度(D)　液体流动时各层之间形成的速度梯度,$D=\frac{dv}{dx}$。

5. 黏度 η　面积为 $1cm^2$ 时两液层间的内摩擦力，单位 Pa · s，$\eta=\frac{S}{D}$。

（四）黏弹性

黏弹性是指物体具有黏性和弹性的双重特征，具有这样性质的物体称为黏弹体。

二、流体的基本性质

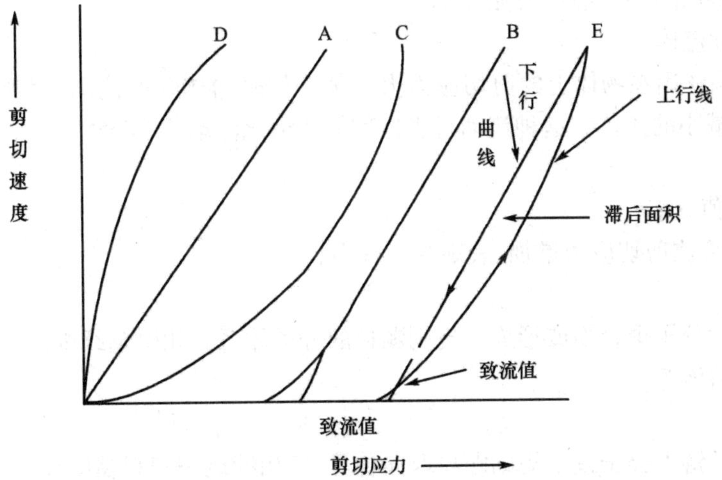

图 7-1　各种类型的液体流动曲线

A：牛顿流动；B：塑性流动；C：假黏性流体；D：胀性流动；E：假塑性流体，表现触变性。

（一）牛顿流体

1. 特征

(1) 剪切速度与剪切应力成正比，$S=F/A=\eta D$ 或 $D=\frac{1}{\eta}S$。

(2) 黏度 η：在一定温度下为常数，不随剪切速度的变化而变化。

2. 应用　纯液体、低分子溶液或高分子稀溶液。

（二）非牛顿流体

1. 特征

(1) 剪切应力与剪切速度的关系不符合牛顿定律。

(2) 黏度不是一个常数，随剪切速率的变化而变化。

2. 类型　塑性流体、假塑性流体、胀性流体、假黏性流体。

(1) 塑性流体

1) 定义：当作用在物体上的剪切应力大于某一值时物体开始流动，否则物体保持即时形状并不会流动的流体。使物体开始流动时的最小剪切应力称为屈服应力，S_0。

2）特征

当 $S \leqslant S_0$ 时，流体不流动；

当 $S > S_0$ 时，液体开始流动，且剪切应力与剪切速度呈直线关系。

3）应用

高浓度的乳剂、混悬剂、单糖浆等。

4）原理

静止时→粒子聚集形成网状结构；

$S > S_0$→网状结构被破坏，开始流动。

（2）假塑性流体

1）定义：当作用在物体上的剪切应力大于某一值时物体开始流动，表观黏度随着剪切应力的增大而减小的流体。这种流动行为也称剪切稀化流动。

2）特点

a. 有屈服值 S_0；

b. 剪切速率或剪切应力增加，表观黏度减小。

3）应用

含有长链大分子聚合物或形成不规则颗粒的分散体系。如甲基纤维素、羧甲基纤维素、大多数高分子溶液等。

4）原理

静止时→长链大分子或不规则颗粒取向各异，互相缠绕→表观黏度较大；

剪切应力作用下→分子或颗粒定向，流动阻力减小→表观黏度降低。

（3）胀性流体

1）定义：表观黏度随着剪切应力的增大而增加的流体。这种流动行为也称为剪切增稠流动。

2）特点

a. 无屈服值，流动曲线经过原点；

b. 剪切速率或剪切应力增加，表观黏度增大。

3）应用

含有大量固体微粒的高浓度混悬剂如50％淀粉混悬剂、糊剂等。

4）原理

粒子处于紧密充填状态，水充满致密排列的粒子间隙；

剪切应力较低时→粒子排列不发生紊乱，表现为较好的流动性；

剪切应力较高时→粒子排列被搅乱，形成多孔隙的疏松排列构造，水分渗出，粒子间摩擦力增加，黏度增加。

（4）假黏性流体

1）特点

a. 无屈服值，流动曲线经过原点；

b. 剪切速度或剪切应力增大，表观黏度减小。

2）应用

1%西黄蓍胶、海藻酸钠、羧甲基纤维素、甲基纤维素的溶液。

表 7-1　各种类型流体特点比较及应用

名称	η特征	是否存在 S_0	曲线是否过原点	应用
牛顿流体	T不变，η不变	否	是	纯液体、低分子溶液或高分子稀溶液等
塑性流体	S、D↑，η↓	是	否	高浓度的乳剂、混悬剂、单糖浆等
假塑性流体	S、D↑，η↓	是	否	甲基纤维素、羧甲基纤维素、大多数高分子溶液等
胀性流体	S、D↑，η↑	否	是	50%淀粉混悬剂、糊剂等
假黏性流体	S、D↑，η↓	否	是	1%西黄蓍胶、海藻酸钠、羧甲基纤维素、甲基纤维素的溶液等

（三）触变性

1. 定义　触变性是指在一定温度下，非牛顿流体在恒定剪切力（振动、搅拌、摇动）等作用下，黏度减小，流动性增大，当外界剪切力停止或减小时，体系黏度随时间延长而恢复原状的一种性质。

2. 原理　流体结构可逆转变：凝胶→溶胶→凝胶。

剪切应力增加→粒子间结构破坏→黏性减小

剪切应力撤除→粒子间结构恢复→黏性恢复（恢复时滞形成滞后环）

3. 影响因素

（1）质点的形状：针状或片状质点比球状质点易于表现出触变性，较细的质点、形状越不对称越易呈现触变性。

（2）其他：pH、温度、聚合物浓度、聚合物的联合应用、聚合物结构的修饰、离子的加入、其他辅料的加入。

三、流变性测定法

（一）黏度

黏度是重要的流变学特性。

1. 黏度的表示方法　绝对黏度、运动黏度、相对黏度、增比黏度、比浓黏度、特性黏度等。

2. 影响黏度的因素　温度、压力、分散相、分散介质。

（二）黏度计

1. 毛细管黏度计——牛顿流体

（1）原理：基于相对测定法的原理而设计，即依据液体在毛细管中的流出速度来测量液体的黏度。

$\frac{\eta}{\eta_0} = \frac{\rho t}{\rho_0 t_0}$，$\eta$、$\eta_0$ 供试液和标准液的黏度；

ρ、ρ_0 供试液和标准液的密度；

t、t_0 供试液和标准液在毛细管中流动时的通过时间。

(2) 类型：平氏黏度计、乌氏黏度计。

(3) 测定方法：标准液黏度和两液体的密度已知，只需分别测出一定量的两种液体通过毛细管的时间，就可以求算出供试液的黏度。

2. 落球黏度计——牛顿流体

(1) 原理：Stokes 定律。

$\eta = \frac{d^2(\rho_0 - \rho)gt}{18L}\left[1 - 2.104\frac{d}{D} + 2.09\left(\frac{d}{D}\right)^2\right]$，其中 d 球直径，D 管直径，$\rho$ 液体密度，ρ_0 球密度，L 落下距离，t 落下时间，g 重力加速度。

(2) 类型：Hoeppler 落球黏度计。

(3) 测定方法：含有一定温度实验液的垂直玻璃管内，使具有一定密度和直径的玻璃制或钢制的圆球自由落下，通过测定球落下时的速度，可以得到试验液的黏度。

3. 旋转式黏度计——非牛顿流体

(1) 原理：根据在转动过程中作用于液体介质中的剪切应力大小测定黏度。

(2) 类型：同心双筒式黏度计、锥板式黏度计、平行板式黏度计。

（三）制剂流变性的评价方法

针入度仪主要用于测定软膏等半固体制剂的稠度。平板伸展仪主要用于测定软膏等半固体制剂的延展性。

四、流变学在药剂学中的应用

（一）药物制剂的流变性质

1. 稳定性 增加连续相的黏度并使其具有一定的屈服值，可提高乳剂、混悬剂的稳定性。

2. 可挤出性 开盖时，不自动流出；挤出时，可缓慢流出；停止时，不再流出。

3. 涂展性 施加力时，药品容易涂布；停止给力时，药物黏附皮肤。

4. 通针性 通过针头时，结构破坏，黏度降低；注射入皮下时，结构重组，黏性增加。

5. 滞留性 制剂形式，黏度较低，便于给药；给药部位，黏度增加，利于滞留。常采用触变性的原位凝胶系统，用于眼部给药等。

6. 控释型 触变性体系中，水分的渗入会影响溶胶-凝胶体系基质的结构，进而影响药物的释放速率。

（二）药物制剂的流变性质对生产工艺的影响

1. 工艺过程放大 牛顿流体型液体制剂（如溶液剂、溶液型注射剂等）较容易完成由小试放大至规模生产，而非牛顿流体制剂（如乳剂、混悬剂、软膏剂等）生产工艺放大有一定难度。

2. 混合作用　如果产品特性与剪切应力和时间有关，同时剪切后复原需要时间，工艺过程中使用的各种设备（如混合罐、泵和均质机等）施加机械功（即剪切作用）的强度和经历时间的任何改变都会引起最终产品黏度的明显改变。

知识地图

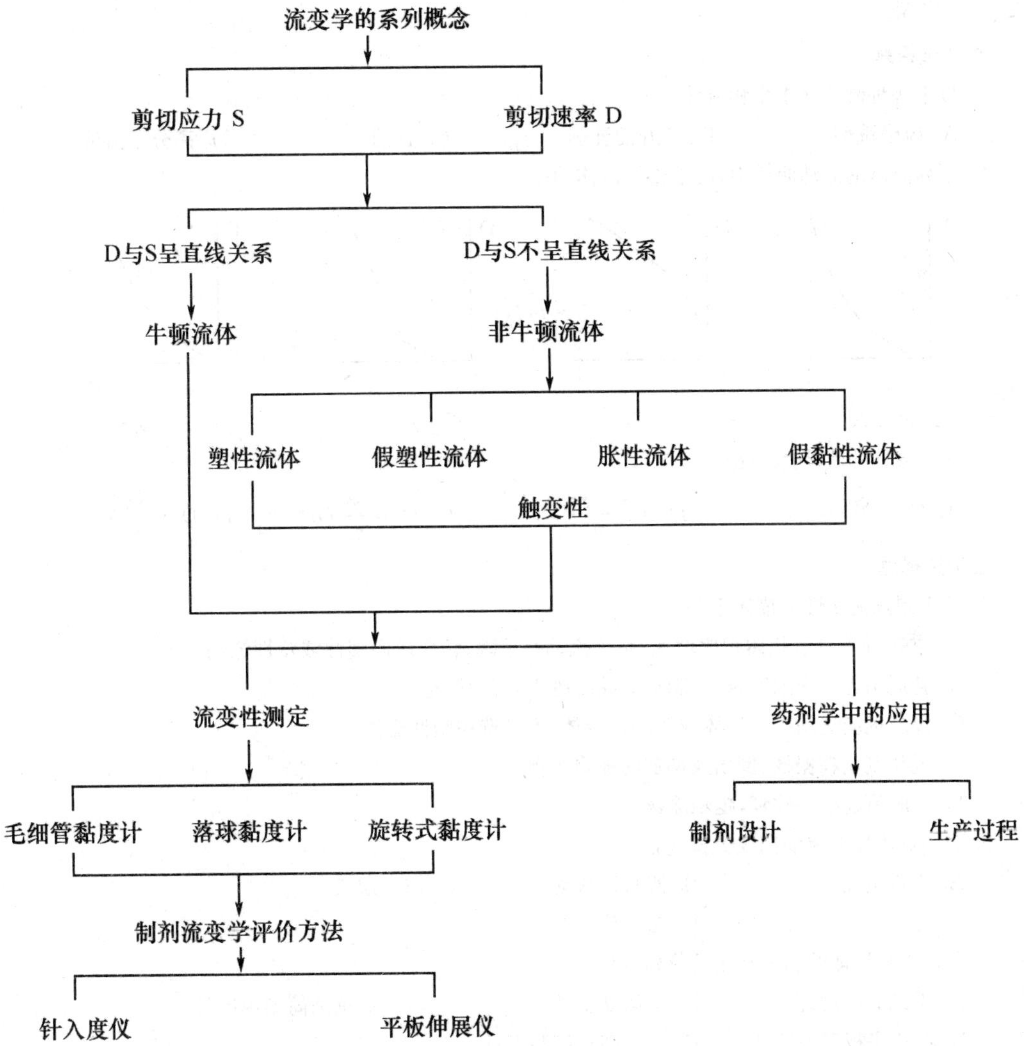

精选习题

一、名词解释

1. 流变学　2. 剪切速度　3. 剪切应力　4. 塑性流体　5. 假塑性流体　6. 胀性流体　7. 触变性　8. 黏弹性

二、填空题

1. 物体在外力作用下发生变形，当解除外力后恢复原来状态的可逆性变形称为________，而非可逆变形则称为________。

2. 非牛顿流体中，存在屈服值的流体有________、________。

3. 影响体系触变性的因素包括________、________、________、________、________、________、________。

4. 软膏、栓剂等半固体制剂的流变性质测定仪器有________、________。

三、选择题

单项选择题

1. 以下哪种液体属于牛顿流体(　　)。

A. 硫磺洗剂　　B. 鱼肝油乳剂　　C. 甘油　　D. 高分子溶液

2. 下列流体的流动曲线中，属于塑性流体的是(　　)。

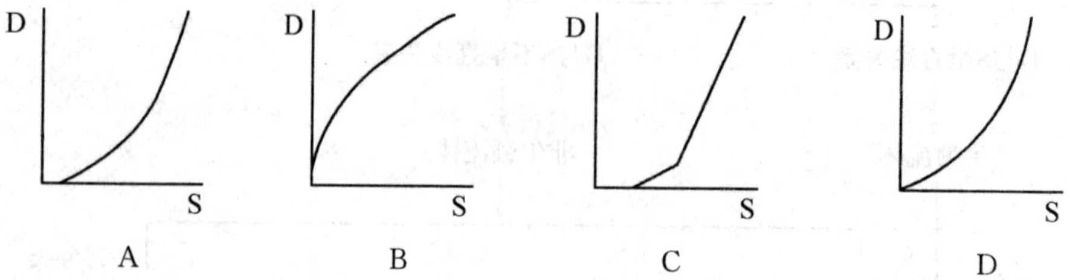

3. 胀性流体的流动公式是(　　)。

A. $D=\dfrac{S}{\eta}$　　B. $D=\dfrac{S-S_0}{\eta}$　　C. $D=\dfrac{S^n}{\eta_a}$ (n>1)　　D. $D=\dfrac{S^n}{\eta_a}$ (n<1)

多项选择题

4. 关于制剂流变性的描述正确的是(　　)。

A. 乳剂随着分散相体积比增加，系统流动性下降，转变成假塑性或塑性流动
B. 乳剂中乳化剂浓度越高，制剂的黏度越大，流动性越差
C. 混悬剂应选用牛顿流体或假塑性流体，不应选用塑性流体
D. 混悬剂应在振摇、倒出及铺展时能自由流动
E. 屈服值越小的软膏，越难涂抹

5. 非牛顿流体的流动曲线类型包括(　　)。

A. 塑性流动　　B. 假塑性流动　　C. 层流
D. 乱流　　E. 胀性流动

6. 测定牛顿流体的黏度常用的仪器为(　　)。

A. 毛细管黏度计　　B. 落球黏度计　　C. 双重圆筒型黏度计
D. 圆锥平板型黏度计　　E. 平行圆板型黏度计

7. 测定半固体制剂的流变性质，主要采用(　　)。

A. 平氏黏度计　　B. 乌氏黏度计　　C. Hoppler 黏度计
D. penetrometer　　E. spread meter

四、问答题

1. 什么是牛顿流体？什么是非牛顿流体？有何特征？

2. 试总结流变学在液体及半固体制剂领域的应用。

参考答案

一、名词解释

1. 流变学:研究物质变形和流动的科学。

2. 剪切速度:液体流动时各层之间形成的速度梯度。

3. 剪切应力:单位液层面积上所施加的使各液层发生相对运动的外力。

4. 塑性流体:当作用在物体上的剪切应力大于某一值时物体开始流动,否则物体保持即时形状并不会流动的流体。

5. 假塑性流体:当作用在物体上的剪切应力大于某一值时物体开始流动,表观黏度随着剪切应力的增大而减小的流体。

6. 胀性流体:表观黏度随着剪切应力的增大而增加的流体。

7. 触变性:指在一定温度下,非牛顿流体在恒定剪切力(振动、搅拌、摇动)等作用下,黏度减小,流动性增大,当外界剪切力停止或减小时,体系黏度随时间延长而恢复原状的一种性质。

8. 黏弹性:指物体具有黏性和弹性的双重特征。

二、填空

1. 弹性变形、塑性变形

2. 塑性流体、假塑性流体

3. 质点形状、pH、温度、聚合物浓度、聚合物的联合应用、聚合物结构修饰、离子的加入

4. 针入度仪、平板伸展仪

三、选择题

单项选择题

1. C　2. C　3. D

多项选择题

4. ABD　5. ABE　6. AB　7. DE

四、问答题

1. 答:牛顿流体:符合牛顿黏性定律,在一定温度下,液体在层流条件下的剪切应力与剪切速率成正比。黏度为定值,不随剪切应力的变化而变化。其流变曲线为一通过原点的直线。

非牛顿流体:流体的剪切应力与剪切速率不符合牛顿黏性定律,它的黏度不是一个常数,随剪切速度的变化而变化。非牛顿流体根据流动特性可分为塑性流体、假塑性流体、胀性流体和假黏性流体。

2. 流变学在制剂中的重要意义在于其可对乳剂、混悬剂、半固体制剂等的制剂设计、处方组成及制备、质量控制等进行评价。

混悬剂在贮藏过程中保持较高的黏度,而振摇、倒出、铺展时能自由流动是理想混悬剂的重要性质。混悬剂基质是实现此状态的重要条件,常用的助悬剂如西黄蓍胶、海藻酸钠、羧甲基纤维素钠等都符合假塑性流体或假黏性流体的一些特征,且具有一定的触变性,使其在静置的状态下形成凝胶,而经振摇后转变为液状,流动性增加。

乳剂的流动性对制剂的质量非常重要。处方中的分散相、连续相及乳化剂直接影响制剂的黏度。其分散相的相体积比、粒度分布、内相固有黏度、乳化剂的浓度等均是影响乳剂黏度的主要因素。优良的乳剂应该在静止的时候保持较高的黏度,以保持体系稳定,当振摇和倾倒时黏度降低,利于倒出。

半固体制剂如软膏剂、凝胶剂、糊剂等其流变学特征可指导软膏剂的处方设计和质量评价。软膏剂、凝胶剂等半固体制剂的可挤出性,直接影响患者用药的依从性。药品在开盖时不应自动流出,而

当挤出时，应缓慢地由软膏挤出，停止挤压，就不流出。皮肤使用的半固体制剂，可以通过添加具有触变性的基质调节药品的黏度，给力时可使药品容易涂展，停止给力时药物黏附于皮肤。眼部给药的触变性原位凝胶给药系统可在滴入眼部时发生相转变，形成具有黏弹性的凝胶，以提高其在眼部的滞留时间。

专业英语单词

变形 deformation
流动 flow
流变学 rheology
应力 stress
弹性 elasticity
塑性 plasticity
黏性 viscosity
弹性变形 elastic deformation
塑性变形 plastic deformation
剪切应力 shearing stress
剪切速度 rate of shear
黏弹性 viscoelasticity
黏弹体 viscoelastic body
应力松弛 stress relaxation
蠕变 creep
牛顿流体 Newtonian fluid
非牛顿流体 non-Newtonian fluid
塑性流体 plastic fluid
屈服应力 yield stress
假塑性流体 pseudo-plastic fluid
剪切稀化流动 shear thinning flow
胀性流体 dilatant fluid
剪切增稠流动 shear thicking flow
假黏性流体 pseudo-viscous fluid
触变性 thixotropy
绝对黏度 absolute viscosity
运动黏度 kinematic viscosity
相对黏度 relative viscosity
增比黏度 specific viscosity
比浓黏度 reduced viscosity
特性黏度 intrinsic viscosity
毛细管黏度计 ostwald viscometer
平氏黏度计 Ostwald type viscometer
乌氏黏度计 Ubblohde type viscometer
落球黏度计 falling ball viscometer
旋转式黏度计 rotary viscometer
针入度仪 penetrometer
平板伸展仪 spread meter

（许伯慧）

第八章　药物制剂的设计

重点提示

本章主要掌握处方前研究在制剂设计中的重要性及其内容；熟悉在创新药物制剂研究中开展剂型和处方设计工作的基本程序、原理、方法等，了解制剂优化的实验设计方法。

学习要点

一、概　述

（一）药物制剂设计的目的

根据疾病的性质、临床用药的需要以及药物的理化性质，确定适宜的给药途径和剂型，选择合适的辅料、制备工艺，筛选制剂的最佳处方和工艺条件，确定包装，最终形成适合于生产和临床应用的制剂产品。

（二）药物制剂设计的内容

药物制剂设计的内容主要包括：①药物候选化合物的筛选和优化过程：主要考察化合物的活性、特异性、毒性等药理学特性，以及性状、熔点、沸点、溶解度、溶出速度、多晶型、解离常数、分配系数、稳定性等物理化学特性；②设计适宜的给药途径与剂型；③设计和筛选合理的处方与制备工艺；④改良制剂，开发新产品。

二、制剂设计的基础

（一）药物制剂设计的基本原则

①安全性（safety）；②有效性（effectiveness）；③可控性（controllability）；④稳定性（stability）；⑤顺应性（compliance）。此外，还应考虑降低成本，简化制备工艺。

（二）给药途径与剂型的确定

不同的药物制剂，通过不同的给药途径作用于体内后，药物的吸收和作用机制以及药效等有可能大不相同。因此，应当根据药物开发的目标确定具体的给药途径与剂型。

常见的给药途径包括：口服给药、注射给药、经皮给药、肺部吸入给药、黏膜或腔道给药等。

常见的剂型有:①固体制剂;②液体制剂,包括注射剂、口服溶液剂、乳剂与混悬剂、眼用溶液等;③皮肤、黏膜给药制剂等。

三、药物制剂的处方前研究

1. 概念 处方前研究(preformulation)是指在确定剂型、处方、工艺等制剂学工作以前对候选化合物的化学、物理以及生物学性质等进行的一系列研究。

2. 内容

(1) 候选化合物的理化性质研究:化学结构、熔点、解离常数、溶解度、油水分配系数、固有溶出速率等。

(2) 候选化合物的固态性质研究:盐型、多晶型、吸湿性及粉体学性质等。

(3) 候选化合物的稳定性研究:通常加速实验考查药物在不同的 pH 值、温度、光照、氧气、水分以及辅料等条件下的降解情况。采用 TLC 或 HPLC 等方法检测候选化合物的含量变化及降解产物。

(4) 配伍研究:研究候选化合物与其他常用制剂辅料的相互作用及配伍时的稳定性等。如采用热分析法研究固体制剂中药物与填充剂、黏合剂、润滑剂、崩解剂等的相互作用,液体制剂中药物在不同 pH 值、是否含有金属及抗氧剂等条件下其稳定性的变化。

(5) 生物药剂学研究:通过动物实验或体外细胞模型研究选化合物的吸收、分布、代谢、排泄等药代动力学特征,以确定给药途径、频次及计量。

四、药物制剂处方的优化设计

常用的实验设计方法有正交试验设计(orthogonal design)、均匀设计(uniform design)、单纯形优化法(simplex optimization method)、拉氏优化法 (Lagrangian)等。

知 识 地 图

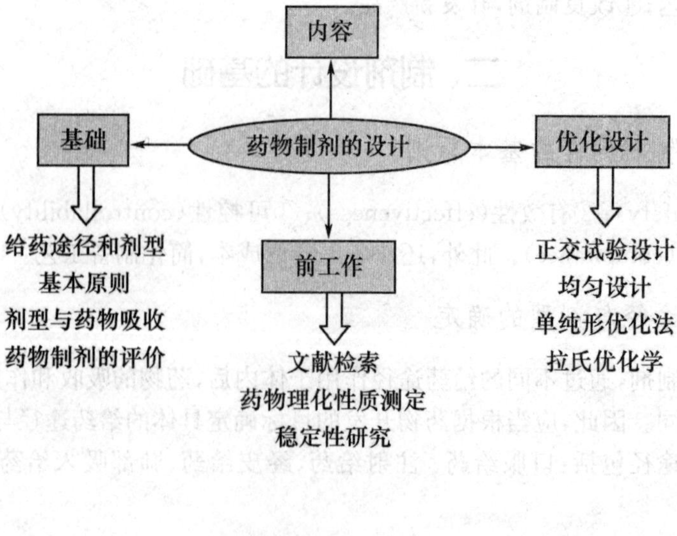

精选习题

一、选择题

单项选择题

1. 口服制剂设计一般不要求(　　)。

A. 药物在胃肠道内吸收良好

B. 避免药物对胃肠道的刺激作用

C. 药物吸收迅速,能用于急救

D. 制剂易于吞咽

E. 制剂应具有良好的外部特征

2. 下列关于药物配伍研究的叙述中,错误的是(　　)。

A. 固体制剂处方配伍研究,通常将少量药物和辅料混合,放入小瓶中,密闭(可阻止水汽进入)置于室温以及较高温度(如 55℃),观察其物理性质的变化。

B. 固体制剂处方配伍研究,一般均应建立 pH -反应速度图,选择其最为稳定的 pH 值。

C. 对注射剂的配伍,一般是将药物置于含有重金属(同时含有或不含络合剂)或抗氧剂(在含氧或氮的环境中)等附加剂的条件下研究。

D. 对口服液体制剂,通常研究药物与乙醇、甘油、糖浆、防腐剂、表面活性剂和缓冲液等的配伍。

E. 对药物溶液和混悬液,应研究其在酸性、碱性、高氧环境以及加入络合剂和稳定剂时,不同温度下的稳定性。

3. 制剂设计的基本原则中最重要的是(　　)。

A. 安全性　　B. 有效性　　C. 可控性

D. 稳定性　　E. 顺应性

4. 口服吸收分数 Fa 是属于化合物的哪种性质(　　)。

A. 物理化学性质　　B. 原料药的固态性质　　C. 稳定性

D. 生物药剂学　　E. 毒理学

5. BCS(生物药剂学分类系统)的分类依据是(　　)。

A. 药物的 pH 值　　B. 药物的流动性和可压性

C. 药物与辅料的配伍性质　　D. 药物的盐型与多晶型

E. 药物在水中的溶解性与经胃肠道壁的透过性

6. 以下哪种属于原料药的固态性质(　　)。

A. 油水分配系数　　B. 吸湿性　　C. 生物利用度

D. 溶解度　　E. 生物半衰期

多项选择题

7. 药物制剂设计的目的是(　　)。

A. 根据临床用药的需求、药物的理化性质及药理作用,确定适当的给药途径和给药剂型。

B. 选择合适的辅料及制备工艺　　C. 筛选处方、工艺条件及包装

D. 便于药物上市后的销售　　E. 设计出适合临床应用及工业生产的制剂

8. 对注射给药的剂型设计要求有(　　)。

A. 药物应有较好的稳定性

B. 药物应有足够的溶解性

C. 应有较好的安全性,应无菌、无热原,不会引起溶血等

D. 对注射部位的刺激性要小

E. 药物应有良好的味觉

9. 药物制剂设计的主要内容有(　　)。

A. 在处方前,全面掌握药物的理化性质、药理学与药物动力学特性。

B. 确定最佳的给药途径,并选择适当的剂型。

C. 选择合适的辅料或添加剂,采用适当的测试手段,考察制剂的各项质量指标。

D. 进行临床试验,进一步优化制剂的处方和工艺。

E. 对处方和制备工艺进行改进、优化或完善。

10. 药物制剂设计的基本原则包括(　　)。

A. 有效性　　B. 安全性　　C. 顺应性

D. 稳定性　　E. 临床应用的广泛性

11. 药物制剂处方的优化设计中,常用的实验设计方法有(　　)。

A. 正交试验设计　　B. 析因设计法　　C. 星点设计法

D. 高效液相法　　E. 渗透压测定法

12. 在制剂设计时,应掌握的候选化合物的物理化学性质包括(　　)。

A. 解离常数 pKa　　B. 溶解度　　C. 油水分配系数

D. 固有溶出速率　　E. 生物半衰期

二、填空题

1. 测定油水分配系数最常用的体系是________和________体系。

2. 药物制剂处方前研究的任务主要为________、________、________、________等。

3. 制剂设计前对新化合物的理化性质研究,主要包括________、________、________、________等。

4. 药物吸湿的程度一般取决于 ________ 和________。

三、简答题

1. 药物制剂设计的目的是什么?

2. 处方前研究有哪些内容?

参考答案

一、选择题

单项选择题

1. C　2. B　3. A　4. D　5. E　6. B

多项选择题

1. ABCE　2. ABCD　3. ABCDE　4. ABCD　5. ABC　6. ABCD

二、填空题

1. 水 正辛醇

2. 获取新药的相关理化参数、测定其动力学特征、测定与处方有关的物理性质、测定新药与各种有关辅料间的相互作用

3. 解离常数、溶解度、油水分配系数、固有溶出速率

4. 药物的性质　周围空气的湿度

三、简答题

1. 药物制剂设计的目的:

根据疾病的性质、临床用药的需要以及药物的理化性质，确定适宜的给药途径和剂型，选择合适的辅料、制备工艺，筛选制剂的最佳处方和工艺条件，确定包装，最终形成适合于生产和临床应用的制剂产品。

2. 处方前研究的主要内容有：

①候选化合物的理化性质研究：化学结构、熔点、解离常数、溶解度、油水分配系数、固有溶出速率等。②候选化合物的固态性质研究：盐型、多晶型、吸湿性及粉体学性质等。③候选化合物的稳定性研究：化合物本身的稳定性以及与辅料配伍的稳定性。④生物药剂学研究：通过动物实验或体外细胞模型研究选化合物的吸收、分布、代谢、排泄等药代动力学特征，以确定给药途径、频次及计量。

专业英语单词

安全性　safety
有效性　effectiveness
可控性　controllability
稳定性　stability
顺应性　compliance
处方前研究　preformulation
油水分配系数　partition coefficient, P
多晶型　polymorphism
口服吸收分数　fraction of absorption, Fa
生物药剂学分类系统　bioavailability classification system, BCS
正交试验设计　orthogonal design
析因设计　factorial design
星点设计法　central composite design

（王晓明）

第九章 液体制剂

重点提示

液体制剂包括溶液剂、乳剂、混悬剂等多种液体形态的制剂。本章重点掌握各种液体制剂的概念、特点、各种附加剂、制备方法及质量要求等。对于非均相制剂，稳定性是其学习要点。熟悉并了解液体制剂的防腐与色、香、味的应用。

学习要点

第一节 概 述

一、液体制剂的分类

（一）按分散系统分类

1. 均相液体制剂 外观澄明，属热力学稳定体系。包括低分子溶液剂与高分子溶液剂。

2. 非均相液体制剂 为多相分散体系，包括溶胶剂、乳剂、混悬剂三种。

表 9-1 分散体系中分散相大小与特征

分散系统	液体类别	分散相大小(nm)	特征	制备方法
均相	低分子溶液剂	<1	以分子或离子状态分散，为澄明溶液，体系稳定	用溶解法制备
	高分子溶液剂	1～500	以分子状态分散，形成均相体系，动力学不稳定	用溶解法制备
非均相	溶胶剂	1～100	以分子聚集体分散，形成非均相体系，热力学不稳定	用胶溶法制备
	乳剂	>100	以小液滴状态分散，形成非均相体系，热力学和动力学均不稳定	用分散法制备
	混悬剂	>500	以固体微粒状态分散，形成非均相体系，热力学和动力学均不稳定	用分散法和凝聚法制备

（二）按给药途径分类

内服液体制剂：合剂、芳香水剂、糖浆剂、乳剂、混悬液、滴剂等。

外用液体制剂：皮肤用液体制剂、五官科用液体制剂、直肠、阴道、尿道用液体制剂。

二、液体制剂的特点

优点：

1. 药物的分散度大，吸收快，同相应固体剂型比较能迅速发挥药效。
2. 给药途径广泛。
3. 易于分剂量，服用方便，特别适用于儿童与老年患者。
4. 能减少某些药物的刺激性。

缺点：

1. 药物的化学稳定性问题，化学性质不稳定的药物不宜制成液体制剂。
2. 携带、运输、贮存都不方便。
3. 水性液体制剂容易霉变，需加入防腐剂，非水溶剂具有一定药理作用，成本高。
4. 物理稳定性问题，非均相液体制剂，存在一定程度的不稳定性。

第二节 液体制剂的溶剂和附加剂

一、液体制剂的常用溶剂

极性溶剂	水
	甘油
	二甲基亚砜
半极性溶剂	乙醇
	丙二醇
	聚乙二醇类
非极性溶剂	脂肪油
	液状石蜡
	乙酸乙酯

二、液体制剂的常用附加剂

（一）增溶剂（solubilizer）

（二）助溶剂（hydrotropy agent）

1. 有机酸及其钠盐，如苯甲酸钠、水杨酸钠、对氨基苯甲酸等。
2. 酰胺类化合物，如乌拉坦、尿素、菸酰胺、乙酰胺等。

（三）潜溶剂（cosolvent）

（四）防腐剂（preservatives）

常用防腐剂如下：

1. 对羟基苯甲酸酯类(parabens) 又称尼泊金类。对羟基苯甲酸酯类有甲酯、乙酯、丙酯和丁酯,广泛用于内服液体制剂中。以乙、丙酯(1∶1)或乙、丁酯(4∶1)合用时最多,其浓度均为0.01%～0.25%。

2. 苯甲酸和苯甲酸钠(benzoic acid and sodium benzoate) 对真菌和细菌均有抑制作用,可内服,也可外用。

3. 山梨酸(sorbic acid) 本品对真菌和酵母菌作用强,毒性较苯甲酸为低。

4. 苯扎溴铵(Benzalkonium Bromide) 又称新洁尔灭,为阳离子表面活性剂。

5. 其他 醋酸氯乙定(chlorhexide acetate)又称醋酸洗必泰(hibitane),20%的乙醇或30%以上的甘油,等等。

(五) 矫味剂

- 矫味剂
  - 甜味剂
    - 天然甜味剂 蔗糖、甜菊甙
    - 合成甜味剂 糖精钠、阿司帕坦
  - 芳香剂
    - 天然香料 柠檬、薄荷挥发油
    - 合成香料 苹果香精
  - 泡腾剂 碳酸氢盐与有机酸(枸橼酸、酒石酸)等
  - 胶浆剂 羧甲基纤维素钠、甲基纤维素

(六) 着色剂

1. 天然色素 我国传统上采用无毒植物性和矿物性色素。

2. 人工合成色素

(1) 食用色素:我国目前批准的合成食用色素有胭脂红、苋莱红、柠檬黄、靛蓝、日落黄、姜黄以及亮蓝。这些色素均溶于水,一般用量约为0.0005%～0.001%(不宜超过万分之一)。

(2) 外用色素:外用液体药剂中常用的着色剂有伊红、品红及亚甲蓝等合成色素。

(七) 其他

有时为了增加液体制剂的稳定性,尚需加入pH调节剂、抗氧剂、金属离子络合剂等。

第三节 低分子溶液剂

一、溶 液 剂

溶液剂(solutions)指药物的内服或外用的澄清溶液。其制备方法有三种,即溶解法、稀释法、化学反应法。化学反应法较少用。

例 复方碘溶液(compound iodine solution)

【处方】 碘50g,碘化钾100g,蒸馏水适量,加至1000mL.

【制法】 取碘化钾，加入蒸馏水 100mL 溶解配成浓溶液，加入碘搅拌使溶，再加入蒸馏水适量至 1000mL，即得。

【注解】 碘在水中溶解度为 1∶2950，加碘化钾作助溶剂使形成 KI_3，能增加碘在水中的溶解度，并能使溶液稳定。

二、糖 浆 剂

糖浆剂 (syrups)系指含有药物或芳香物质的浓蔗糖水溶液，供口服应用。糖浆剂中的药物可以是化学药物，也可以是中药材的提取物。糖浆剂含蔗糖应不低于 45%(g/mL)，单纯蔗糖的饱和水溶液称单糖浆，简称糖浆，含糖量为 85%(g/mL)或 64.7%(g/g)。糖浆剂中可加入适宜的附加剂。如需加入防腐剂，注意用量应符合药典要求。

糖浆剂按用途可分为两类：

①矫味糖浆，如单糖浆、芳香糖浆等；

②药用糖浆，如驱蛔糖浆、硫酸亚铁糖浆等，有治疗作用。

糖浆剂可用溶解法或混合法制备，其中溶解法常需加热，即热溶法。

三、芳香水剂

芳香水剂(aromatic waters)系指芳香挥发性药物 (多半为挥发油)的饱和或近饱和水溶液。用水与乙醇的混合液作溶剂，含大量挥发油的溶液称为浓芳香水剂。采用溶解法、稀释法或蒸馏法制备。

四、酊 剂

酊剂(tincture)系指药物用规定浓度的乙醇浸出或溶解制成的澄清液体制剂，亦可用流浸膏或浸膏溶解稀释制成。酊剂中乙醇最低浓度为 30%(mL/mL)，故质量标准中应测定乙醇含量。

酊剂的浓度除另有规定外，含有剧毒药品的酊剂，每 100mL 相当于原药物 10g，其他酊剂，每 100mL 相当于原药物 20g。

例 碘酊(Iodine Tincture)

【处方】 碘 20g，碘化钾 15g，乙醇 500mL，蒸馏水适量，全量 100mL。

【制法】 取碘化钾，加蒸馏水 20mL 溶解后，加碘及乙醇，搅拌使溶解，再加水适量使成 1000mL，即得。

五、醑剂(spirits)

醑剂系指挥发性药物的浓乙醇溶液，可供内服或外用。药物浓度一般为 5%～10%，乙醇浓度一般为 60%～90%。可用溶解法和蒸馏法制备。

六、甘油剂(glycerins)

甘油剂系指药物溶于甘油中制成的专供外用的溶液剂,用于口腔、耳鼻喉科疾病。可用溶解法或化学反应法制备。

第四节　高分子溶液剂

高分子溶液剂系指高分子化合物溶解于溶剂中制成的均匀分散的液体制剂。高分子溶液剂具有以下性质:

1. 带电性　可带正电、负电、两性电荷。

2. 渗透压　具有较高的渗透压。

3. 黏度与分子量

4. 聚结特性

5. 胶凝性　影响胶凝的因素主要有浓度、温度和电解质。

高分子溶液的制备通常采用溶解法制备。溶解过程分为有限溶胀过程和无限溶胀过程。

例　羧甲基纤维素钠胶浆剂(sodium carboxymethylcellulose mucilage)

【处方】　羧甲基纤维素钠 0.5g,琼脂 0.5g,糖精钠 0.05g,蒸馏水适量。共制成 100mL。

【制法】　取羧甲基纤维素钠分次加入热蒸馏水(约 40mL)中,轻轻搅拌使其溶解;另取剪碎的琼脂加蒸馏水(约 40mL)浸泡使其溶胀,加热煮沸数分钟,使琼脂溶解;两液合并,趁热过滤,再加入糖精钠、热蒸馏水至全量。搅匀,即得。

第五节　溶　胶　剂

表 9-2　溶胶剂的性质及制法

定义	固体药物微细粒子分散在水中形成的非均匀状态液体分散体系,又称疏水胶体溶液
稳定性	溶胶剂中固体微粒带有电荷,具有双电层结构 影响稳定性的主要因素:相同电荷胶粒互相排斥作用和双电层的离子的水化作用是溶胶剂稳定的主要原因;在溶胶剂中加入少量带相反电荷的溶胶或电解质,溶胶产生聚结、沉淀而不稳定 保护胶体:向溶胶剂中加入的使溶胶剂具有亲水胶体的性质而增加稳定性的天然或合成亲水性高分子溶液称为保护胶体
制法	①分散法:机械分散法,胶溶法,超声波分散法 ②凝聚法:物理凝聚法,化学凝聚法

第六节　混　悬　剂

混悬剂(suspensions)系指难溶性固体药物以微粒状态分散在液体分散介质中形成的非均相分散体系。属于热力学不稳定的粗分散系。

一、混悬剂的基本要求

适宜制备混悬剂的药物：①难溶性药物；②可能析出固体的；③或使难溶性药物在胃肠道表面高度分散等。但为了安全起见，毒剧药或剂量小的药物不宜制成混悬剂。

二、混悬剂的物理稳定性

（一）粒子沉降速度可用 Stoke's 定律描述

$$v=\frac{2r^2(\rho_1-\rho_2)}{9\eta}g=\frac{D^2(\rho_1-\rho_2)}{18\eta}g \tag{9-1}$$

式中，V 为沉降速度(cm/s)；r 为微粒半径(cm)；ρ_1 和 ρ_2 分别为微粒和分散介质的密度(g/mL)；g 为重力加速度(980cm/s^2)；η 为分散介质的黏度(泊＝g/cm·s)。

为增加混悬剂的稳定性，降低沉降速度的方法可采用：①减小微粒半径；②向混悬剂中加入高分子助悬剂，在增加介质黏度的同时，也减小了微粒与分散介质间的密度差。

（二）微粒的电荷与水化

混悬微粒表面电荷与双电层结构能形成互斥作用和水化膜，阻碍微粒的合并，增加混悬剂的稳定性。

（三）絮凝与反絮凝(flocculation and deflocculation)

混悬微粒形成絮状聚集体的过程称为絮凝(flocculation)，加入的电解质称为絮凝剂。为了得到稳定的混悬剂，一般应控制 ξ-电势在 20～25mV 范围内，使其恰好能产生絮凝作用。向絮凝状态的混悬剂中加入电解质，使絮凝状态变为非絮凝状态这一过程称为反絮凝。加入的电解质称为反絮凝剂。反絮凝剂所用的电解质与絮凝剂相同。

（四）微粒长大和晶型转化

混悬剂微粒大小不均匀，在放置中小微粒不断溶解，大微粒不断增大，加速微粒的沉淀。另外，混悬剂放置过程中存在着溶解和析出两个过程，有晶型转化。

（五）分散相的浓度和温度

三、混悬剂的稳定剂

（一）助悬剂(suspending agents)

能增加分散介质的黏度以降低微粒沉降速度的添加剂。

1. 低分子助悬剂 常用的有甘油、糖浆及山梨醇等，可增加分散介质的黏度。甘油多用于外用制剂。糖浆、山梨醇主要用于内服制剂，兼有矫味作用。

2. 高分子助悬剂

(1) 天然高分子助悬剂:常用的有阿拉伯胶、西黄蓍胶,海藻酸钠等。

(2) 半合成或合成高分子助悬剂:常用的有纤维素类,如甲基纤维素(MC)、羧甲基纤维素钠(CMC-Na)、羟丙基纤维素(HPC)、羟丙基甲基纤维素(HPMC)、羟乙基纤维素(HEC)等。

3. 硅酸盐类 常用的有硅皂土(膨润土,bentonite)、硅酸镁铝、硅酸铝等。

4. 触变胶 皂土、硅酸镁铝在水中也可形成触变胶。

(二) 润湿剂(lumectants)

能增加疏水性药物微粒与分散介质间的润湿性,以产生较好的分散效果的添加剂。润湿剂可被吸附于微粒表面,增加微粒亲水性,产生较好的分散效果。

1. 表面活性剂类 HLB 值在 7～11 之间。

2. 溶剂类 乙醇、甘油等能与水混溶的溶剂。

(三) 絮凝剂和反絮凝剂(flocculating agents and deflocculating agents)

无机电解质、枸橼酸盐、酒石酸盐等。

四、混悬剂的制备

1. 分散法 将固体药物粉碎成符合混悬剂要求的微粒,分散于分散介质中制备混悬剂的方法,称为分散法。对于一些质硬或贵重药物可采用"水飞法"。疏水性药物应先将其与润湿剂研磨,再与其他液体研磨,最后加其余的液体至全量。

例 复方硫磺洗剂(compound sulphur lotion)

【处方】 沉降硫磺 30g,硫酸锌 30g,樟脑醑 250mL,甘油 100mL,羧甲基纤维素钠 5g,蒸馏水适量共制成 1000mL。

【制法】 取沉降硫磺置乳钵中,加入甘油研磨成细腻糊状。另将羧甲基纤维素钠溶于 200mL 蒸馏水中,在不断搅拌下缓缓加入乳钵内研匀。移入量器中,慢慢加入硫酸锌溶液(溶于 200mL 蒸馏水中),搅匀,在搅拌下以细流加入樟脑醑,加蒸馏水至全量,搅匀,即得。

【注解】 ① 甘油为润湿剂,羧甲基纤维素钠为助悬剂;② 樟脑醑系 10%樟脑乙醇液,加入时应急剧搅拌,以免樟脑因溶剂改变而析出大颗粒。

2. 凝聚法 包括物理凝聚法与化学凝聚法。

(二) 常用设备

1. 乳钵和杵棒 用于小量手工法制备混悬剂,所得混悬剂微粒大小不均匀。

2. 胶体磨

3. 高压乳匀机

五、混悬剂的质量评定

（一）微粒大小

（二）沉降体积比测定

沉降体积比(sedimentation ratio)是指沉降物的容积与沉降前混悬剂的容积之比。口服混悬剂(包括干混悬剂)沉降体积比应不低于0.90。

（三）絮凝度(flocculation value)

（四）重新分散性

（五）ξ电位测定

一般ξ电位在25mV以下,混悬剂呈絮凝状态;ξ电位为50～60mV时,混悬剂呈反絮凝状态。

（六）流变学特性,测定流动特性曲线

第七节 乳 剂

乳剂(emulsions)系指两种互不相溶的液体,其中一种液体以小液滴状态分散在另一种液体中所形成的非均相分散体系。

一、乳剂的类型、组成、特点

（一）乳剂基本组成

水相、油相、乳化剂,三者缺一不可。

（二）乳剂类型

1. 普通乳(emulsion) 普通乳的粒径较大,通常在1～100μm范围,可分为水包油型(O/W)和油包水型(W/O)乳剂。

2. 亚微乳 粒径在0.1～1.0μm范围的乳剂称为亚微乳,常作为胃肠外给药的载体。

3. 纳米乳(nanoemulsion) 粒径小于100nm,外观透明,属热力学稳定体系。

4. 复乳(multiple emulsions) 分为W/O/W和O/W/O两种类型。

（三）乳剂的特点

可供内服、外用、注射;吸收快,发挥药效迅速,生物利用度高;分剂量准确,应用方便;能掩盖不良臭味;外用乳剂能改善药物对皮肤、黏膜的渗透性及刺激性;静脉注射乳剂还具有

一定的靶向性。

二、乳　化　剂

（一）乳化剂的种类

1. 高分子化合物　阿拉伯胶（acacia）、西黄蓍胶（tragacanth）、明胶（gelatin）、磷脂（lecithin）等。

2. 表面活性剂类

3. 固体粉末类

4. 辅助乳化剂　提高黏度。

（二）

乳化剂选择原则：
- 乳剂类型
- 给药途径
- 乳化剂性能
- 处方组成
- 乳化方法

三、乳剂的形成理论

乳剂形成理论
- 降低表面张力
- 形成牢固的乳化膜
  - 单分子乳化膜
  - 多分子乳化膜
  - 固体微粒乳化膜

四、乳剂类型的决定因素

乳剂类型决定因素
- 乳化剂的分子结构和性质
- 有适当的相体积比

五、乳剂的稳定性

分层	指乳剂在放置后出现分散相液滴上浮或下沉的现象，又称乳析。减少分散相与分散剂之间的密度差，增加分散介质的黏度，适当增加相容积比，可以减小乳剂分层的速度
絮凝	乳剂中分散相液滴发生可逆的聚集现象。电解质及离子型乳化剂存在是产生絮凝主要原因
转相	由一种类型乳剂转变成另一种类型。加入相反类型的乳化剂或油水两相比例变化都可能引起乳剂类型的改变
合并与破裂	乳剂中乳化膜破裂导致乳滴变大，称为合并。合并进一步发展使乳剂分为油、水两相称为破裂。乳滴大小不均匀、分散介质黏度过低、乳化膜不稳定、温度过高或过冷，加入相反类型乳化剂等都可能引起乳剂合并或破裂
酸败	乳剂受外界因素（光、热、空气等）及微生物等影响，使油相或乳化剂等发生变质的现象。加入抗氧剂和防腐剂可防止氧化或酸败

六、乳剂的制备

（一）乳剂的制备方法

1. 手工法

（1）干胶法：水加入含油的乳化剂中，水一次性加入。

（2）湿胶法：油加入含水的乳化剂中，油要逐滴逐滴加。

（3）新生皂法：油相和水相混合时生成一种肥皂类的表面活性剂做乳化剂。

（4）两项交替加入法。

2. 机械法

（二）常用乳化设备

1. 乳钵和杵棒

2. 高速搅拌器

3. 胶体磨

4. 超声波乳化器

5. 高压乳匀机

（三）乳剂中药物加入方法

若药物可溶解于油相，可先将药物溶于油相再制成乳剂；若药物可溶于水相，可先将药物溶于水相后再制成乳剂；若药物既不溶于油相也不溶于水相，可用亲和性较大的液相研磨药物，再将其制成乳剂；也可先用少量已制成的乳剂研磨药物，再与其余乳剂混合均匀。

（四）举例

鱼肝油乳(cod liver oil emulsion)

【处方】 鱼肝油 500mL，阿拉伯胶（细粉）125g，西黄蓍胶（细粉）7g，挥发杏仁油 1mL，糖精钠 0.1g，尼泊金乙酯 0.5g，蒸馏水适量，全量 1000mL。

【制法】 将阿拉伯胶与鱼肝油研匀，一次加入蒸馏水 250mL，研磨制成初乳，加糖精钠水溶液、挥发杏仁油、尼泊金乙酯醇液，再缓缓加入西黄蓍胶胶浆，加蒸馏水至 1000mL，搅匀，即得。

【注解】 本品系用干胶法制成的 O/W 型乳剂，制备初乳时油、水、胶的比例为 4∶2∶1。

七、乳剂的质量评定

（一）乳剂的粒径大小及其分布

显微镜测定法、库尔特计数器(coulter counter)测定法、激光散射光谱(PCS)法、透射电镜(TEM)法。

（二）分层现象

（三）乳滴合并速度

（四）稳定常数

第八节　其他液体制剂

搽剂	专供揉搽皮肤表面用的液体制剂。用乙醇和油作分散剂。有镇痛、收敛、保护、消炎、杀菌作用等
涂膜剂	将高分子成膜材料及药物溶解在挥发性有机溶剂中制成的可涂布成膜的外用液体制剂。用时涂于患处，溶剂挥发后形成薄膜，可保护患处，同时逐渐释放药物。成膜材料有聚乙烯缩甲乙醛、聚乙烯缩丁醛、火棉胶等，增塑剂常用邻苯二甲酸二丁酯等，溶剂一般为乙醇、丙酮或二者混合物
洗剂	专供涂抹、敷于皮肤的外用液体制剂。洗剂一般轻轻涂于皮肤或用纱布蘸取敷于皮肤上应用。分散介质为水和乙醇。洗剂有消毒、消炎、止痒、收敛、保护等局部作用
滴鼻剂	专供滴入鼻腔内使用的液体制剂。以水、丙二醇、液状石蜡、植物油为溶剂，多制成溶液剂，但也有制成混悬剂、乳剂使用的
滴耳剂	供滴入耳腔内的外用液体制剂。以水、乙醇、甘油为溶剂。也可用丙二醇、聚乙二醇等。乙醇有渗透性和杀菌作用，但有刺激性。以甘油为溶剂作用缓和、药效持久，有吸湿性，但渗透性较差；水作用缓和，但渗透性差。所以滴耳剂常用混合溶剂
含漱剂	用于咽喉、口腔清洗的液体制剂。用于口腔的清洗、去臭、防腐、收敛和消炎。一般用药物的水溶液，也可含少量甘油和乙醇。溶液中常加适量着色剂，以示外用
滴牙剂	用于局部牙孔。药物浓度大，往往不用溶剂或用少量溶剂稀释。因其刺激性、毒性很大，应用时不能直接接触黏膜。滴牙剂由医护人员直接用于患者的牙病治疗
灌肠剂	灌注于直肠，分泻下、含药、营养灌肠剂
合剂	以水为溶剂含有一种或一种以上药物成分的内服液体制剂。在临床上除滴剂外所有的内服液体制剂都属于合剂。合剂中的药物可以是化学药物，也可是中药材的提取物。溶剂主要是水，可加少量的乙醇。可加入矫味剂、着色剂、香精等。以水为溶剂的合剂需加入防腐剂，必要时也可加入稳定剂

知 识 地 图

按分散系统分类的液体制剂

- 按分散系统分类
  - 均相液(单相)体制剂
    - 低分子溶液剂,如氯化钠溶液
    - 高分子溶液剂,如明胶水溶液
  - 非均相(多相)液体制剂
    - 溶胶剂,如胶体硫
    - 乳剂,如鱼肝油乳剂
    - 混悬剂,如无味氯霉素混悬剂

- 低分子溶液剂
  - 溶液剂
  - 糖浆剂
  - 芳香水
  - 醑剂
  - 酊剂
  - 甘油剂

- 液体制剂的溶剂和附和剂
  - 溶剂
    - 极性溶剂:水、甘油
    - 半极性溶剂:乙醇、丙二醇、聚乙二醇
    - 非极性溶剂:脂肪油、液状石蜡、乙醇乙酯
  - 附加剂
    - 增溶剂
    - 助溶剂
    - 潜溶剂
    - 防腐剂
    - 矫味剂
    - 着色剂

- 混悬剂
  - → 概念
  - → 质量要求
  - 物理稳定性
    - Stoke's 定律
    - 荷电、水化
    - 絮凝、反絮凝
    - 结晶增长
    - 分散相的浓度和温度
  - 稳定剂
    - 助悬剂
    - 润湿剂
    - 絮凝剂与反絮凝剂

- 乳剂
  - → 概念
  - → 制备方法
  - → 基本组成
    - 油相
    - 乳化剂
    - 水相
  - → 稳定性
    - 分层、絮凝、转相、合并与破裂、酸败

精 选 习 题

一、选择题

单项选择题

1. 下列关于液体制剂的正确表述为(　　)。
   A. 液体制剂是指药物分散在液体介质中形成的均相液体制剂
   B. 液体制剂是指药物分散在液体介质中形成的非均相液体制剂
   C. 液体制剂是指药物分散在液体介质中形成的可供内服的液体制剂
   D. 液体制剂是指药物分散在液体介质中形成的可供外用的液体制剂
   E. 液体制剂是指药物分散在液体介质中形成的可供内服或外用的液体制剂
2. 下列关于液体制剂的错误表述为(　　)。
   A. 液体制剂较相应的固体制剂吸收快、作用迅速
   B. 液体制剂较其他剂型更具有物理与化学稳定性
   C. 液体制剂便于分剂量,易于服用
   D. 混悬型液体制剂应具有良好的再分散性
   E. 液体制剂不包括注射剂与滴眼剂
3. 下列关于尼泊金类防腐剂的错误表述为(　　)。
   A. 尼泊金类防腐作用随烷基碳数增加而增加
   B. 尼泊金类溶解度随烷基碳数增加而减少
   C. 尼泊金类防腐剂混合使用具有协同作用
   D. 表面活性剂不仅增加尼泊金类防腐剂的溶解度,同时可增加其抑菌活性
   E. 尼泊金类防腐剂在酸性条件下抑菌作用强
4. 下列关于苯甲酸与苯甲酸钠防腐剂的错误表述为(　　)。
   A. 在酸性条件下抑菌效果较好,最佳 pH 为 4
   B. 相同浓度的苯甲酸与苯甲酸钠盐其抑菌作用相同
   C. 分子态的苯甲酸抑菌作用强
   D. 苯甲酸与尼泊金类防腐剂合用产生协同作用
   E. pH 越高,苯甲酸解离度增大,抑菌活性下降
5. 下列关于药物溶解度的正确表述为(　　)。
   A. 药物在一定量的溶剂中溶解的最大量
   B. 在一定的温度下,一定量的溶剂中所溶解药物的最大量
   C. 在一定的温度下,一定量的溶剂中所溶解药物的一定量
   D. 药物在纯水中所溶解药物的最大量
   E. 药物在生理盐水中所溶解的最大量
6. 下列与药物的溶解度无关的是(　　)。
   A. 药物的极性　　B. 溶剂的极性　　C. 溶剂的量
   D. 温度　　E. 药物的晶型
7. 茶碱在乙二胺存在下溶解度由 1∶120 增大至 1∶5,乙二胺的作用是(　　)。
   A. 助溶　　B. 增大溶液的 pH　　C. 减低溶液的 pH
   D. 潜溶　　E. 增溶
8. 苯巴比妥在 90%的乙醇溶液中溶解度比在单一水中或乙醇中大,则 90%的乙醇溶液是(　　)。

A. 增溶剂　B. 助溶剂　C. 极性溶剂
D. 非极性溶剂　E. 潜溶剂

9. 下列哪种因素与增溶剂的增溶效果无关（　）。
A. 药物的分子量　B. 药物的 pKa　C. 增溶剂的种类
D. 增溶剂的用量　E. 药物、增溶剂、溶剂的混合顺序

10. 制备溶液时加入碘化钾的作用是（　）。
A. 增溶　B. 补钾　C. 助溶
D. 增加离子强度　E. 防止碘挥发

11. 药剂学中规定的液体制剂不包括（　）。
A. 芳香水剂　B. 糖浆剂　C. 滴眼剂
D. 合剂　E. 搽剂

12. 单糖浆中的蔗糖浓度以 g/g 表示应为（　）。
A. 55%　B. 65%　C. 75%
D. 45%　E. 85%

13. 单糖浆中的蔗糖浓度以 g/mL 表示应为（　）。
A. 85%　B. 75%　C. 65%
D. 55%　E. 45%

14. 下列关于糖浆剂的表述错误的为（　）。
A. 糖浆剂自身具有抑菌作用，故不需要加入防腐剂
B. 单糖浆可用作矫味剂、助悬剂
C. 糖浆剂系指含药物或芳香物质的浓的蔗糖水溶液
D. 冷溶法适用于对热不稳定或挥发性药物制备糖浆剂
E. 热溶法溶解速度快，可杀灭微生物，但糖浆颜色较深

15. 下列关于疏水性溶胶的错误表述为（　）。
A. 疏水性溶胶具有双电层结构
B. 加入电解质可使溶胶发生聚沉
C. 疏水性溶胶属于热力学稳定体系
D. ξ 电位越大，溶胶越稳定
E. 在疏水胶体中加入亲水胶体可形成保护胶体

16. 下列与高分子溶液性质无关的是（　）。
A. 高分子溶液具有高黏度/高渗透压
B. 高分子溶液有陈化现象
C. 乙醇等有机溶剂可破坏高分子溶液水化膜使其聚集沉淀
D. 蛋白质高分子溶液带电性与 pH 有关
E. 盐析是加入少量电解质使高分子溶液产生沉淀的现象

17. 下列哪种物质不能作混悬液的助悬剂（　）。
A. 甘油　B. 糖浆　C. 阿拉伯胶
D. 甲基纤维素　E. 泊洛沙姆

18. 下列哪种物质不能作助悬剂使用（　）。
A. 硬脂酸镁　B. 海藻酸钠　C. 硅皂土
D. 卡波普　E. 羟甲基纤维素钠

19. 下列哪种物质不能作混悬液中的润湿剂（　）。

A. 枸橼酸钠　　B. 吐温 80　　C. 卵磷脂
D. 泊洛沙姆　　E. 卖泽

20. 下列关于絮凝度的错误表述为(　　)。
A. 絮凝度是比较混悬剂絮凝程度的重要参数，以 β 表示
B. 絮凝度表示由于絮凝引起的沉降物容积增加的倍数
C. β 值越大，絮凝效果越好
D. β 值越小，絮凝效果越好
E. 用絮凝度可预测混悬剂的稳定性

配伍选择题

[21～25]乳剂的稳定性
A. 分层　　B. 絮凝　　C. 转相　　D. 破乳　　E. 酸败
21. 微生物使乳剂酵解(　　)。
22. 乳化剂性质发生改变(　　)。
23. 乳剂内相与外相的密度差所致(　　)。
24. 外加物质使乳粒的 ξ 电位降低(　　)。
25. 油水两相比例变化(　　)。

[26～30]液体药剂的附加剂
A. 羟苯烷酯类　　B. 阿拉伯胶　　C. 丙二醇　　D. 吐温 80　　E. 酒石酸盐
26. 助悬剂(　　)。
27. 增溶剂(　　)。
28. 絮凝剂(　　)。
29. 防腐剂(　　)。
30. 与水形成潜溶剂(　　)。

多项选择题

31. 丙二醇可用作(　　)。
A. 溶液潜溶剂　　B. 软膏保湿剂　　C. 胶囊壳增塑剂
D. 注射剂止痛剂　　E. 透皮促渗剂
32. 下列哪些制剂属于均相液体制剂(　　)。
A. 芳香水剂　　B. 鱼肝油乳剂　　C. 硫酸可待因糖浆剂
D. 炉甘石洗剂　　E. 明胶溶液剂
33. 下列哪些物质可以作防腐剂(　　)。
A. 山梨酸　　B. 聚山梨酯　　C. 羟苯烷酯类
D. 苯扎溴铵　　E. 聚乙二醇
34. 下列哪些方法可用于评价混悬剂的物理稳定性(　　)。
A. 沉降容积比　　B. 微粒大小的测定　　C. 测定溶解度
D. 测定絮凝度　　E. 测定溶出度
35. 根据 Stoks 公式判断采用哪几种方法可提高混悬剂的稳定性(　　)。
A. 减小微粒半径　　B. 增大微粒半径　　C. 增加介质黏度
D. 减小介质黏度　　E. 增加药物密度
36. 可作为乳化的物质为(　　)。
A. 西黄蓍胶　　B. 尼泊金类　　C. 聚山梨酯
D. 枸橼酸盐　　E. 泊洛沙姆

37. 下列关于乳化剂选择的正确表述为（　　）。
A. 根据乳剂的类型选择
B. 口服 O/W 型乳剂应优先选择表面活性剂作乳化剂
C. 口服 O/W 型乳剂应优先选择高分子溶液作乳化剂
D. 乳化剂混合使用可提高界面膜强度，增加乳剂稳定性
E. 外用乳剂一般不宜采用高分子溶液作乳化剂

38. 影响乳剂类型的因素是（　　）。
A. 乳化剂的 HLB 值　　B. 乳粒的大小　　C. 内相与外相的体积比
D. 内相的密度　　E. 外相的密度

39. 关于高分子溶液的正确表述为（　　）。
A. 高分子化合物的溶解分有限溶胀与无限溶胀两个过程完成
B. 高分子化合物一般在冷水中较热水中更易溶胀，故配制高分子溶液不应加热
C. 有些高分子的无限溶胀相当缓慢，搅拌或加热可加速完成
D. 加入有机溶剂可造成高分子脱水产生沉淀
E. 高分子溶液均具有较高的黏度与渗透压

40. 以下有关乳剂的叙述中，错误的是（　　）。
A. 乳剂类型仅取决于油水两相的比例
B. 鱼肝油乳制备初乳中的油水胶比为 1∶2∶4
C. 鱼肝油乳制备中阿拉伯胶作为乳化剂主要是因为其在液滴周围形成单分子膜
D. 制备 O/W 型乳剂的乳化剂亲水性更强
E. 以上均不对

二、处方分析

1. 复方氢氧化铝混悬液

处方

氢氧化铝	4.0
三硅酸镁	8.0
羧甲基纤维钠(cmc-Na)	1.0g
苯甲酸	0.1g
羟苯甲酯	0.15g
柠檬香精	0.2mL
蒸馏水　　加至	100mL

2. 硫磺洗剂

处方

沉降硫磺	12g
樟脑醑	10mL
甘油	40mL
吐温-80	1mL
蒸馏水	加至 400mL

3. 鱼肝油乳剂

鱼肝油	50.0mL
西黄蓍胶	7.0 g
阿拉伯胶	12.5 g

尼泊金乙酯	0.1 g
蒸馏水	加水至 100mL

4. 碘甘油

处方	
碘	10g
碘化钾	10g
蒸馏水	10mL
甘油 ad	1000mL

5. 富血铁混悬剂

富马酸亚铁	18.2g
维生素 C	5g
单糖浆	600mL
羧甲基纤维素	2g
尼泊金乙酯	0.3g
香精	1mL
蒸馏水加至	1000mL

三、简答题

1. 简述增加药物溶解度的方法。
2. 高分子在药剂中应有广泛，请阐述其主要应用。
3. 试述影响混悬剂稳定性的主要因素有哪些。
4. 简述乳剂中药物的加入方法。
5. 根据 Stokes 定律，简述延缓混悬微粒沉降速率的措施。

参考答案

一、选择题

单项选择题

1. E 2. B 3. D 4. B 5. B 6. C 7. A 8. E 9. B 10. C 11. C 12. B 13. A 14. A 15. C 16 . E 17. E 18. A 19. A 20. D

配伍选择题

21. E 22. D 23. A 24. B 25. C 26. B 27. D 28. E 29. A 30. C

多项选择题

31. ABCE 32. ACE 33. ACD 34. ABD 35. AC 36. 3ACE 37. ACDE 38. AC 39. ACD 40. ABCE

二、处方分析

1. 复方氢氧化铝混悬液

处方		
氢氧化铝	4.0	主药
三硅酸镁	8.0	主药
羧甲基纤维钠(cmc-Na)	1.0g	助悬剂
苯甲酸	0.1g	防腐剂
羟苯甲酯	0.15g	防腐剂

柠檬香精	0.2mL	甜味剂
蒸馏水　　加至	100mL	分散介质

2. 硫磺洗剂

处方

沉降硫磺	12g	主药
樟脑醑	10mL	主药
甘油	40mL	助悬剂
吐温 80	1mL	润湿剂
蒸馏水	加至 400mL	分散介质

3. 鱼肝油乳剂

鱼肝油	50.0mL	主药、油相
西黄蓍胶	7.0 g	辅助乳化剂
阿拉伯胶	12.5 g	乳化剂
尼泊金乙酯	0.1 g	防腐剂
蒸馏水	加水至 100mL	水相

4. 碘甘油

处方

碘	10g	主药
碘化钾	10g	助溶剂
蒸馏水	10mL	溶剂
甘油　　ad	1000mL	溶剂

5. 富血铁混悬剂

富马酸亚铁	18.2g	主药
维生素 C	5g	主药
单糖浆	600mL	助悬剂
羧甲基纤维素	2g	助悬剂
尼泊金乙酯	0.3g	防腐剂
香精	1mL	甜味剂
蒸馏水加至	1000mL	分散介质

三、简答题

1. 简述增加药物溶解度的方法。

①制成盐；

②应用潜溶剂；

③加入助溶剂；

④使用增溶剂。

2. 略

3. 混悬剂的稳定性主要与下列因素有关：①混悬微粒的沉降速率；②混悬微粒的润湿与水化；③混悬微粒所带的电荷；④混悬微粒的絮凝等。

4. ①若药物溶解于油相，可先将药物溶于油相再制成乳剂；②若药物溶于水相，可先将药物溶于水后再制成乳剂；③若药物不溶于油相也不溶于水相时，可用亲和性大的液相研磨药物，再将其制成乳剂；也可将药物先用已制成的少量乳剂研磨至细再与剩余乳剂混合均匀。

5. Stokes 公式：

$$V=\frac{2r^2(\rho_1-\rho_2)}{9\eta}g$$

为了延缓微粒的沉降速率，增加混悬剂的稳定性，常采取以下措施：①减少混悬微粒的半径；②向混悬剂中加入糖浆、甘油等，以减少微粒与分散介质之间的密度差；③向混悬剂中加入黏性较大的助悬剂，以增加分散介质的黏度。以上措施中以减少混悬微粒半径最为有效。

专业英语单词

蒸馏水　distilled water
乙醇　alcohol
甘油　glycerin
丙二醇　propylene glycol
聚乙二醇　polyethylene glycol，PEG
二甲基亚砜　dimethyl sulfoxide，DMSO
脂肪油　fatty oils
增溶剂　solubilizer
增溶　solubilization
增溶质　solubilizates
助溶剂　hydrotropy agent
潜溶剂　cosolvent
潜溶　cosolvency
防腐剂　preservatives
对羟基苯甲酸酯类　parabens
苯甲酸和苯甲酸钠　benzoic acid and sodium benzoate
山梨酸　sorbic acid
苯扎溴铵　Benzalkonium Bromide
醋酸氯乙定　chlorhexidine acetate
桉叶油　eucalyptus oil
甜味剂　sweeting agents
甜菊甙　stevioside
糖精钠　saccharin sodium
阿司帕坦　aspartame
溶液剂　solutions
复方碘溶液　compound iodine solution
糖浆剂　syrups
芳香水剂　aromatic waters
酊剂　tincture
碘酊　Iodine Tincture
醑剂　spirits
甘油剂　Glycerins
碘甘油　Iodine Glycerin
胶凝　Gelatination
羧甲基纤维素钠胶浆剂　sodium carboxymethylcellulose mucilage
混悬剂　suspensions
絮凝与反絮凝　flocculation and deflocculation
助悬剂　suspending agents
甲基纤维素　MC
羧甲基纤维素钠　CMC-Na
羟丙基纤维素　HPC
羟丙基甲基纤维素　HPMC
羟乙基纤维素　HEC
硅皂土　膨润土，bentonite
润湿剂　wetting agents
絮凝剂和反絮凝剂　flocculating agents and deflocculating agents
复方硫磺洗剂　compound sulphur lotion
沉降体积比　sedimentation ratio
絮凝度　flocculation value
乳剂　emulsions
微乳　nanoemulsion
复乳　multiple emulsions
阿拉伯胶　acacia
西黄蓍胶　tragacanth
明胶　gelatin
磷脂　lecithin
鱼肝油乳　cod liver oil emulsion
库尔特计数器　coulter counter

（郭波红）

第十章　灭菌制剂与无菌制剂

重 点 提 示

本章主要掌握灭菌制剂与无菌制剂定义与分类；常用灭菌方法；等渗调节计算方法；热原的概念、特性及除去热原的方法；掌握注射剂概念与分类；注射剂处方组成及主要附加剂、注射剂的制备工艺及质量检查；掌握输液的分类与质量要求、主要存在的问题及解决方法；冷冻干燥原理及特点；熟悉注射用水的质量要求及其制备方法；注射液过滤方法及原理；输液的质量检查、输液；滴眼剂的质量要求；熟悉眼用药物的吸收途径及影响吸收的因素；眼用液体型制剂的制备工艺。了解注射用油的要求，冷冻干燥技术，注射用无菌粉末制备。

学 习 要 点

第一节　概　　述

灭菌制剂　采用某一物理、化学方法杀灭或除去制剂中所有活的微生物的一类药物制剂。多数注射剂、眼药水属于此类。

无菌制剂　在无菌环境中，采用无菌操作法或技术制备的不含任何活的微生物的一类药物制剂。对高温较不稳定的药物，如蛋白质、核酸、多肽等多采用此法制备无菌制剂。

灭菌制剂与无菌制剂的分类

①注射用制剂：包括注射剂、输液、注射用无菌粉末等；

②眼用制剂：包括滴眼剂、眼用膜剂、眼用软膏和凝胶剂等；

③其他：植入性制剂、局部外用制剂、手术用制剂等。

灭菌制剂与无菌制剂的质量要求：①无菌，成品中不得含有任何活的微生物；②无热原，特别是量大的(一次用量超过 5mL)，以及供静脉或脊椎腔注射的制剂；③可见异物和不溶性微粒，符合中国药典的相关要求；④安全性；⑤渗透压，与血浆的渗透压相等或接近，大容量要求等张；⑥pH，一般要求 pH4～9，眼用制剂 pH5～9，脊椎腔注射剂 pH5～8。⑦稳定性；⑧降压物质。

第二节　灭菌制剂与无菌制剂的相关技术和理论

一、水处理技术

中国药典将制药用水分为饮用水、纯化水、注射用水及灭菌注射用水。

原水 → 饮用水 →（蒸馏法、电渗析法、离子交换法……）→ 纯化水 →（蒸馏法，反渗透法）→ 注射用水 →（灭菌）→ 灭菌注射用水

表 10-1　水处理技术

类别	原理	主要设备	去除杂质
初滤和精滤	过滤	石英砂滤器、活性炭滤器、细过滤器等	固体杂质、有机物(热原)、5μm 以上微粒
电渗析法	在直流电场作用下离子定向迁移及交换膜的选择性透过原理	电渗析器(直流电场、离子交换膜)等，制备初级纯净水	带电离子或杂质
反渗透法	反(逆)渗透原理	反渗透纯净水机	工业污染物、重金属、细菌、病毒等几乎所有杂质
离子交换法	通过离子交换树脂除去水中阴、阳离子	离子交换树脂柱，一般采用联合床的组合形式，即阳床 →阴床 →混合床	无机离子，也可除去部分细菌和热原
蒸馏法	蒸馏	塔式和亭式蒸馏水器，多效蒸馏水器和气压式蒸馏水器	所有不挥发性微粒(包括悬浮物、胶体、细菌、热原等)，以及可溶性杂质

注射用水通常用综合法制备，即原水经过滤、电渗析或反渗透制得一级纯化水，再经阳离子树脂、脱气塔、阴离子树脂、混合树脂，制得二级纯化水，最后经蒸馏，制得注射用水。

注射用水应采用密闭系统收集。需 80 ℃ 保温贮存或 65 ℃ 保温循环或 4 ℃ 以下存放，但贮放时间一般不超过 12 h。

注射用水的检查：收集前，需按《中国药典》规定检查氯化物、重金属、pH、铵盐及热原等是否合格，并在生产中定期检查。

二、液体的过滤技术

过滤机制：
- 介质过滤
  - 表面过滤
  - 深层过滤
- 滤饼过滤

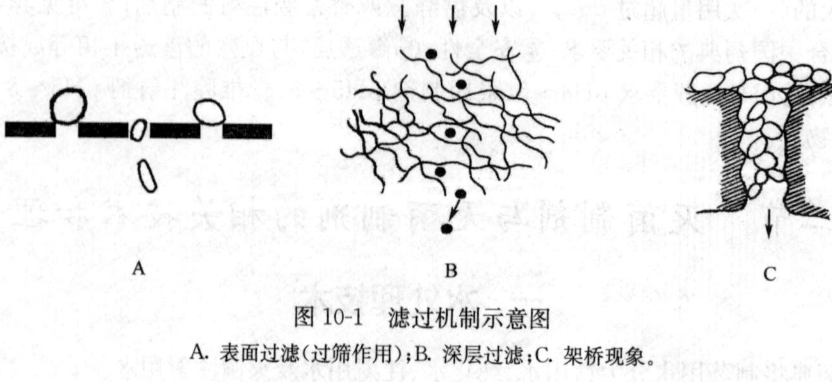

A　　B　　C

图 10-1　滤过机制示意图

A. 表面过滤(过筛作用)；B. 深层过滤；C. 架桥现象。

影响滤过的因素　根据 Poiseuille 公式：

$$V=\frac{P\pi r^4 t}{8\eta l} \qquad 10\text{-}1$$

V 液体的滤过体积；P 滤过时的操作压力（压力差）；r 毛细管半径；l 滤层厚度；η 滤液黏度；t 滤过时间。

提高过滤效率，增加滤速的方法：①采用加压或减压滤过法；②趁热滤过；③使用助滤剂；④预滤；⑤加大过滤面积。

常用过滤器：砂滤棒、垂熔玻璃滤器、微孔滤膜滤器、钛滤器、板框式压滤机、超滤膜滤器等。

常见过滤装置：高位静压过滤，减压过滤和加压过滤。

三、热原的去除技术

热原，指微生物产生的内毒素，存在于细菌的细胞外膜与固体膜之间，当菌体细胞裂解时释放出来。内毒素由磷脂、脂多糖及蛋白质组成，脂多糖具有极强热原活性，可以认为：热原＝内毒素＝脂多糖。热原分子量：10^5～10^7，分子量越大，致热作用越强。热原大小 1～5 nm。大多数细菌都能产生热原，但革兰阴性杆菌产生的热原致热能力最强。

热原的性质

1. 耐热性　通常注射剂的灭菌条件不足以破坏热原。

2. 水溶性　这是水可受热原污染的原因。

3. 不挥发性　热原不会随水蒸气挥发，这是采用蒸馏法制备注射用水的依据。

4. 滤过性　热原体积小，注射剂的常规滤器不能截留，但超滤膜可截留。

5. 吸附性　热原可被活性炭吸附，然后可被常规滤器除去。

6. 被化学试剂破坏　强酸强碱如浓硫酸-重铬酸钾溶液、氢氧化钠、强氧化剂如高锰酸钾及过氧化氢均能破坏热原。

其他如超声波也能破坏热原。

热原污染的途径

1. 经溶剂带入　这是注射剂产生热原的主要原因。

2. 经原料带入　有的生物技术制备的原料药及葡萄糖等易引入。

3. 经使用的容器、用具、管道及装置等带入　使用前未按要求洗净或灭菌，用后未及时清洗，使经过的药液被热原污染。

4. 经生产过程带入

5. 经输液器带入

6. 其他

热原除去的方法

1. 高温法　250℃30 分钟以上，主要用于玻璃器皿。

2. 酸碱法　硫酸-重铬酸钾清洁液、稀氢氧化钠溶液，主要用于玻璃器皿。

3. 吸附法　活性炭对热原有较强的吸附作用，常用量为 0.1%～0.5%，但要注意其对有些药物也有吸附作用。

4. 蒸馏法 利用热原的不挥发性，在蒸馏时，通过设置隔沫装置以分离热原。

5. 其他 离子交换法、凝胶过滤法及反渗透法、超滤法及某些其他方法也可去除热原。

四、渗透压调节技术

等渗溶液(iso-osmotic solution)是指渗透压与血浆相等的溶液，等渗是个物理化学概念。0.9%氯化钠溶液和5%葡萄糖溶液与血浆等渗，肌内注射可耐受0.45%～2.7%的氯化钠溶液(相当于0.5～3个等渗度)。静脉注射低渗溶液，容易造成溶血；静脉注射高渗溶液，容易造成红细胞萎缩。脊髓腔内注射，必须调节至等渗。

等张溶液(isotonic solution)是指与红细胞张力相等的溶液，在等张溶液中既不发生红细胞体积改变，也不发生溶血，所以等张是个生物学概念。0.9%氯化钠溶液等渗亦等张。药物的等张浓度，可用溶血法测定。

溶液渗透压的调节方法

1. 冰点降低法 任何溶液其冰点降低到－0.52℃，即与血浆等渗。等渗调节剂的用量计算：

$$W=\frac{0.52-a}{b} \qquad 10\text{-}2$$

W—配制等渗溶液需加入等渗调节剂百分含量(%，g/mL)；a—未经调整的药物溶液冰点下降度数；b—等渗调节剂1%溶液的冰点下降度数。

例 10-1 配制100mL 1%盐酸普鲁卡因溶液，需要加多少氯化钠，使成等渗溶液？

解：按查得 a =0.12℃，b=0.58℃，代入公式10-2得：

$$w=\frac{0.52-a}{b}=\frac{0.52-0.12}{0.58}=0.69(g)$$

即100mL需增加0.69 g氯化钠，可使1% 的盐酸普鲁卡因溶液成为等渗溶液。

2. 氯化钠等渗当量法 药物的氯化钠等渗当量即与1 g药物呈等渗效应的氯化钠量。例如盐酸吗啡的氯化钠等渗当量为0.15，即1 g的盐酸吗啡于溶液中，能产生与0.15 g氯化钠相同的渗透压。

$$X=0.9-EW \qquad 10\text{-}3$$

E：药物氯化钠等渗当量；W：100mL溶液中药物的克数。

例 10-2 盐酸麻黄碱氯化钠等渗当量为0.28，若配制2%的盐酸麻黄碱溶液1000mL，欲使其等渗，需加入氯化钠多少克？

解：$X=(0.9-0.28\times2)\times10=3.4(g)$

加入3.4g氯化钠，可使2%的盐酸麻黄碱溶液1000mL达到等渗。

五、灭菌和无菌操作技术

有关概念

灭菌(sterilization)指用物理或化学的方法将所有致病和非致病的微生物、繁殖体和芽孢。灭菌效果以杀死芽孢为准。

无菌(sterility)指在某物体、介质或环境中，不得存在任何活的微生物。

无菌操作(aseptic processing)指在整个操作过程中利用或控制一定条件,使产品避免被微生物污染的一种操作方法或技术。

防腐(antisepsis)指采用物理或化学方法防止和抑制微生物生长繁殖;对微生物的生长与繁殖具有抑制作用的物质称抑菌剂或防腐剂。

消毒(disinfection)系指用物理或化学方法杀灭或除去除芽孢以外的病原微生物的手段。对病原微生物具有杀灭或除去作用的物质称消毒剂。

- 灭菌法
  - 物理灭菌法
    - 热力灭菌法
      - 干热灭菌:火焰灭菌法和干热空气灭菌法
      - 湿热灭菌:热压灭菌法、流通蒸气灭菌法、煮沸灭菌法和低温间歇灭菌法
    - 滤过灭菌
    - 射线灭菌:辐射灭菌法、紫外线灭菌法和微波灭菌法
  - 化学灭菌法
    - 气体灭菌:环氧乙烷、甲醛蒸气等
    - 药液消毒:新洁尔灭、酒精等
  - 无菌操作法

(一) 物理灭菌法

1. 热力灭菌法　加热破坏蛋白质与核酸中的氢键,导致蛋白质变性或凝固、核酸破坏,酶失活,使微生物死亡。分为干热灭菌法和湿热灭菌法。

表 10-2　干热灭菌法

	火焰灭菌法	干热空气灭菌法
适用对象	耐火焰材质(如金属、部分玻璃及瓷器等)的物品与用具的灭菌	玻璃器具、金属容器、纤维制品、耐高温的固体药品或试剂、湿热不易穿透的油性物质如液状石蜡、凡士林等
不适用对象	所有药品	橡胶、塑料及大部分药品
特点	灭菌迅速、操作简便	在干燥状态下,热穿透力较差
灭菌条件	火焰直接灼烧	高温干燥空气:①160 ～170 ℃,2 h 以上;②170～180 ℃,1 h 以上;③250 ℃ ,45 min 以上

表 10-3　湿热灭菌法

方法	灭菌条件	特点	适用范围
热压灭菌法	116℃,40min;121℃,15min	潜热大,穿透力强,为热力灭菌中最有效、用途最广的方法	耐高温和耐高压蒸气的所有药物及制剂,玻璃容器、金属容器等
流通蒸气灭菌法	100℃流通蒸气,30～60min	非可靠,不能保证杀灭所有的芽孢,必要时加抑菌剂	消毒以及不耐高热制剂的灭菌
煮沸灭菌法	将待灭菌物品放入沸水中加热灭菌:30～60min	效果较差,可加入适量的抑菌剂	注射器、注射针等器皿的消毒
低温间歇灭菌法	60～80℃(保持 60min)—室温(保持 24h),反复多次,直至杀灭所有细菌和芽孢	费时、工效低、灭菌效果差,可加入抑菌剂	不耐高温、热敏感物料和制剂

影响湿热灭菌的主要因素：①微生物的种类与数量；②蒸气性质：热压灭菌应采用饱和蒸气；③药品性质和灭菌时间；④介质：pH、营养成分可影响细菌的抗热能力。

2. 滤过灭菌法 以过筛为主的滤器孔径应选择 0.22μm，深层截流的滤器，孔径可稍大于所要滤除的颗粒。本法适于热敏感药液、气体、水等的除菌，且须在无菌条件下进行操作。

3. 射线灭菌 系指采用辐射、微波或紫外线杀灭微生物和芽孢的方法。

表 10-4 各种射线灭菌法的比较

	紫外线灭菌法	微波灭菌法	辐射灭菌法
定义	用紫外线照射杀灭微生物和芽孢的方法	通过微波照射后产生的热能杀灭微生物的方法	采用放射性同位素（^{60}Co 和 ^{137}Cs）产生的 γ 射线杀灭微生物的方法
灭菌原理	紫外线可使细菌的核酸蛋白变性，而且能使空气中氧气产生微量臭氧，协同杀菌	微波的热效应使微生物体内蛋白质变性而失活，非热效应干扰了微生物正常的新陈代谢	γ 射线可使微生物产生破坏正常代谢的自由基，使微生物遭到破坏
用量	一般波长为 200～300nm，灭菌力最强的波长为 254nm	频率：300～300 000 MHz，2～3 分钟	一般辐射剂量为 2.5×10^4 Gy（戈瑞）
优点	价格便宜，紫外灯安装更换方便	低温（70℃～80℃），常压、高效、迅速、加热均匀、节能、无污染、易维护、产品保质期长（可延长 1/3 以	不升高产品的温度，穿透性强，灭菌效率高
适用范围	空气、物体表面及蒸馏水等	液态和固体物料的灭菌，且对固体物料具有干燥作用	热敏物料和制剂的灭菌，常用于中药材和中药制剂、医疗器械等物质。特别适于已密封包装物品
缺点	不适合于药液的灭菌及固体物料深部的灭菌。装于普通玻璃容器中的药物不能使用。紫外线易使人产生结膜炎及皮肤烧灼	灭菌不完全，微波泄漏，对药物（尤其是生物制品）结构的影响有待考察	设备费用、安全防护要求高，可能引起某些化学成分或生物活性变化

（二）化学灭菌法

1. 气体灭菌法 适合环境消毒以及医用器具等的消毒，亦用于粉末注射剂，不适合对产品质量有损害的场合。同时应注意残留的杀菌剂和与药物可能发生的相互作用。

环氧乙烷属于烷化剂，可用于塑料容器、注射筒及注射针头等的灭菌。有一定的吸入毒性，容易损害皮肤及眼黏膜。

甲醛蒸气、气态过氧化氢等。

2. 药液法 适合于物体表面。常用消毒液有：0.1%～0.2%新洁尔灭溶液，2%苯酚或甲酚皂溶液，75%酒精等。

（三）无菌操作法

在无菌控制条件下制备无菌制剂的操作方法。适用于某些不耐热药物注射剂、眼用制剂、皮试液、海绵剂和创伤制剂的制备。该类产品一般最终不再灭菌。

无菌操作间洁净度应达到100级，或在洁净度应达到100级的超净工作台或无菌操作柜内进行。

(4) 灭菌效力的检查方法与F_0值

表10-5　灭菌效力检查参数及计算

参数	意义	公式
D值	在一定灭菌温度下，杀灭90%微生物(或残存率为10%)所需的时间。	$\frac{dN}{dt}=-kt$ $\lg N_0-\lg N_t=\frac{kt}{2.303}$ 当$\lg N_0-\lg N_t=1$时，$D=t$
Z值	灭菌时间减少到原来的1/10所需升高的温度	$Z=\frac{T_2-T_1}{\lg D_2-\lg D_1}$ 当$\lg D_2-\lg D_1=1$时，$z=T_1-T_2$
F值	在一定温度(T)下给定Z值所产生灭菌效力与参比温度T_0给定Z值所产生的灭菌效力相同时所相当的时间(min)，常用于干热灭菌	$F=\Delta t\Sigma 10^{\frac{T-T_0}{Z}}$
F_0值	Z值为10 ℃时，一定灭菌温度(T)下所产生的灭菌效率与121℃下所产生的灭菌效率相同时所相当的时间(min)，目前仅限于热压灭菌	$F_0=\Delta t\sum 10^{\frac{T-121}{10}}$

(五) 洁净室的净化标准

无菌药品生产洁净区分为A、B、C、D四个级别：A级，相当于100级净化；B级，A级的背景区，相当于动态100级；C级，10万级；D级，其余的洁净操作区。

空气净化系统设计及要求：

1. 空气的过滤　空气过滤器可分为初效、中效、亚高效和高效过滤器四类。

2. 气流形式有层流和乱流

(1) 层流是指空气流线呈同向平行状态，各流线间的尘埃不易相互扩散，亦称平行流。该气流即使遇到人、物等发尘体，进入气流中的尘埃也很少扩散到全室，而是随平行流迅速流出，保持室内洁净度，常用于100级洁净区。层流分为水平层流和垂直层流。

(2) 乱流是指空气流线呈不规则状态，各流线间的尘埃易相互扩散，亦称紊流，可获得1000～100 000级的洁净空气。

第三节　注　射　剂

一、概　　述

注射剂(injection)，系指药物与适宜的溶剂或分散介质制成的供注入体内的溶液、乳状液或混悬液及供临用前配制或稀释成溶液或混悬液的粉末或浓溶液的无菌制剂。

(一) 注射剂的分类及给药途径

1. 分类　按照药物的分散形式，注射剂可分为溶液型注射剂、混悬型注射剂、乳剂型注射剂、注射用无菌粉末等四类。

2. 给药途径

(1) 皮内注射(intracutaneous injection):表皮与真皮之间,0.2mL 以下,水溶液。

(2) 皮下注射(subcutaneous injection):真皮与肌肉之间,一般 1～2mL。水溶液。

(3) 肌内注射(intramuscular injection):肌肉组织中,5mL 以下。水溶液、油溶液、混悬液及乳状液均可。

(4) 静脉注射(intravenous injection):分静脉推注和静脉滴注,前者一般 5～50mL,后者多至数千毫升。药效很快,常用作急救、补充体液和供营养之用。多为水溶液。

(5) 脊椎腔注射(in traspinal injection)

(6) 动脉内注射(intra-arterial injection)

(7) 其他

(二) 注射剂的特点

1. 药效迅速、剂量准确、作用可靠。
2. 适用于不宜口服的药物。
3. 适用于不能口服给药的患者。
4. 可以发挥局部定位作用。
5. 某些注射剂还具有缓释长效的作用,某些注射剂可以用于疾病诊断等。
6. 依从性差,给药不便且注射疼痛。
7. 制造过程复杂,生产条件严格,所以费用较大,价格较高。
8. 一经注入人体即无法收回,因此不如口服给药安全,质量要求更加严格。

二、注射剂处方组成

(一) 常用注射溶剂

1. 注射用水

2. 注射用油 常用为大豆油、麻油、茶油等植物油,需按照药典要求精制,符合规定方可使用。

3. 其他注射用溶剂 包括乙醇、丙二醇、聚乙二醇、甘油、二甲基乙酰胺等。

(二) 常用注射剂附加剂

1. pH 调节剂及缓冲液 注射液的 pH 应控制在 4～9 之间。常用有盐酸、乳酸、氢氧化钠以及枸橼酸～枸橼酸钠、酒石酸～酒石酸钠等。

2. 增溶剂、润湿剂与乳化剂 常用有卵磷脂、泊洛沙姆 188、聚氧乙烯蓖麻油、聚山梨酯 80、脱氧胆酸钠等。

3. 助悬剂 用于混悬型注射液中增加溶媒的黏度。常用有聚维酮、甲基纤维素、羧甲基纤维素钠、明胶、果胶等。

4. 抗氧剂 使用时应注意根据药物的理化性质和分散介质的溶解性能选择合适的抗氧剂和抗氧增效剂;并在保证抗氧效果的前提下,应尽量减少用量。常用有亚硫酸氢钠、焦亚硫酸钠、亚硫酸钠、硫代硫酸钠、硫脲、二丁基羟基甲苯、丁基羟基茴香醚、乙二胺四乙酸二钠等。

5. 抑菌剂　在多剂量注射剂、某些采用无菌操作法制备的注射剂和采用低温间歇灭菌的注射剂中使用。常用有苯酚、甲酚、氯甲酚、三氯叔丁醇、苯甲醇、硫柳汞等。

6. 等渗调节剂　常用有氯化钠、葡萄糖等。

7. 止痛剂　常用有三氯叔丁醇、苯甲醇、盐酸普鲁卡因等。

8. 粉针填充剂　常用有葡萄糖、乳糖、甘露醇等。

三、注射液的制备

注射剂的制备工艺流程

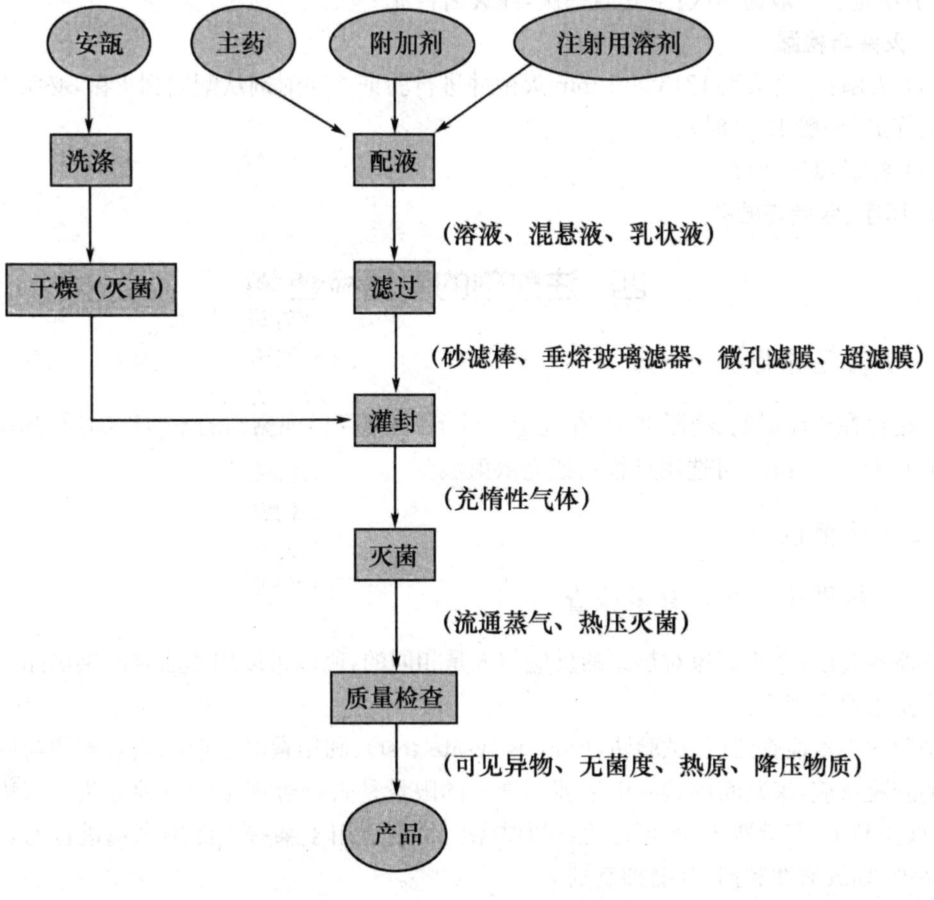

1. 注射剂容器　安瓿一般由硬质中性玻璃制成，亦有塑料容器。

(1) 安瓿式样：有颈安瓿与粉末安瓿，容积1mL、2mL、5mL、10mL、20mL等，国家标准规定水针剂使用的安瓿一律为曲颈易折安瓿。目前安瓿多为无色，有利于检查药液的澄明度。对光敏感的药物，可采用琥珀色玻璃安瓿。

(2) 安瓿的要求

中性玻璃：适于中性或弱酸性注射液。

含钡玻璃：适于碱性较强注射液。

含锆玻璃：适于酸、碱性较强注射液。

(3) 安瓿的处理：蒸煮→洗涤→干燥→灭菌，存放时间不超过 24 小时。

2. 注射液的配制

对于质量好的原料用稀配法配制，质量较差的原料宜采用浓配法配制。澄明度不佳时宜使用活性炭处理，小剂量注射剂尽可能不使用，防止有效成分被吸附。油性注射液宜先干热灭菌，冷却后进行配制。

3. 注射液的过滤

4. 注射液的灌装和封口 灌注：要求剂量准确、药液不沾瓶，容易氧化的药物需要充惰性气体，封口：要求不漏气、顶端圆整滑，无尖头、焦头及小泡。通惰性气体时须保证气压适中、气流稳定。一般通两次：空安瓿一次，灌装后再充一次。

5. 灭菌与检漏

(1) 灭菌：一般采用 121℃ 15 min 灭菌并进行验证。注射剂从配制到灭菌，必须在规定时间内完成(一般 12 小时)。

(2) 检漏：漏气检查。

6. 印字、包装与贮存

四、注射剂的质量检查

(一) 可见异物检查

是指存在于注射剂、滴眼剂中，在规定条件下，目视可以观测到的不溶性物质，其粒径或长度通常大于 50μm。可选用灯检法或光散射法。

(二) 无菌检查

(三) 热原或细菌内毒素检查

热原检查法：由于家兔对热原的反应与人是相同的，所以可以用本法判断供试品所含热原限度是否符合规定。

细菌内毒素检查法(鲎试验法，limulus lysate test)：利用鲎的变形细胞溶解物与内毒素之间的胶凝反应，来判断供试品中细菌内毒素的限量是否符合规定的一种方法。该法灵敏度高，操作简单，实验费用少，可迅速获得结果。特别适用于某些不能用家兔进行的热原检测的品种，如放射性制剂、肿瘤抑制剂等。

根据《中国药典》的规定，注射剂的质量检查还包括注射剂装量差异、降压物质、含量测定、pH 的测定、异常毒性试验、刺激性试验、过敏性试验及抽针性试验等。

第四节 输 液

输液(intravenous infusion)又称大体积注射液(large volume injection)，是由静脉滴注输入体内的大剂量(一次给药在 100mL 以上)注射液。通常包装在玻璃或塑料的输液瓶或袋中，不含防腐剂或抑菌剂。

一、输液的分类与质量要求

表 10-6　输液的分类及作用

类别	作用	举例
电解质输液	用于补充体内水分、电解质，纠正体内酸碱平衡等	复方氯化钠注射液、乳酸钠注射液等
营养输液	用于不能口服吸收营养患者	糖类输液、氨基酸输液、脂肪乳输液
胶体输液	用于调节体内渗透压	多糖类、明胶类、高分子聚合物
含药输液	含治疗药物输液	替硝唑、苦参碱等输液

输液的质量要求　基本与注射剂一致，但由于输液注射量较大，所以①对无菌、无热原及可见异物等质量要求更高；②pH 接近人体血液的 pH；③渗透压应为等渗或偏高渗；④不得添加任何抑菌剂等。

二、输液的制备

配液→滤过→灌封→灭菌→质检。

常用输液容器包括玻璃瓶、塑料瓶、塑料袋、丁基橡胶塞、隔离膜等，均需预先处理洗净并灭菌。输液的配制必须使用新鲜注射用水，通常加入 0.01%～0.3%的针用活性炭以吸附热原、杂质及助滤，多用浓配法配制。输液的滤过、灌封与安瓿剂基本相同，滤过多采用加压滤过法。灌封由药液灌注、加膜、塞橡胶塞和轧铝盖四步组成，连续完成，并严格控制室内的洁净度。输液从配制到灭菌，以不超过 4 小时为宜。一般采用热压灭菌：116℃×40 分钟，或 121℃×15 分钟。要求 F_0值大于 8 分钟，常用 12 分钟。

三、输液的质量检查

（一）不溶性微粒

除目检符合有关可见异物检查的规定外，药典还规定了≥100mL 的静脉滴注用注射液，用光阻法和显微计数法检查注射液中不溶性微粒。

（二）热原与无菌

每一批输液都必须进行检查。

（三）输液可能发生的问题及解决方法

1. 微粒的主要来源及解决办法

原料与附加剂：严格控制原辅料的质量，国内已制定了输液用的原辅料质量标准。

输液容器与附件：主要来自橡胶塞和玻璃输液容器。

生产工艺以及操作：应严格遵循 SOP（standard operation practice）。采用层流净化空气，微孔薄膜滤过和联动化等措施。

使用过程：在静脉滴注装置的终端安置过滤器（0.8μm孔径的薄膜）。

2. 染菌

输液染菌后出现霉团、云雾状、浑浊、产气等现象，也有一些外观并无变化。主要原因是生产过程污染严重、灭菌不彻底、瓶塞松动等，应特别注意防止。最根本的办法就是尽量减少制备生产过程中的污染，严格灭菌条件，严密包装。

3. 热原反应

临床上时有发生，关于热原的污染途径参见本章有关热原部分。尽量使用全套或一次性的输液器。

第五节　注射用无菌粉末

一、概　　述

注射用无菌粉末（sterile powder for injection）又称粉针，临用前用适宜的无菌溶液溶解后注射，也可用静脉输液配制后静脉滴注，较常用。适用于在水中不稳定的药物，特别是对湿热敏感的抗生素及生物制品。一般没有灭菌过程，采用无菌工艺。

可分为注射用无菌粉末直接分装制品（注射用无菌分装产品）和注射用冻干无菌粉末制品（注射用冷冻干燥制品）。

二、注射用无菌粉末直接分装制品

1. 注射用无菌粉末分装工艺

原材料的准备→分装→灭菌及异物检查。

2. 无菌分装工艺中存在的问题及解决办法

(1) 装量差异：物料流动性差是其主要原因。应根据具体情况分别采取措施。

(2) 可见异物问题：应严格控制原料质量及其处理方法和环境，防止污染。

(3) 无菌度问题：由于产品系无菌操作制备，一般都采用层流净化装置。

(4) 吸潮变质：一般认为是由于胶塞透气性和铝盖松动所致。因此，一方面要选择性能好的胶塞，另一方面，铝盖压紧后瓶口应烫蜡，以防水气透入。

三、注射用冻干无菌粉末制品

1. 冷冻干燥　将含水物料冷冻到冰点以下，使水转变为冰，然后在较高真空下将冰直接转变为蒸气被除去，得到干燥产品的方法。亦称升华干燥。适用于对热敏感，在水溶液中不稳定的药物。

2. 冷冻干燥的原理　在水的三相点以下，升高温度或降低压力都可打破气固平衡，使冰转变为气（即升华）。

3. 冷冻干燥的特点　①可避免药品因高热而分解变质；②所得产品质地疏松，加水后迅速溶解恢复药液原有的特性；③含水量低，一般在1%～3%范围内，同时干燥在真空中进行，故不易氧化，有利于产品长期贮存；④产品中的微粒物质比直接分装生产者少；⑤产品剂量准确，外观优良；⑥冷冻干燥产品不足之处在于溶剂不能随意选择；⑦需特殊设备，成本较高。

4. 冷冻干燥曲线　一般包括降温阶段(预冻)，第一升温阶段，维持阶段，第二升温阶段和最后维持阶段。不同产品、不同设备冷冻干燥曲线不同。

5. 冻干无菌粉末的制备工艺

配液→过滤→分装→预冻→{一次升华法 / 反复升华法}→再干燥→密封→质检

6. 冷冻干燥产品易出现问题　含水量偏高，喷瓶，产品外形不饱满或萎缩成团粒。可根据问题产生的原因予以解决，如因容器中药液过多造成产品含水量偏高，则可通过减少装量避免。

第六节　眼用制剂

一、概　　述

眼用制剂(ophthalmic preparations)指直接用于眼部发挥治疗作用的无菌制剂。可分为眼用液体制剂、眼用半固体制剂、眼用固体制剂。眼用液体制剂也可以固态形式包装，另备溶剂，在临用前配成溶液或混悬液。

眼用液体制剂分为滴眼剂、洗眼剂、眼内注射溶液；眼用半固体制剂分为眼膏剂、眼用乳膏剂、眼用凝胶剂等。

二、滴　眼　剂

1. 滴眼剂定义(eye drops)　系指药物与适宜辅料制成的供滴入眼内的无菌液体制剂，可分为水性或油性溶液、混悬液或乳状液。

2. 滴眼剂的质量要求

(1) pH：正常眼睛可耐受的 pH 为 5.0～9.0。

(2) 渗透压：一般调节至等渗，约相当于 0.6%～1.5%氯化钠溶液。

(3) 无菌：对眼部有外伤的患者或手术用的滴眼剂要绝对无菌，而且不得加抑菌剂；一般滴眼剂(用于无眼外伤者)要求无致病菌。一般滴眼剂是多剂量包装，故应加抑菌剂。

(4) 可见异物。

(5) 黏度：以 4 ～5 Pa · s 为宜。

(6) 装量：除另有规定外，不应超过 10mL。

3. 眼用药物吸收途径　滴眼剂多数情况下以局部作用为主。常用的滴入方法中，角膜是药物眼部吸收的主要部位。部分药物借助毛细血管、扩散或眨眼等进入角膜前的薄膜层，由此渗入角膜，通过角膜至前房可再进入虹膜；部分药物经结膜吸收，通过巩膜可达眼球后部或进入体循环。

4. 眼用药物影响吸收的因素

(1) 药物从眼睑缝隙的损失。

(2) 药物从外周血管消除。

(3) pH 与 pKa 值：角膜上皮层和内皮层均有丰富的类脂物，因而脂溶性药物易渗入，水溶性药物则较易渗入角膜的水性基质层，两相都能溶解的药物容易通过角膜，而完全解离的药物难以透过完整的角膜。

（4）刺激性。

（5）表面张力：滴眼剂表面张力愈小，愈有利于药物与角膜上皮接触，使药物容易吸收。

（6）黏度：增加黏度会增加药物在眼部的滞留时间，有利于药物的吸收。

三、洗　眼　剂

洗眼剂(eye lotions)系指由药物制成的无菌澄明水溶液，供冲洗眼部异物或分泌液，中和外来化学物质的眼用液体制剂。如生理盐水、2%硼酸溶液等。

五、眼用液体制剂的制备

原辅料⟶配滤⟶加热灭菌
洗瓶(塞)⟶灭菌
}无菌分装⟶封口⟶质检⟶印字包装

主药性质稳定的滴眼剂如上制备；主药不耐热的在无菌条件下制备；用于手术或外伤的如上制备，单剂量包装。

知 识 地 图

输液

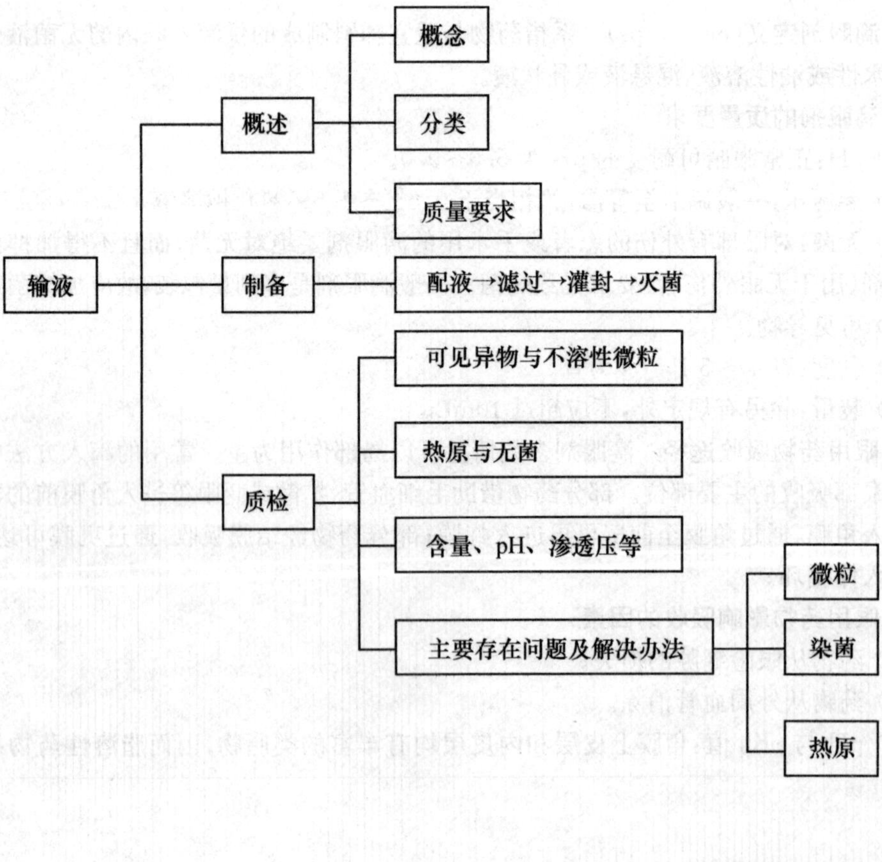

注射剂

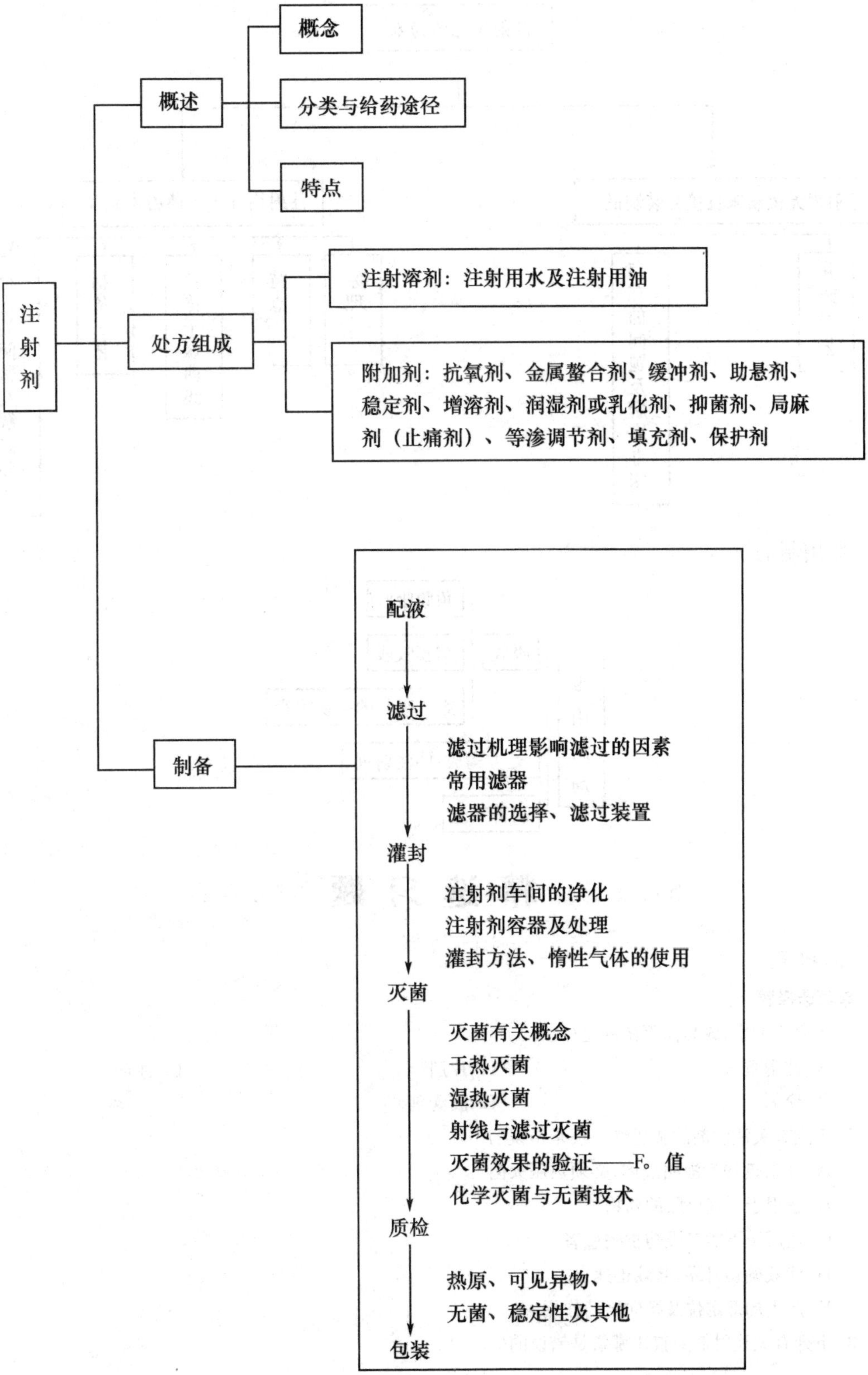
注射剂
概述
概念
分类与给药途径
特点
处方组成
注射溶剂：注射用水及注射用油
附加剂：抗氧剂、金属螯合剂、缓冲剂、助悬剂、稳定剂、增溶剂、润湿剂或乳化剂、抑菌剂、局麻剂（止痛剂）、等渗调节剂、填充剂、保护剂
制备
配液
滤过
滤过机理影响滤过的因素
常用滤器
滤器的选择、滤过装置
灌封
注射剂车间的净化
注射剂容器及处理
灌封方法、惰性气体的使用
灭菌
灭菌有关概念
干热灭菌
湿热灭菌
射线与滤过灭菌
灭菌效果的验证——F₀ 值
化学灭菌与无菌技术
质检
热原、可见异物、
无菌、稳定性及其他
包装

注射用无菌粉末

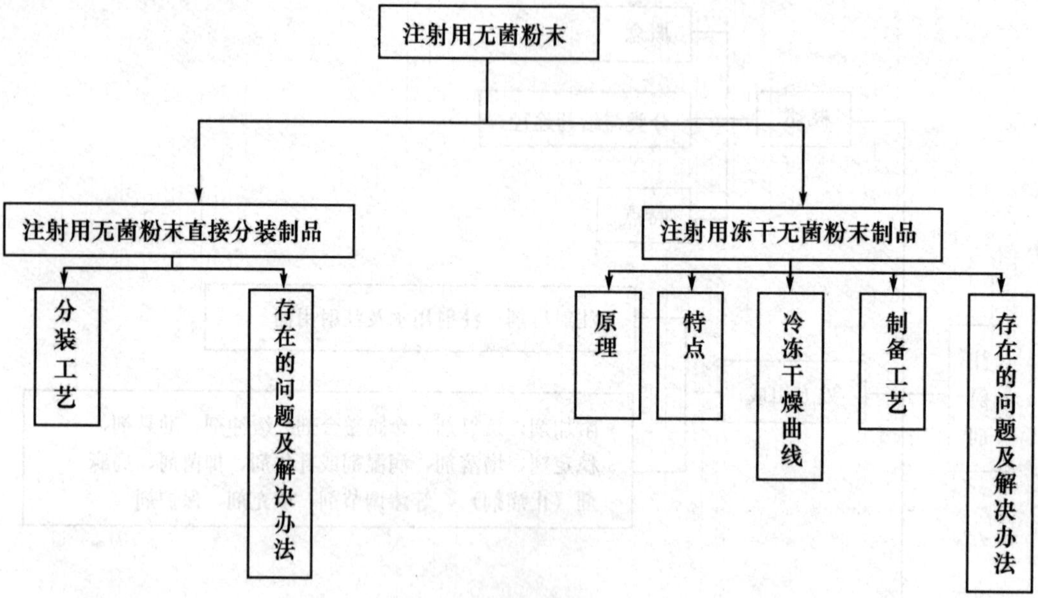

眼用制剂

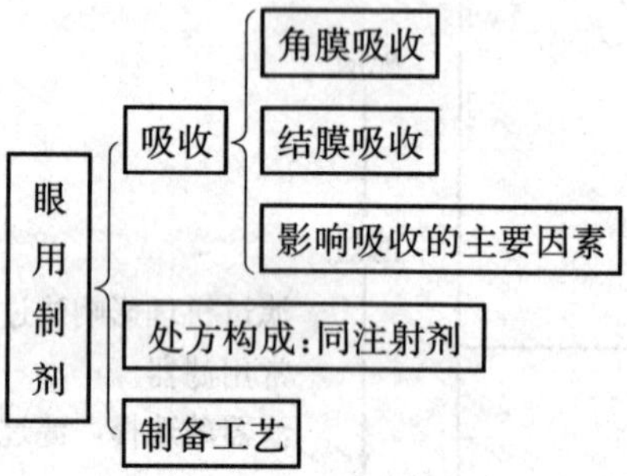

精选习题

一、选择题

单项选择题

1. 下列剂型中,成品需灭菌的是(　　)。

   A. 注射剂　　B. 片剂　　C. 冲剂
   D. 栓剂　　E. 胶囊剂

2. 下列有关注射剂的叙述哪一项是错误的(　　)。

   A. 注射剂均为澄明液体,必须热压灭菌
   B. 适用于不宜口服的药物
   C. 适用于不能口服药物的患者
   D. 疗效确切可靠,起效迅速
   E. 产生局部定位及靶向给药作用

3. 下列有关注射剂的叙述哪条是错误的(　　)。

A. 注射剂系指经皮肤或黏膜注入体内的药物无菌制剂
B. 注射剂按分散系统可分为溶液型、混悬型、乳浊型和注射用无菌粉末四类
C. 配制注射液用的水应是蒸馏水，符合药典蒸馏水的质量标准
D. 注射液都应达到药典规定的无菌检查要求
E. 注射剂车间设计要符合 GMP 的要求

4. 静脉脂肪乳的等渗调节剂可选用（　　）。
A. 甘油　B. 豆油　C. 硼酸
D. 卵磷脂　E. 普朗尼克

5. 滴眼剂中不可加入的附加剂是（　　）。
A. 渗透压调节剂　B. 抑菌剂　C. 着色剂
D. 增稠剂　E. pH 调节剂

6. 已知 1%(g/mL) 枸橼酸钠水溶液的冰点降低值为 0.185℃，计算其等渗溶液浓度（　　）。
A. 2.81%　B. 2.00%　C. 4.8%
D. 5.0%　E. 6.3%

7. 在制剂中作为金属离子络合剂使用的是（　　）。
A. 碳酸氢钠　B. 碳酸钠　C. 焦亚硫酸钠
D. 氢氧化钠　E. 依地酸二钠

8. 在某注射剂中加入焦亚硫酸钠，其作用为（　　）。
A. 抑菌剂　B. 抗氧剂　C. 止痛剂
D. 乳化剂　E. 络合剂

9. 安钠咖注射液处方如下（　　）。
苯甲酸钠 1300g　咖啡因 1301g　EDTA-2Na 2g
注射用水加至 10 000mL　其中苯甲酸钠的作用是
A. 止痛剂　B. 抑菌剂　C. 主药之一
D. 增溶剂　E. 助溶剂

10. 下面关于增加注射剂稳定性的叙述，哪一条是错误的（　　）。
A. 醋酸氢化可的松注射液中加入吐温 80 和羧甲基纤维素钠作为润湿剂和助悬剂
B. 维生素 C 注射液中加入焦亚硫酸钠作为抗氧剂，依地酸二钠作为络合剂，掩蔽重金属离子对氧化的催化作用
C. 在注射液生产中常通入惰性气体，这是防止主药氧化变色的有效措施之一
D. 在生产易氧化药物的注射液时，为取得较好的抗氧化效果，常常是在加入抗氧剂的同时也通入惰性气体
E. 磺胺嘧啶钠注射液要通入二氧化碳气体，以排除药液中溶解的氧及容器空间的氧，从而使药液稳定

11. 含有 $NaCl$、K_2SO_4、$Ca(HCO_3)_2$ 的水经过阳树脂后，树脂上吸附的离子是（　　）。
A. 吸附了 K^+、Na^+、Ca^{2+}　B. 吸附了 $(HCO_3)^-$　C. 吸附了 $(SO_4)^{2-}$
D. 吸附了 Cl^-　E. 所有的离子均被吸附

12. 注射用水应于制备后几小时内使用（　　）。
A. 4 小时　B. 8 小时　C. 12 小时
D. 16 小时　E. 24 小时

13. 注射用水可采取哪种方法制备（　　）。
A. 离子交换法　B. 蒸馏法　C. 过滤法

D. 电渗析法　　E. 重蒸馏法

14. 以下制备注射用水的流程哪个最合理(　　)。

A. 自来水⟶滤过⟶电渗析⟶蒸馏⟶离子交换⟶注射用水

B. 自来水⟶滤过⟶离子交换⟶电渗析⟶蒸馏⟶注射用水

C. 自来水⟶滤过⟶电渗析⟶离子交换⟶蒸馏⟶注射用水

D. 自来水⟶离子交换⟶滤过⟶电渗析⟶蒸馏⟶注射用水

E. 自来水⟶电渗析⟶离子交换⟶滤过⟶注射用水

15. 塔式蒸馏水器能除热原是根据热原的哪个特点设计的(　　)。

A. 耐热性　　B. 水溶性　　C. 不挥发性

D. 吸附性　　E. 滤过性

16. 热原是微生物产生的内毒素,其致热活性中心是(　　)。

A. 蛋白质　　B. 多糖　　C. 磷脂

D. 脂多糖　　E. 核糖核酸

17. 有关热原,错误的是(　　)。

A. 微生物的内毒素　　B. 可引起人体体温异常升高　　C. 耐高温

D. 不挥发　　E. 灭菌的同时就消除了热原

18. 热压灭菌常用的温度是(　　)。

A. 180℃　　B. 150℃　　C. 121℃

D. 100℃　　E. 80℃

19. 在下列叙述中,哪一条是错误的(　　)。

A. 紫外线可用于空气或表面的灭菌及安瓿中药物的灭菌

B. 环氧乙烷可用于作灭菌气体

C. 灭菌效果应以杀死芽孢为标准

D. F_0值可作为验证灭菌可靠性的参数

E. 使用热压灭菌器时,应将器内冷空气排出

20. 用F_0值验证灭菌效果的可靠性,适用于(　　)。

A. 干热灭菌　　B. 热压灭菌　　C. 煮沸灭菌

D. 辐射灭菌　　E. 气体灭菌

21. 利用高压蒸汽使菌体内蛋白凝固而达到灭菌效果的是以下哪种方法(　　)。

A. 干热灭菌　　B. 热压灭菌　　C. 紫外线灭菌

D. 流通蒸汽灭菌　　E. 煮沸灭菌

22. 用物理或化学的方法杀灭或除去所有微生物繁殖体和芽孢的方法或技术,称为(　　)。

A. 灭菌法　　B. 无菌操作法　　C. 防腐

D. 消毒　　E. 洁净技术

23. 下列不属于物理灭菌法的是(　　)。

A. 紫外线灭菌　　B. 环氧乙烷灭菌　　C. γ射线灭菌

D. 微波灭菌　　E. 高速热风灭菌

24. 下列各种蒸汽中灭菌效率最高的是(　　)。

A. 饱和蒸汽　　B. 湿饱和蒸汽　　C. 不饱和蒸汽

D. 过热蒸汽　　E. 流通蒸汽

25. 保持工作面上方稳定的净化气流使微粒不沉降、不聚结的方法称为(　　)。

A. 灭菌法　　B. 除菌法　　C. 层流洁净技术

D. 紊流洁净技术　　E. 空调法

26. 大于50mL的注射剂生产中，需要在100级洁净度要求下生产的是(　　)。

A. 配液　　B. 粗滤　　C. 洗瓶

D. 质量检验　　E. 灌装

27. 输液的滤过、灌封要求的洁净级别(　　)。

A. 大于10万级　　B. 10万级　　C. 1万级

D. 1000级　　E. 100级

28. 对维生素C注射液错误的表述是(　　)。

A. 可采用亚硫酸氢钠作抗氧剂

B. 处方中加入碳酸氢钠调节pH使成偏碱性，避免肌注时疼痛

C. 可采用依地酸二钠络合金属离子，增加维生素C稳定性

D. 配制时使用的注射用水需用二氧化碳饱和

E. 可采用100℃流通蒸汽15min灭菌

29. 将青霉素钾制为粉针剂的目的是(　　)。

A. 免除微生物污染　　B. 防止水解　　C. 防止氧化分解

D. 携带方便　　E. 剂量准确

30. 有关滴眼剂错误的叙述是(　　)。

A. 滴眼剂是直接用于眼部的外用液体制剂

B. 正常眼可耐受的pH为5.0～9.0

C. 混悬型滴眼剂要求粒子大小不得超过50μm

D. 滴眼剂对无菌度没有要求

E. 增加滴眼剂的黏度，使药物扩散速度减小，有利于药物的吸收

配伍选择题

[31～35]指出下列药物的适宜灭菌方法

A. 环氧乙烷灭菌法　B. 流通蒸汽灭菌法　C. 热压灭菌法　D. 滤过灭菌法　E. 干热灭菌法

31. 热敏性固体药物(　　)。

32. 氯化钠注射液(　　)。

33. 维生素C注射液(　　)。

34. 胰岛素注射液(　　)。

35. 凡士林(　　)。

[36～40]A. 紫外线灭菌　B. γ射线辐射灭菌　C. 高速热风灭菌　D. 热压灭菌

E. 环氧乙烷灭菌适用于

36. 塑料容器灭菌(　　)。

37. 耐热注射剂的灭菌(　　)。

38. 空气和表面灭菌(　　)。

39. 不耐热药物的灭菌(　　)。

40. 小容量安瓿的灭菌(　　)。

[41～45]作为注射剂的附加剂

A. pH调节剂　B. 延缓氧化附加剂　C. 等渗调节剂　D. 增溶剂　E. 抑菌剂

41. 氯化钠是(　　)。

42. 亚硫酸钠是(　　)。

43. 聚山梨酯80是(　　)。

44. 硫柳汞是(　　)。

45. 磷酸盐缓冲液是(　　)。

[46～50]写出下列处方中各成分的作用

A. 醋酸氢化可的松微晶 25g　　B. 氯化钠 8g　　C. 吐温 80　1.5g

D. 羧甲基纤维素钠 5g　　E. 硫柳汞 0.01g

制成 1000mL

46. 防腐剂(　　)。

47. 助悬剂(　　)。

48. 渗透压调节剂(　　)。

49. 主药(　　)。

50. 润湿剂 (　　)。

多项选择题

51. 影响药液滤过速度的因素是(　　)。

A. 溶液的体积　　B. 颗粒的大小　　C. 压力差

D. 溶液的黏度　　E. 滤材的面积

52. 生产注射剂时常加入适当活性炭,其作用是(　　)。

A. 吸附热原　　B. 增加主药的稳定性　　C. 助滤

D. 脱色　　E. 提高澄明度

53. 冷冻干燥的特点是(　　)。

A. 可避免药品因高热而分解变质

B. 可随意选择溶剂以制备某种特殊的晶型

C. 含水量低

D. 产品剂量不易准确,外观不佳

E. 所得产品质地疏松,加水后迅速溶解恢复药液原有特性

54. 注射剂中常用的附加剂有(　　)。

A. 乳化剂　　B. 缓冲剂　　C. 抗氧剂

D. 抑菌剂　　E. 局麻剂

55. 热原污染途径包括(　　)。

A. 从溶剂中带入　　B. 从原料中带入

C. 从容器、用具、管道和装置等带入

D. 制备过程中的污染　　E. 从输液器具带入

56. 可作为氯霉素滴眼剂 pH 调节剂的是(　　)。

A. 10%盐酸　　B. 硼砂　　C. 羟苯乙酯

D. 硼酸　　E. 硫柳汞

57. 有关注射剂灭菌的叙述中正确的是(　　)。

A. 灌封后的注射剂必须在 12 小时内进行灭菌

B. 输液剂在 115℃需灭菌 30 分钟

C. 微生物在中性溶液中耐热性最大,在碱性溶液中次之,酸性不利于微生物的繁殖

D. 能达到灭菌的前提下,可适当降低温度和缩短灭菌时间

E. 滤过除菌是注射剂生产中最常用的灭菌方法

58. 注射液滤过除菌可采用(　　)。

A. 细号砂滤棒　　B. 6 号垂熔玻璃漏斗　　C. 0.22μm 的微孔滤膜

D. 硝酸纤维素微孔滤膜　　E. 板框滤器

59. 葡萄糖注射液常出现不溶性微粒项合格率低的情况，可采取哪些措施解决(　　)。

A. 滤过、灌装、封口工序要求达到100级洁净度

B. 浓配，先配成50%～60%的浓溶液

C. 加适量盐酸

D. 加0.1%针用活性炭

E. 加热煮沸15分钟，趁热过滤脱炭

60. 关于注射剂的质量要求正确的是(　　)。

A. 注射剂成品不应含有任何活的微生物

B. 规定检查无菌的注射剂可以不检查热原项

C. 注射剂一般应避在凉暗处保存

D. 注射剂一般应具有与血液相等或相近的pH

E. 注射剂必须绝对等渗

61. 将药物制成注射用无菌粉末的目的是(　　)。

A. 防止药物风化　　B. 阻止药物的挥发　　C. 防止药物的水解

D. 防止药物产生热原　　E. 防止药物的变性

62. 关于注射用油的叙述哪些是正确的(　　)。

A. 注射用应为植物油，常用的是茶油、麻油和大豆油

B. 注射用油必须精制，在15℃时应保持澄明

C. 应无异臭、无酸败味

D. 色泽不得深于黄色7号标准比色液

E. 化验检查项目：碘值为79～128，皂化值为185～200，酸值不大于0.56

63. 关于溶液的等渗与等张的叙述哪些是正确的(　　)。

A. 等渗溶液是指渗透压与血浆相等溶液，是个物理化学概念

B. 等张溶液是指与红细胞膜张力相等的溶液，是个生物学概念

C. 等渗不一定等张，但多数药物等渗时也等张

D. 等渗不等张的药液调节至等张时，该液一定是低渗的

E. 0.9%氯化钠溶液为等渗溶液，但并不是等张溶液

64. 下列关于F_0值的叙述，正确的是(　　)。

A. F_0值作为验证灭菌可靠性的参数，是专用于热压灭菌的F值

B. F_0值是将各种灭菌温度下的灭菌时间换算成灭菌效果相等的115℃下的对嗜热脂肪芽胞杆菌的灭菌时间

C. F_0值衡量灭菌效果，既方便又准确

D. 在任何条件下，F_0值都不会改变

E. 为使F_0值计算准确，还需要保证测温正确

65. 关于滴眼剂的叙述，正确的是(　　)。

A. 滴眼剂是指药物制成供滴眼用的澄明溶液、混悬液或乳剂

B. 滴眼剂一般应在无菌环境下配制

C. 滴眼剂如为混悬液，混悬的颗粒应易于摇匀，超过100μm的颗粒在10%以上

D. 供角膜创伤或外科手术用的滴眼剂应以无菌制剂操作配制，分装于单剂量灭菌容器内严封

E. 每一容器的装量，一般不超过10mL

二、填空题

1. 由高效滤过器送出来的洁净空气进入洁净室后,气流形式有________式和________式。
2. 粉针按制备工艺的不同分为两类,即________与________。
3. 灭菌效率最高的蒸汽是________。
4. F_0值为一定灭菌温度(T)、Z为10℃,所产生的灭菌效果与________。Z为10℃所产生的灭菌效果相同时所相当的________。
5. 注射剂的处方中常加入氯化钠,其目的是________,滴眼剂中加入尼泊金甲酯的目的是________。
6. 热力灭菌法分为________和________二种。
7. 渗透压和血浆渗透压相等的溶液称为________;与红细胞膜张力相等的溶液称为________。
8. 根据《中国药典》规定,热原检查采用________法,细菌内毒素检查采用________法。

三、分析下列处方并设计第1、2题的制备工艺

1. 肾上腺素滴眼剂

①肾上腺素		1g
②酒石酸		约1g
③焦亚硫酸钠		0.1g
④三羟甲基氨基甲烷		约0.35g
⑤硫酸8-羟基喹啉		0.03g
⑥蒸馏水	加至	100mL

2. 盐酸氯丙嗪注射液

①盐酸氯丙嗪		0.1kg
②焦亚硫酸钠		0.01kg
③无水亚硫酸钠		0.01kg
④抗坏血酸		0.02kg
⑤氯化钠		0.06kg
⑥注射用水	加至	10 000mL

3. 盐酸金霉素滴眼液

①盐酸金霉素		5.0g
②硼酸		8.0g
③硼砂		3.0g
④氯化钠		2.9g
⑤乙二胺四乙酸钠		0.1g
⑥亚硫酸钠		0.5g
⑦蒸馏水	加至	1000mL

4. 利福平滴眼液

①利福平		0.1g
②无水磷酸二氢钠		0.32g
③无水磷酸氢二钠		0.566g
④氯化钠		0.446g
⑤尼泊金乙酯		0.025g
⑥甘油		10mL
⑦蒸馏水	加至	100mL

四、问答题

1. 注射剂的特点及质量要求。

2. 配 1000mL 的 2%盐酸普鲁卡因溶液，需加 NaCl 多少使成等渗溶液？（已知：1%盐酸普鲁卡因，冰点＝－0.12℃；1% NaCl，冰点＝－0.58℃）

3. 欲配制 0.5%的硫酸锌滴眼液 1000mL，应加多少克氯化钠调节等渗？

处方		1%冰点下降值
硫酸锌	0.5g	0.09
盐酸普鲁卡因	2g	0.12
氯化钠	适量	0.58
蒸馏水　加至	100mL	

4. 简述微孔滤膜的特点。

5. 论述热原的概念及性质。

6. 简述输液和小针剂的区别。

7. 某些输液按照规定的灭菌条件灭菌后，为什么还会出现染菌现象？

8. 注射用冷冻干燥制品有哪些特点？

参考答案

一、选择题

单项选择题

1.A　2.A　3.C　4.A　5.C　6.A　7.E　8.B　9.E　10.E　11.A　12.C　13.E　14.C　15.C　16.D　17.E　18.C　19.A　20.B　21.B　22.A　23.B　24.A　25.C　26.E　27.E　28.B　29.B　30.D

配伍选择题

31.A　32.C　33.B　34.D　35.E　36.E　37.D　38.A　39.B　40.C　41.C　42.B　43.B　44.E　45.A　46.E　47.D　48.B　49.A　50.C

多项选择题

51.ABCDE　52.ACDE　53.ACE　54.ABCE　55.ABCDE　56.BD　57.ABCD　58.BC　59.ABCDE　60.ABCD　61.CE　62.ACE　63.ABC　64.ACE　65.ABDE

二、填空

1. 层流、乱流

2. 注射用无菌粉末直接分装产品（注射用无菌分装产品）、注射用冻干无菌粉末制品（注射用冷冻干燥制品）

3. 饱和蒸汽

4. 121℃、时间

5. 调节渗透压，抑菌

6. 干热灭菌法、湿热灭菌法

7. 等渗溶液、等张溶液

8. 家兔、鲎试剂

三、分析下列处方并设计第 1、2 题的制备工艺

1. 肾上腺素滴眼剂

①主药 ②pH 调节剂 ③抗氧剂 ④调节水、电解质和酸碱平衡 ⑤抑菌剂 ⑥溶剂

制备工艺：将 0.8 g 酒石酸溶于少量蒸馏水中，加肾上腺素溶解。如不能完全溶解，再添加适量酒石酸至完全溶解，加水稀释至近总量，加入三羟甲基氨基甲烷调节 pH 至 5.0，再加入其他药品，最后加蒸馏水至足量，过滤，100℃流通蒸汽灭菌 20 分钟即得(若用无菌操作法制备则不需灭菌)。

2. 盐酸氯丙嗪注射液

①主药 ②抗氧剂 ③抗氧剂 ④抗氧剂 ⑤等渗调节剂 ⑥溶剂

制备工艺：取注射用水通二氧化碳至 pH4.5 以下，加入氯化钠和盐酸氯丙嗪，搅拌均匀。再加入无水亚硫酸钠(先用热水溶解)、焦亚硫酸钠和抗坏血酸，搅拌使溶。以通二氧化碳至饱和的注射用水稀释至全量。过滤，灌封，安瓿上部空间通二氧化碳或氮气。100℃流通蒸汽灭菌 30 分钟即得。

3. 盐酸金霉素滴眼液

①主药 ②pH 调节剂 ③pH 调节剂 ④等渗调节剂 ⑤金属离子络合剂 ⑥抗氧剂⑦溶剂

4. 利福平滴眼液

①主药 ②pH 调节剂 ③pH 调节剂 ④等渗调节剂 ⑤防腐剂 ⑥增稠剂 ⑦溶剂

四、问答题

1. 注射剂的特点及质量要求。

答：注射剂的特点：①药效迅速、剂量准确、作用可靠；②适用于不宜口服的药物；③适用于不能口服给药的患者；④可以发挥局部定位作用；⑤某些注射剂还具有缓释长效的作用，某些注射剂可以用于疾病诊断等。⑥依从性差，给药不便且注射疼痛；⑦制造过程复杂，生产条件严格，所以费用较大，价格较高。⑧一经注入人体即无法收回，因此不如口服给药安全，质量要求更加严格。

注射剂的质量要求：①无菌：成品中不得含有任何活的微生物。②无热原：特别是量大的(一次用量超过 5mL)，以及供静脉或脊椎腔注射的制剂。③可见异物和不溶性微粒：符合中国药典的相关要求。④安全性。⑤渗透压：与血浆的渗透压相等或接近，大容量要求等张。⑥pH：一般要求 pH4～9，眼用制剂 pH5～9，脊椎腔注射剂 pH5～8。⑦稳定性。⑧降压物质。

2. 配 1000mL 的 2%盐酸普鲁卡因溶液，需加 NaCl 多少使成等渗溶液？(已知：1%盐酸普鲁卡因，冰点＝－0 .12 ℃；1% NaCl，冰点＝－0 .58 ℃)

答：$W = \frac{0.52 - a}{b}$

W＝(0.52-0.12×2)/0.58＝0.48g

0.48×1000/100＝4.8g

需加 NaCl4.8g 使成等渗溶液。

3. 欲配制 0.5%的硫酸锌滴眼液 1000mL，应加多少克氯化钠调节等渗？

处方		1%冰点下降值
硫酸锌	0.5g	0.09
盐酸普鲁卡因	2g	0.12
氯化钠	适量	0.58
蒸馏水　加至	100mL	

答：$W = \frac{0.52 - a}{b}$

W＝(0.52—0.09×0.5-0.12×2)/0.58＝0.41g

0.41×1000/100＝4.1g

应加 4.1 克氯化钠调节等渗。

4. 简述微孔滤膜的特点。

答：优点：①微孔孔径小，截留能力强；②滤速快；③无介质迁移，不影响药液 pH，不滞留药液；④用后弃去，不造成交叉感染。缺点：易堵塞，有些膜化学性质不理想。

5. 论述热原的概念及性质。

答：热原(pyrogen)是注射后能引起恒温动物体温异常升高的物质总称。药剂学中的热原主要是指微生物的代谢产物。

热原的性质：①耐热性：通常注射剂的灭菌条件不足以破坏热原。②水溶性：这是水可受热原污染的原因。③不挥发性：热原不会随水蒸气挥发，这是采用蒸馏法制备注射用水的依据。④滤过性：热原体积小，注射剂的常规滤器不能截留，但超滤膜可截留。⑤吸附性：热原可被活性炭吸附，然后可被常规滤器除去。⑥被化学试剂破坏。

6. 简述输液和小针剂的区别。

答：输液和小针剂的区别：①剂量：输液一般不小于 100mL，小针剂一般不大于 20mL；②给药途径：输液静脉滴注给药，小针剂可以肌内注射，或静脉、脊椎腔、皮下注射；③工艺要求：从配制到灭菌，输液在 4 小时内完成，小针剂在 12 小时内完成；④附加剂：输液不得加入任何抑菌剂、止痛剂、增溶剂，小针剂可以适量加入抑菌剂、止痛剂、增溶剂；⑤不溶性微粒：输液要求比小针剂严格等。

7. 某些输液按照规定的灭菌条件灭菌后，为什么还会出现染菌现象？

答：输液中出现霉团、云雾状、浑浊、产气等现象，说明输液染菌，也有一些外观并无变化。主要原因是生产过程污染严重、灭菌不彻底、瓶塞松动不严等，应特别注意防止。最根本的办法就是尽量减少制备生产过程中的污染，严格灭菌条件，严密包装。

8. 注射用冷冻干燥制品有哪些特点？

答：注射用冷冻干燥制品的特点①可避免药品因高热而分解变质；②所得产品质地疏松，加水后迅速溶解恢复药液原有的特性；③含水量低，一般在 1%～3% 范围内，同时干燥在真空中进行，故不易氧化，有利于产品长期贮存；④产品中的微粒物质比直接分装生产者少；⑤产品剂量准确，外观优良；⑥冷冻干燥产品不足之处在于溶剂不能随意选择；⑦本法需特殊设备，成本较高。

专业英语单词

灭菌制剂　sterilized preparation	热原　pyrogen
无菌制剂　sterile preparation	内毒素　endotoxin
原水　raw water	等渗溶液　isosmotic solution
饮用水　tap water	等张溶液　isotonic solution
纯化水　purified water	灭菌　sterilization
注射用水　water for injection	无菌　sterility
灭菌注射用水　sterile water for injection	无菌操作　aseptic processing
电渗析法　electrodialysis method, EM	防腐　antisepsis
反渗透法　reverse osmotic method	消毒　disinfection
离子交换法　ion-exchange method, EM	物理灭菌法　physical sterilization
蒸馏法　distillation method	热力灭菌法　heat sterilization
过滤　filtration	射线灭菌法　ray sterilization

化学灭菌法 chemical sterilization	鲎试验法 limulus lysate test
层流 laminar flow	输液 infusions
注射剂 Injection	电解质输液 electrolyte infusions
皮内注射 intradermal injection	营养输液 nutrition infusions
皮下注射 subcutaneous injection	胶体输液 colloid infusions
肌内注射 intramuscular injection	含药输液 drug-containing infusions
静脉注射 intravenous injection	注射用无菌粉末 sterile powder for injection
脊椎腔注射 intraspinal injection	冷冻干燥 freeze-drying
动脉内注射 intra-arterial injection	眼用制剂 ophthalmic preparation
注射用油 oil for injection	滴眼剂 eye drops
家兔法 rabbits test	洗眼剂 eye lotions

（易　军）

第十一章　固体制剂(一)

(散剂、颗粒剂、片剂、片剂包衣)

重点提示

本章主要学习常用固体制剂中的散剂、颗粒剂、片剂。它们的制备过程前处理的单元操作经历相同,有着密切的联系。本章重点掌握散剂、颗粒剂和片剂的概念、组成和特点,粉碎、筛分、混合、制粒、干燥等前处理操作的概念并熟悉其方法及影响因素;掌握片剂的制备方法、出现的问题及对应的解决方法;掌握片剂包衣的目的和种类、包衣的方法。熟悉散剂、颗粒剂的制备方法、质量检查和包装储存。了解粉碎、筛分和混合的常用设备。

学习要点

一、概　　述

常用的固体制剂包括:散剂、颗粒剂、片剂、胶囊剂、滴丸剂、膜剂等。

固体制剂的共性:

(1) 物理、化学稳定性比液体制剂好,生产制造成本较低,服用与携带方便。

(2) 制备过程前处理的单元操作经历相同;固体剂型之间有着密切的联系。

(3) 药物在体内首先溶解后才能透过生理膜,被吸收入血。

(一) 固体剂型的制备工艺

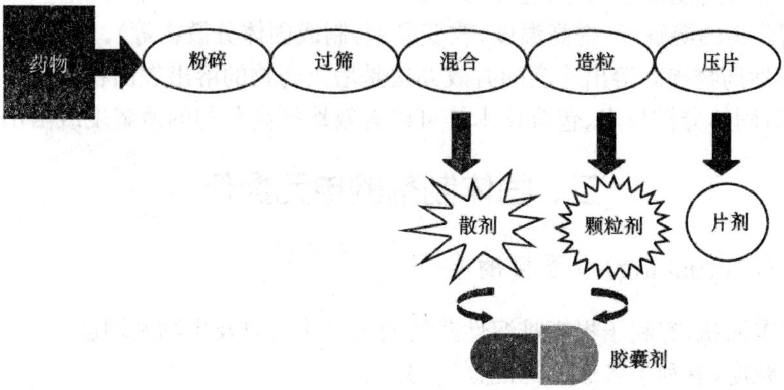

图 11-1　固体剂型的制备工艺图

（二）固体制剂的体内吸收过程

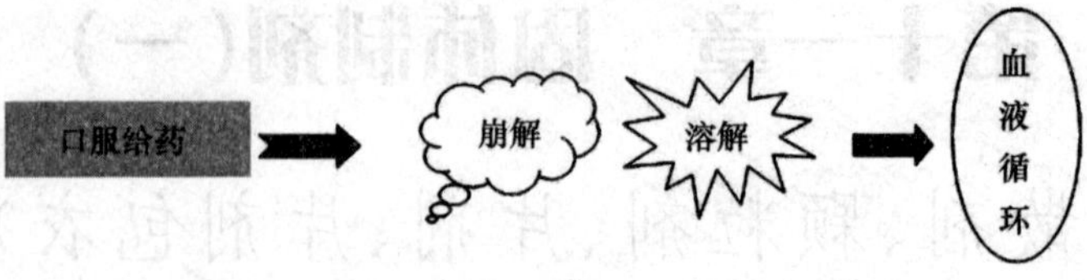

图 11-2　固体制剂的体内吸收过程

表 11-1　不同固体剂型在体内的吸收过程

剂型	崩解或分散	溶解过程	吸收
片剂	+	+	+
胶囊剂	+	+	+
颗粒剂	－	+	+
散剂	－	+	+
混悬剂	－	+	+
溶液剂	－	－	+

“+”表示有此过程，“－”表示无此过程。

（三）影响固体制剂中药物溶出的因素

药物溶出速度可用 Noyes-Whitney 方程描述：

$$dC/dt = KS(C_S - C) \qquad K = D/V\delta$$

式中：K 溶出速度常数　　S 溶出界面面积

D 药物的扩散系数　　C_S 药物的溶解度

δ 扩散边界层厚　　C 药物的浓度

V 溶出介质的量

改善药物溶出速度的措施：

(1) 增大药物的溶出面积(粉碎，崩解)。

(2) 增大溶解速度常数(加强搅拌)。

(3) 提高药物的溶解度(提高温度，改变晶型，制成固体分散物等)。

对于难溶性药物提高溶出速度的有效办法是增大药物的溶出表面积或提高药物的溶解度。粉碎技术、固体分散技术、包合技术等可以有效地提高药物的溶解度或溶出表面积。

二、固体制剂的单元操作

（一）粉碎(crushing)主要目的在于

(1) 增加表面积，有利于提高难溶性药物的溶出速度以及生物利用度。

(2) 减小粒度，有利于各成分的混合均匀。

(3) 大量增加粒子数目，有利于提高固体药物在液体、半固体、气体中的分散度。

(4) 有助于从天然药物中提取有效成分等。

表 11-2　各种粉碎机的性能比较

粉碎机类型	粉碎作用力	粉碎后粒度(μm)	适应物料
球磨机	磨碎、冲击	20～200	可研磨性材料
滚压机	压缩、剪切	20～200	软性粉体
冲击式粉碎机	冲击	4～325	大部分医药品
胶体磨	磨碎	20～200	软性纤维状
气流粉碎机	撞击、研磨	1～30	中硬度物质

（二）筛分(sieving)

目的就是为了获得较均匀的粒子群，有利于药品质量的控制以及制剂生产的顺利进行。

筛分的方法：手工和机械筛分两种。

机械筛分的设备：振荡筛分仪、旋振筛。

（三）混合(mixing)

以含量的均匀一致为目的，是保证制剂产品质量的重要措施之一。

混合度(degree of mixing)是表示物料混合均匀程度的指标。大小介于 0～1 之间。

混合机制　扩散混合(diffusive mixing)、剪切混合(shear mixing)、对流混合(convective mixing)。以上三种混合方式在实际操作过程中并不是独立发生，而是相互联系的。只不过所表现的程度因混合器的类型、粉体性质、操作条件等不同而存在差异而已。一般来说，在混合开始阶段以对流与剪切混合为主导作用，随后扩散的混合作用增加。必须注意，混合不同粒径的、自由流动的粉体时常伴随分离而影响混合程度。

混合方法
- 搅拌混合
- 研磨混合
- 过筛混合

混合设备
- 容器旋转型混合机
  - 三维运动混合机
  - V 型混合机
- 容器固定型混合机
  - 槽型混合机
  - 双螺旋锥型混合机

混合操作要点：

物料密度差较大时：先装密度小的，再装密度大的物料。

药物色泽相差较大时：先加色深的再加色浅的药物，习称“套色法”。

两种物理状态和粉末粗细相近的等量药物混合时，一般容易混合均匀；若组分比例量相差悬殊时，则不易混合均匀。此时应采用等量递加法(习称配研法)混合。

（四）制粒

制粒(granulation)是把粉末、熔融液、水溶液等状态的物料经加工制成具有一定形状与大小粒状物的操作。几乎所有的固体制剂的制备过程都离不开制粒过程。所制成的颗粒可能是最终产品，如颗粒剂；也可能是中间产品，如片剂。

在固体制剂的生产中，混合与制粒是决定固体制剂质量好坏的关键。

制粒的目的是：

(1) 防止药物和辅料混合时组分分离与混合后黏集。

(2) 提高主药含量的均匀度。

(3) 提高物料的流动性。

(4) 改善了压片生产的可压性和胶囊生产的可填性。

制粒方法：
- 湿法制粒：挤压制粒、转动制粒、高速搅拌制粒、流化制粒
- 干法制粒：滚压法、大片法
- 其他方法：喷雾制粒、熔融微丸法、液相中球晶制粒等

1. 湿法制粒方法与设备

(1) 挤压制粒：挤压制粒方法是先将药物粉末与辅料混匀后加入黏合剂制成软材，然后将软材用强制挤压的方式通过具有一定大小的筛孔而制粒的方法。挤压制粒的特点：①颗粒的粒度由筛网孔径大小调节，粒子为圆柱状，粒度分布较窄；②颗粒的松软程度可用不同黏合剂及其加入的量进行调节。常用设备有以下几种：①摇摆式制粒机；②螺旋挤压制粒机；③旋转挤压制粒机。

(2) 转动制粒：转动制粒是在药物粉末中加入一定量的黏合剂，在转动、摇动、搅拌等作用下使粉末黏附，结聚形成具有一定强度的球形粒子的方法。属于湿法非强制制粒的方法，此设备多用于药丸的生产。设备有圆筒旋转制粒机、倾斜旋转锅。

(3) 高速搅拌制粒：高速搅拌制粒是将药物和辅料加入高速搅拌制粒机的容器内，搅拌混合后加入黏合剂，经高速搅拌而完成的制粒方法。其机制是：通过搅拌器混合及高速旋转制粒刀切制，将物料制成湿颗粒。

该设备具有以下特点：①可在同一个容器内进行混合、捏合、制粒过程；②粒度大小由外部破坏力与颗粒内部团聚力所平衡的结果决定，制成的颗粒大小均匀；③与挤压制粒相比，工序少、操作简单、快速。④可制备致密、高强度的适于胶囊剂的颗粒；也可制松软的适合压片的颗粒；⑤操作在封闭状态下进行，符合 GMP 的生产要求。

(4) 流化床制粒：流化床制粒也称沸腾制粒或"一步制粒"，即将混合、制粒、干燥，甚至包衣等工序在一台设备中完成的方法。其特点如下：①简化工艺，节省时间、劳动强度低。②制得的颗粒为多孔性柔软颗粒，密度小、强度小，粒度均匀、溶解性、流动性、压缩成形性好。该方法适用于混合、制粒、干燥、包衣、制微丸等。

(5) 复合型制粒：以流化制粒为基础，结合其他制粒方式而创制的多功能制粒方法。

2. 干法制粒 干法制粒制备方法有压片法和滚压法。压片法系利用重型压片机将物料粉末压制成直径约为 20～25mm 的胚片，然后破碎成一定大小颗粒的方法。滚压法系利用转速相同的二个滚动圆筒之间的缝隙，将药物粉末滚压成板状物，然后破碎成一定大小颗粒的方法。

干法制粒压片法常用于热敏性、遇水易分解的物料，方法简单、省工省时。采用干法制粒时，应注意由于高压引起的晶型转变及活性降低等问题。

3. 其他

(1) 喷雾制粒：是把药物溶液或混悬液喷雾于干燥室内，在热气流的作用下使雾滴中的

水分迅速蒸发以直接获得球状干燥细颗粒的方法。由于物料的受热时间极短,故适用于热敏性物料。生产中可用于抗生素粉针的生产、微囊的制备、固体分散体的制备以及中药提取液的干燥或中药提取液直接制粒。

(2) 液相中晶析制粒法:是使药物在液相中析出结晶的同时借液体架桥剂和搅拌作用聚结成球形颗粒的方法。也叫球形晶析制粒法,简称球晶制粒法。球晶制粒物是纯药物结晶聚结在一起形成的球形颗粒,其流动性、充填性、压缩成形性好,因此可少用辅料或不用辅料进行直接压片。

(五) 干燥

干燥是利用热能将湿物料中的湿分(水分或其他溶剂)汽化,并利用气流或真空带走汽化了的湿分,从而获得干燥物料的操作。

干燥过程:包括传热过程和传质过程。热能从扩散表面传至物料内部;湿分从物料内部传至扩散表面。

干燥的必要条件:被干燥物料中的水分所产生的水蒸气分压大于热空气中水蒸气分压。

干燥方法:常压干燥、减压干燥、喷雾干燥、沸腾干燥、冷冻干燥、红外线干燥、微波干燥、吸湿干燥。

三、散 剂

散剂(powders)系指药物与适宜的辅料经粉碎、均匀混合而制成的干燥粉末状制剂,可外用也可内服。

(一) 分类

其分类有如下三种方法:

①按组成药味多少来分类,可分为单散剂与复散剂;

②按剂量情况来分类,可分为分剂量散与不分剂量散;

③按用途来分类,可分为溶液散、煮散、内服散、外用散等。

(二) 散剂的制备流程

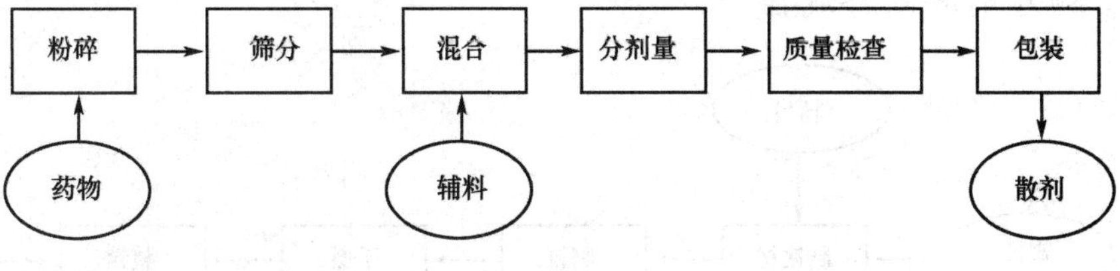

图 11-3 散剂的制备工艺图

(三) 质量检查与包装贮存

散剂的质量除了与制备工艺有关以外,还与散剂的包装、贮存条件等密切相关。由于散剂的分散性很大，吸湿性是影响散剂质量的重要因素，因此，必须了解物料的吸湿特性以及影响吸湿性的因素。

(1) 吸湿性：散剂包装与贮存的重点在于注意防潮。若包装与贮存不当已出现潮解、结块、变色、分解等不稳定现象，影响散剂的质量。有关粉体的吸湿性可参见前述。

(2) 包装材料：散剂一般采取密封包装与密闭贮藏。含挥发性药物或易吸潮的散剂应密封贮藏，以减少湿度(水分)、温度、光线、微生物等因素的影响。用于包装的材料应选用透湿性较小的包装材料。

(四) 典型处方与工艺分析

例　冰硼散

【处方】 冰片 50g　硼砂(炒)500g　朱砂 60g　玄明粉 500g

【制法】 以上四味，朱砂水飞或粉碎成极细粉，硼砂粉碎成细粉，将冰片研细，与上述粉末及玄明粉配研，过筛，混合，即得。

【工艺分析】 ①朱砂主含硫化汞，为粒状或块状集合体，色鲜红或暗红，具光泽，质重而脆，水飞法可获极细粉。玄明粉系芒硝经风化干燥而得，含硫酸钠不少于 99%；②本品朱砂有色，易于观察混合的均匀性。③方中各组分比例量相差悬殊，且朱砂色深，为了混合均匀、避免色泽差异，制备时要注意混合顺序，一般先将等量的硼砂和玄明粉置混合器中混合均匀(同时起到饱和混合器的作用)，然后以朱砂“打底”，加入与朱砂等量的硼砂和玄明粉混合物套研，如此倍量增加直至加完全部的量大组分。此外，由于冰片为挥发性药物，容易升华损失，因此要在前三味药混匀后再加入，同时成品也需密封贮藏，目的是防止成分的挥发损失。

四、颗　粒　剂

颗粒剂(granules)是指药物和适宜的辅料混合制成的具有一定粒度的干燥颗粒状制剂。供口服用。其中粒径范围在 105～500μm 的颗粒剂又称细粒剂。

(一) 分类

可溶性颗粒(通称颗粒)、肠溶颗粒、混悬颗粒、缓释颗粒、泡腾性颗粒、控释颗粒。

(二) 颗粒剂的制备流程

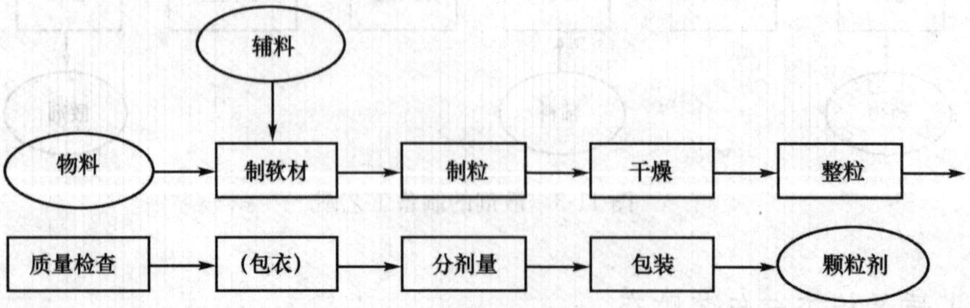

图 11-4　颗粒剂的制备工艺图

具体操作时需注意：

(1) 湿颗粒制成后，须及时干燥，否则可能发生粘连而致结块、变形。常用的干燥设备有烘箱、烘房及沸腾干燥床等。

(2) 湿颗粒干燥后可能会有结块、粘连的现象，因此要对干颗粒采用过筛的方法进行整粒和分级，以得到具有一定粒度的均匀颗粒，保证分剂量的准确性和含量的均匀一致性等。一般先通过一号筛除去大颗粒，然后通过四号筛除去细小颗粒和细粉，筛除的细小颗粒和细粉，可重新制粒或混入下次同批药粉后重新制粒。

(3) 整粒后的干颗粒应进行含量、粒度等有关检查，符合要求后方可进行分剂量包装。生产上多采用自动颗粒包装机进行分装。

(三) 典型处方与工艺分析

例　维生素C颗粒剂的制备

【处方】

	维生素C	100.0g
	糊精	1000.0g
	糖粉	900.0g
	酒石酸	10.0g
	50%乙醇(体积分数)	适量
	共制	1000袋

【制法】 将维生素C、糊精、糖粉分别过100目筛，将维生素C与辅料混匀，再将酒石酸溶于50%乙醇(体积分数)中，一次性加入上述混合物中，混匀，制软材，过16目尼龙筛制粒，60 ℃以下干燥，整粒后用塑料袋包装，每袋2g，含维生素C 100mg。

【附注】 维生素C为有效成分；糊精为稀释剂、具黏合作用可使颗粒易于成形；糖粉既作黏合剂又可增加硬度，同时兼有矫味作用；酒石酸为稳定剂；50%乙醇为润湿剂。

维生素C的稳定性较差，制备过程中应注意以下问题：

(1) 维生素C在干燥状态下较稳定，但在潮湿状态或溶液中，其分子中的烯二醇结构，易氧化水解而变色，尤其与金属(铜、铁)接触时，更易于变色，因此制粒过程应避免与金属接触，使用尼龙筛网，并尽量缩短制粒时间；温度对维生素C的氧化亦有影响，故颗粒干燥温度宜控制在60 ℃以下。

(2) 处方中加入酒石酸，可防止维生素C遇金属离子氧化变色(酒石酸对金属离子有络合作用)，由于其用量小，为混合均匀，易先溶于润湿剂(50%乙醇)中。

(3) 维生素C的用量较小，为保证维生素C能与糊精、糖粉混合均匀，应采用等量递增法。

五、片　剂

(一) 概述

片剂(tablets)系指药物与适宜的辅料混匀压制而成的片状固体制剂。

- 片剂分类
  - 口服片剂
    - 普通片剂
    - 包衣片：糖衣片、薄膜衣片、肠溶衣片
    - 泡腾片
    - 咀嚼片
    - 分散片
    - 缓释片
    - 控释片
    - 多层片
    - 口腔速崩片
  - 口腔用片
    - 舌下片
    - 含片
    - 口腔贴片
  - 外用片剂
    - 可溶片
    - 阴道片

（二）常用辅料

片剂由药物和辅料(excipients 或 vehicle)组成。辅料系指片剂内除药物以外的一切附加物料的总称，亦称赋形剂。根据片剂中常用辅料不同功能，可分为填充剂、崩解剂、润湿剂和黏合剂、润滑剂、着色剂、矫味剂等。

表 11-3　常用辅料品种分类及用途分类

片剂辅料	稀释剂	淀粉　蔗糖　糊精　乳糖　预胶化淀粉　微晶纤维素　无机盐类　糖醇类
	润湿剂	蒸馏水　乙醇
	黏合剂	淀粉浆　纤维素类(甲基纤维素、羟丙纤维素、羟丙甲纤维素、羧甲基纤维素钠、乙基纤维素)聚维酮　明胶　聚乙二醇　其他(蔗糖溶液、海藻酸钠)
	崩解剂	干淀粉　羧甲淀粉钠　低取代羟丙基纤维素　交联羧甲基纤维素钠　交联聚维酮　泡腾崩解剂
	润滑剂	硬脂酸镁　微粉硅胶　滑石粉　氢化植物油　聚乙二醇类　十二烷基硫酸钠
	色、香、味及其调节剂	色素　香精

（三）制备方法

- 片剂制备工艺
  - 制粒压片法
    - 湿法制粒压片法
    - 干法制粒压片法
  - 直接压片法
    - 粉末(药物结晶)直接压片法
    - 半干式颗粒(空白辅料颗粒)压片法

1. 湿法制粒压片工艺流程图

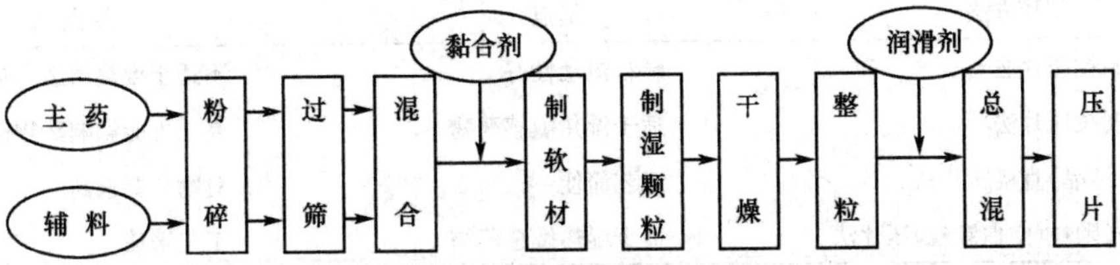

图 11-5　湿法制粒压片工艺流程图

2. 干法制粒压片工艺流程图

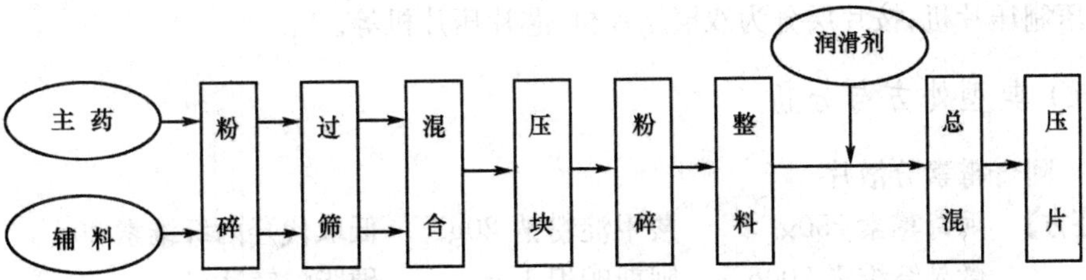

图 11-6　干法制粒压片工艺流程图

3. 粉末(结晶)直接压片工艺流程图

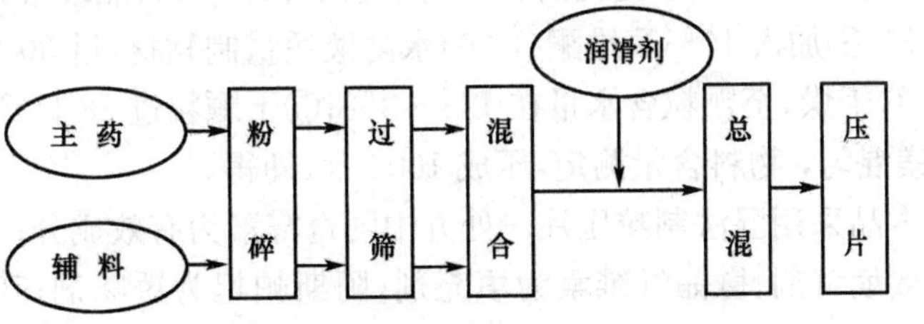

图 11-7　粉末(结晶)直接压片工艺流程图

4. 半干式颗粒(空白颗粒)压片工艺流程图

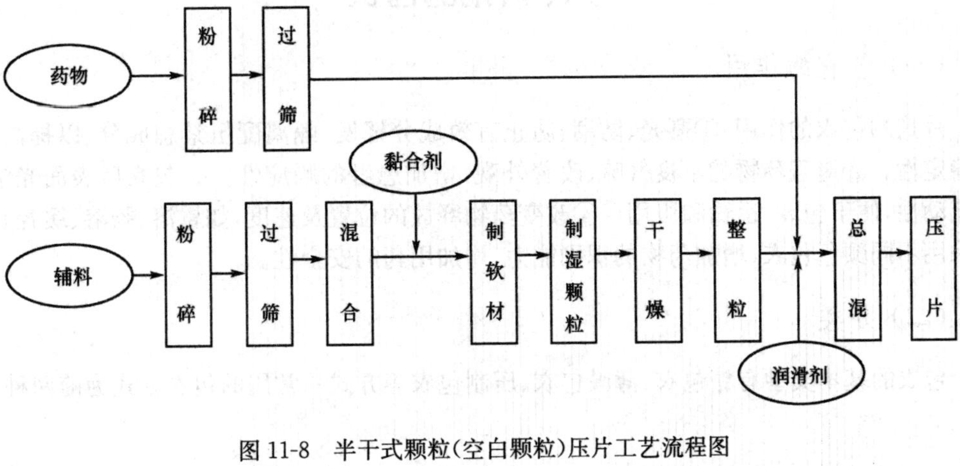

图 11-8　半干式颗粒(空白颗粒)压片工艺流程图

表 11-4　片剂制备方法的优缺点比较

压片方法	优点	缺点
湿法制粒压片法	颗粒流动性好	不适于湿热敏感药物
干法制粒压片法	适于湿热敏感药物	高压可能影响药物活性
粉末(结晶)直接压片法	工艺简便	对物料要求高
半干式颗粒(空白颗粒)压片法	适于湿热敏感药物	工艺繁琐

(四) 压片仪器与设备

常用压片机按其结构分为单冲压片机和旋转压片机;按压缩次数分为一次压制压片机和二次压制压片机;按片层分为双层压片机、芯片压片机等。

(五) 典型处方与分析

例　阿奇霉素分散片

【处方】　阿奇霉素 250g　羧甲淀粉钠 20g　低取代羟丙纤维素 20g
微晶纤维素 200g　阿斯帕坦 10g　硬脂酸镁适量
10%聚维酮(K30)　水溶液适量

【制法】　①将原料药粉碎过 80 目筛;辅料 50℃～60℃干燥 2～3 小时,过 100 目筛,备用;②按处方称取阿奇霉素、羧甲淀粉钠、低取代羟丙纤维素、微晶纤维素、阿斯帕坦按照等量递增法混合均匀;③加入 10%聚维酮(K30)水溶液适量制软材,过 30 目筛制湿颗粒;④将湿颗粒 50℃～60℃干燥,至颗粒含水量在 1%～3%;⑤干颗粒过 28 目筛整粒;干颗粒称重,加入 1%硬脂酸镁混匀, 物料含量测定,压成 1000 片,即得。

【注释】　①本品采用湿法制粒压片。处方中阿奇霉素为有效成分;羧甲淀粉钠、低取代羟丙纤维素为高效崩解剂;微晶纤维素为填充剂;阿斯帕坦为矫味剂;10%聚维酮(K30)为黏合剂;硬脂酸镁为润滑剂。②为了使药物含量均匀,采用等量递增法混合。为了保证颗粒的流动性及片重均一性,采用 30 目筛制粒、28 目筛整粒。

六、片剂的包衣

(一) 包衣的作用

片剂的包衣的作用:①避光、防潮、防止有效成分挥发、隔离配伍禁忌成分,以提高药物的稳定性。②遮盖药物的不良气味、改善外观,增加患者的顺应性。③包衣后表面光洁,提高流动性,便于包装、运输和服用。④改变药物释放的位置及速度,如胃溶、肠溶、缓控释等。⑤采用不同颜色包衣,增加药物的识别能力,增加用药的安全性。

(二) 分类

包衣的基本类型有糖包衣、薄膜包衣、压制包衣等方式。常用的包衣方式为前两种。

表 11-5 糖包衣与薄膜包衣比较

项目	糖包衣	薄膜包衣
包衣材料	便宜、易得、防潮性差	防潮、抗湿、遮光
外观	光亮	片型美观、色彩鲜艳、标志清新、形象生动
包衣增重	增重一般为片重 50%以上	增重一般为片重 0.5%～3%
包衣时间	10 小时～16 小时	2 小时～3 小时
使用对象	糖尿病人慎用	适应广泛人群
崩解性能	影响崩解	影响很小
品种	胃溶	胃溶、肠溶、口含、缓释、控释等

(三)工艺流程

包衣工艺流程分为糖包衣与薄膜包衣两种。

1. 糖包衣工艺流程

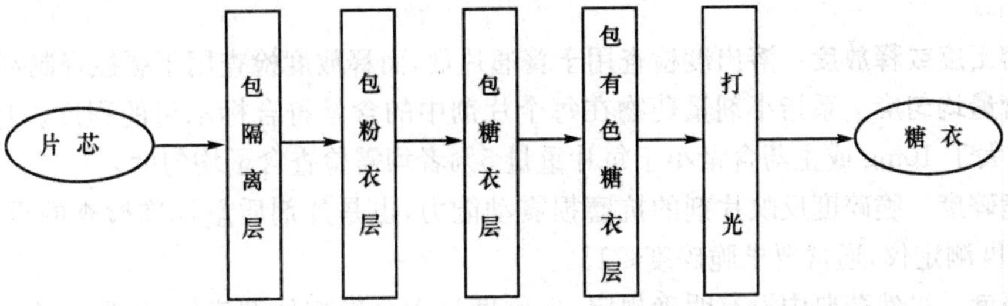

图 11-9 包糖衣工艺流程图

2. 薄膜包衣工艺

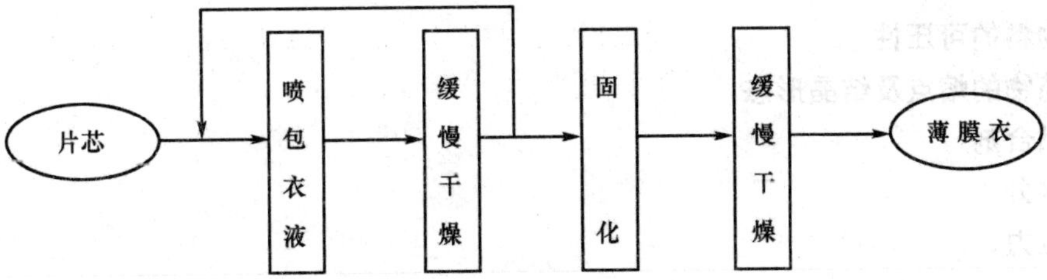

图 11-10 包薄膜衣工艺流程

包衣常用方法有滚转包衣法(锅包衣法)、流化包衣法、压制包衣法。

七、片剂的质量评价及影响因素

(一)片剂的质量评价项目

1. 外观性状 片剂应完整、表面色泽均匀、光洁,无杂斑,无异物。

2. 片重差异 应符合现行药典对片重差异限度的要求,见表 11-6。

表 11-6 中国药典 2010 年版规定的片重差异限度

片剂的平均重量(g)	片剂差异限度(%)
<0.30	±7.5
≥0.30	±5.0

糖衣片的片心应检查重量差异,并符合上表规定,包衣后不再检查片重差异。薄膜衣片在包薄膜衣后检查重量差异并符合规定。

凡已规定检查含量均匀度的片剂,不必进行片重差异检查。

3. 崩解时限

表 11-7 中国药典规定的片剂的崩解时限

片 剂	普通片	浸膏片	糖衣片	薄膜包衣片	肠溶包衣片
崩解时限(分钟)	15	60	60	60	人工胃液中 2 小时不得有裂缝、崩解或软化等,人工肠液中 60 分钟全部溶或崩解并通过筛网

4. 溶出度或释放度 溶出度检查用于普通片剂,而释放度检查用于缓控释制剂。

5. 含量均匀度 系指小剂量药物在每个片剂中的含量符合标示量的程度。片剂每片标示量不大于 10mg 或主药含量小于每片重量 5%者均需检查含量均匀度。

6. 脆碎度 脆碎度反映片剂的抗磨损震动能力,也是片剂质量标准检查的重要项目。常用脆碎度测定仪,通常要求脆碎度≤1%。

7. 硬度 虽然药典中没有明确规定,但硬度过大会影响片剂崩解,硬度太小不利于运输,通常普通片剂硬度在 50N 以上 。

(二) 片剂成形的影响因素

1. 物料的可压性

2. 药物的熔点及结晶形态

3. 黏合剂

4. 水分

5. 压力

(三) 片剂制备中常见问题

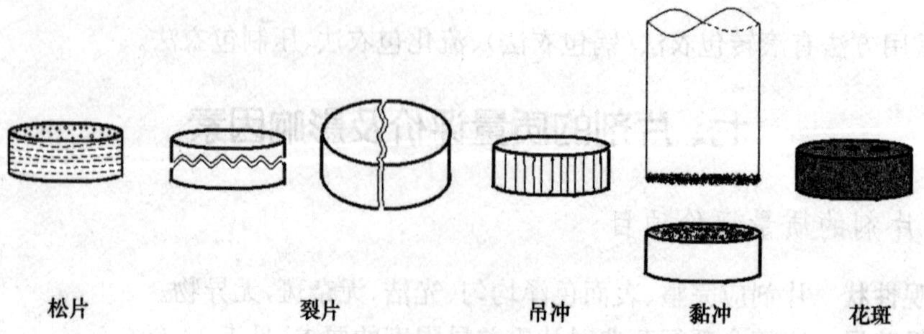

图 11-11 片剂常见问题

松片、裂片、黏冲与吊冲、片重差异超限、崩解延缓、溶出超限、片剂含量不均匀、花斑与印斑等。

知识地图

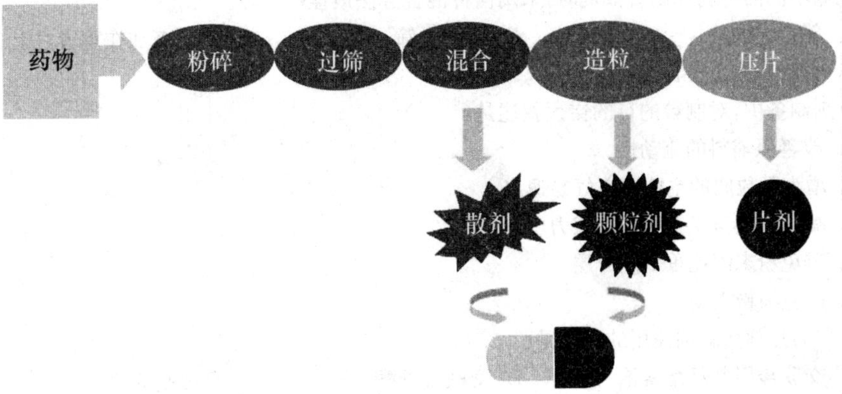

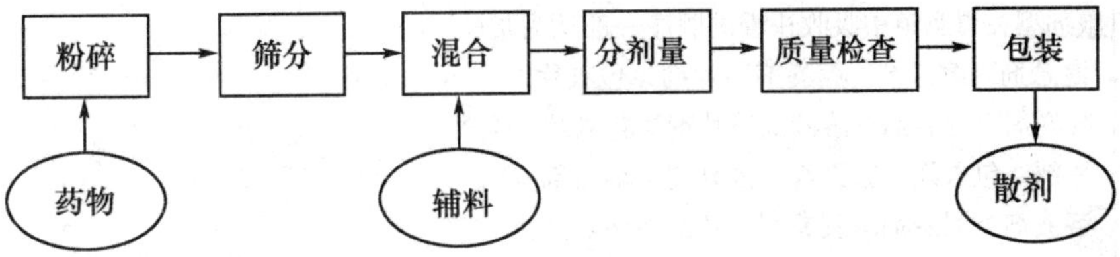

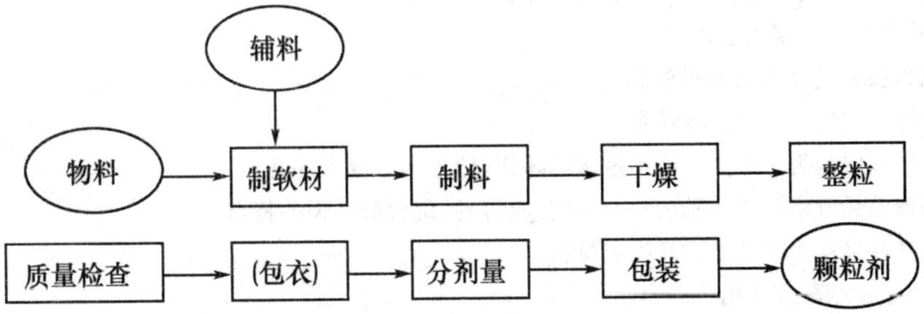

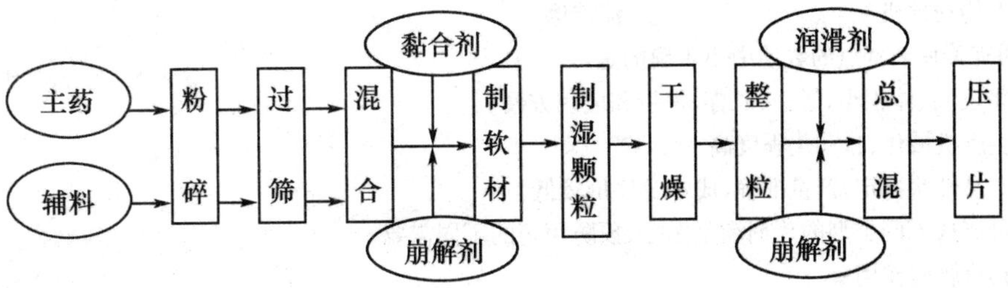

精选习题

一、选择题

单项选择题

1. 比重不同的药物在制备散剂时，采用何种混合方法最佳(　　)。
   A. 等量递加法　B. 多次过筛　C. 将轻者加在重者之上
   D. 将重者加在轻者之上　E. 搅拌
2. 片剂制备中，对制粒的目的错误叙述是(　　)。
   A. 改善原辅料的流动性
   B. 增大颗粒间的空隙使空气易逸出
   C. 减小片剂与模孔间的摩擦力
   D. 避免粉末因比重不同分层
   E. 避免细粉飞扬
3. 不作为片剂崩解剂使用的材料是(　　)。
   A. 交联羧甲基纤维素钠　B. 交联聚维酮　C. 羟丙基淀粉
   D. 羟丙甲纤维素　E. 干淀粉
4. 口服剂型在胃肠道中吸收快慢的顺序一般认为是(　　)。
   A. 混悬剂＞溶液剂＞胶囊剂＞片剂＞包衣片
   B. 胶囊剂＞混悬剂＞溶液剂＞片剂＞包衣片
   C. 片剂＞包衣片＞胶囊剂＞混悬剂＞溶液剂
   D. 溶液剂＞混悬剂＞胶囊剂＞片剂＞包衣片
   E. 包衣片＞片剂＞胶囊剂＞混悬剂＞溶液剂
5. 有关片剂包衣错误的叙述是(　　)。
   A. 可以控制药物在胃肠道的释放速度
   B. 滚转包衣法适用于包薄膜衣
   C. 包隔离层是为了形成一道不透水的障碍，防止水分浸入片芯
   D. 用聚乙烯吡咯烷酮包肠溶衣，具有包衣容易、抗胃酸性强的特点
   E. 乙基纤维素为水分散体薄膜衣材料
6. 粉碎小量毒剧药应选用(　　)。
   A. 瓷制乳钵　B. 球磨机　C. 玻璃制乳钵
   D. 万能粉碎机　E. 流能磨
7. 下列有关片剂特点的叙述中不正确的是(　　)。
   A. 密度高、体积小，运输、贮存、携带和应用方便
   B. 生产机械化、自动化程度高
   C. 产品性状稳定，剂量准确，成本及售价较低
   D. 可制成不同类型的片剂满足医疗、预防用药的不同需要
   E. 具有靶向作用
8. 片剂包衣的目的不包括(　　)。
   A. 美观　B. 防潮　C. 防裂片
   D. 掩盖异味　E. 隔离配伍禁忌
9. 压片时造成黏冲的原因的错误表述是(　　)。

A. 压力过大　B. 颗粒含水量过多　C. 冲表面粗糙
D. 颗粒吸湿　E. 润滑剂用量不当

10. 在制备散剂时,组分数量差异大者,宜采用何种混合方法最佳(　　)。
A. 制成倍散　B. 多次过筛　C. 等量递加法
D. 研磨　E. 共熔

11. 制成片剂需进行溶出度测定的药物不包括(　　)。
A. 消化液中难溶的药物　B. 与其他成分易发生相互作用的药物
C. 前体药物　D. 剂量小、药效强、副作用大的药物
E. 久贮后溶解度降低的药物

12. 下列关于片剂的叙述错误的是(　　)。
A. 舌下片、植入片可避免肝首过效应
B. 泡腾片既可供外用也可内服
C. 分散片增加难溶性药物的吸收、提高生物利用度
D. 咀嚼片、缓释片、肠溶片、分散片不作崩解时限检查
E. 口腔贴片、分散片、控释片需做释放度检查

13. 常见片剂的叙述中不正确的是(　　)。
A. 肠溶衣片包胃液中不溶、在肠液中溶解的材料如CAP,避免胃刺激或分解
B. 咀嚼片适于儿童或吞咽困难者,常用辅料为山梨醇
C. 舌下片在舌下或颊腔使用可避免首过消除,吸收迅速
D. 泡腾片含泡腾崩解剂(碳酸氢钠和枸橼酸),可口服或外用
E. 含片中可加入矫味剂、芳香剂

14. 有关粉碎的不正确表述是(　　)。
A. 粉碎是将大块物料破碎成较小颗粒或粉末的操作过程
B. 粉碎的主要目的是减小粒径,增加比表面积
C. 粉碎有利于固体药物的溶解和吸收
D. 粉碎有利于减小固体药物的密度
E. 粉碎有利于提高固体药物在液体、半固体中的分散性

15. 药筛筛孔目数习惯上是指(　　)。
A. 每厘米长度上筛孔数目　B. 每平方厘米面积上筛孔数目
C. 每英寸长度上筛孔数目　D. 每平方英寸面积上筛孔数目
E. 每市寸长度上筛孔数目

16. 以下哪一项不是片剂处方中润滑剂的作用(　　)。
A. 增加颗粒的流动性　B. 防止颗粒黏附在冲头上
C. 促进片剂在胃中的润湿　D. 减少冲头、冲模的磨损
E. 使片剂易于从冲模中推出

17. 粉末直接压片时,既可作稀释剂,又可作黏合剂,还兼有崩解作用的辅料是(　　)。
A. 淀粉　B. 糖粉　C. 氢氧化铝
D. 糊精　E. 微晶纤维素

18. 在片剂的薄膜包衣液中加入蓖麻油作为(　　)。
A. 增塑剂　B. 致孔剂　C. 助悬剂
D. 乳化剂　E. 成膜剂

19. 用包胃溶性薄膜衣片的材料是(　　)。

A. 羟丙基纤维素　B. 虫胶　C. 邻苯二甲酸羟丙基甲基纤维素
D. Ⅱ号丙烯酸树脂　E. 邻苯二甲酸醋纤维素

20. 不影响片剂成形的原、辅料的理化性质是(　　)。
A. 可压性　B. 熔点　C. 粒度
D. 颜色　E. 结晶形态与结晶水

21. 中国药典(2010 年版)规定薄膜衣片的崩解时限为(　　)。
A. 5 分钟内　B. 15 分钟内　C. 30 分钟内
D. 60 分钟内　E. 120 分钟内

22. 反映难溶性固体药物吸收的体外指标主要是(　　)。
A. 溶出度　B. 崩解时限　C. 片重差异
D. 含量　E. 脆碎度

23. 混合不均匀或可溶性成分迁移会造成(　　)。
A. 裂片　B. 黏冲　C. 片重差异超限
D. 均匀度不合格　E. 崩解超限

24. 环境湿度过大或颗粒不干燥会造成(　　)。
A. 裂片　B. 黏冲　C. 片重差异超限
D. 片剂含量不均匀　E. 崩解超限

25. 颗粒粗细相差悬殊或颗粒流动性差时会产生(　　)。
A. 裂片　B. 松片　C. 黏冲
D. 色斑　E. 片重差异超限

配伍选择题

[26～30]A. 舌下片　B. 粉针　C. 肠溶衣片　D. 糖衣片　E. 植入片

26. 激素类药物宜制成(　　)。
27. 硝酸甘油宜制成(　　)。
28. 辅酶 A 宜制成(　　)。
29. 当归浸膏宜制成(　　)。
30. 红霉素宜制成(　　)。

[31～35]下列辅料在片剂生产中的作用。

A. 羧甲基淀粉钠　B. 硬脂酸镁　C. 乳糖　D. 羟丙基甲基纤维素溶液　E. 水

31. 片剂的黏合剂(　　)。
32. 片剂的崩解剂(　　)。
33. 片剂的润湿剂(　　)。
34. 片剂的填充剂(　　)。
35. 片剂的润滑剂(　　)。

多项选择题

36. 片剂的要求是(　　)。
A. 含量准确,重量差异小　B. 压制片中药物很稳定,故无保存期规定
C. 崩解时限或溶出度符合规定　D. 色泽均匀,完整光洁,硬度符合要求
E. 片剂大部分经口服用,不进行细菌学检查

37. 关于干燥的叙述错误的是(　　)。
A. 沸腾干燥器可将混合、制粒、干燥一次完成
B. 厢式干燥器物料盘上的物料不能过厚

C. 喷雾干燥不适用于热敏性物料的干燥
D. 冷冻干燥得到的产品含水量较大
E. 冷冻干燥适用于热不稳定的抗生素类药物或酶等生物制品

38. 常用的胃溶性薄膜衣材料有(　　)。
A. 乙基纤维素　　B. CAP　　C. PEG
D. HPC　　E. PVP

39. 淀粉在片剂中的用途包括(　　)。
A. 填充剂　　B. 黏合剂　　C. 崩解剂
D. 润滑剂　　E. 润湿剂

40. 造成黏冲的原因(　　)。
A. 压力过大　　B. 颗粒含水量过多　　C. 冲模表面粗糙
D. 润滑剂用量不足　　E. 崩解剂加量过少

二、处方分析题

1. 复方磺胺甲基异噁唑片处方

磺胺甲基异噁唑	(1)
甲基苄胺嘧啶	(2)
淀粉	(3)
十二烷基硫酸钠	(4)
淀粉浆	(5)
硬脂酸镁	(6)

2. 复方乙酰水杨酸片

乙酰水杨酸	268g	(1)
对乙酰氨基酚	136g	(2)
咖啡因	33.4g	(3)
淀粉	266g	(4)
淀粉浆(17%)	q. s	(5)
滑石粉	15g	(6)
轻质液状石蜡	0.25g	(7)

三、简答题

1. 湿法制粒压片的生产流程。
2. 片剂包衣的目的有哪些?
3. 片剂的辅料分为哪几类?各举一例。
4. 试分析片剂制备中出现裂片的原因。
5. 片剂的质量检查包括哪些?

参考答案

一、选择题

单项选择题

1.D　2.C　3.D　4.D　5.D　6.B　7.E　8.C　9.A　10.C　11.C　12.D　13.B　14.D　15.C　16.C　17.E　18.A　19.A　20.D　21.C　22.A　23.D　24.B　15.E

配伍选择题

26. E　27. A　28. B　29. D　30. C　31. D　32. A　33. E　34. C　35. B

多项选择题

36. ACD　37. ACD　38. CDE　39. ABC　40. BCD

二、处方分析题

1. 复方磺胺甲基异噁唑片

磺胺甲基异噁唑	(1) 主药
甲基苄胺嘧啶	(2) 主药、增效剂
淀粉	(3) 崩解剂，填充剂
十二烷基硫酸钠	(4) 改善崩解
淀粉浆	(5) 黏合剂
硬脂酸镁	(6) 润滑剂

2. 复方乙酰水杨酸片

乙酰水杨酸	268g	(1) 主药
对乙酰氨基酚	136g	(2) 主药
咖啡因	33.4g	(3) 主药
淀粉	266g	(4) 填充剂，崩解剂
淀粉浆（17%）	q. s	(5) 黏合剂
滑石粉	15g	(6) 润滑剂
轻质液状石蜡	0.25g	(7) 润滑剂

三、简答题

1. 湿法制粒压片的生产流程

主药 + 辅料（填充剂、吸收剂、崩解剂）→粉碎、过筛→混合 → 加润湿剂或黏合剂 →制软材→制湿颗粒→干燥得干颗粒→整粒→ 加润滑剂、崩解剂 →混合→压片

2. 包衣的目的有哪些？

(1) 掩盖片剂的不良味道；

(2) 增加药物的稳定性；

(3) 控制药物的释放部位；

(4) 控制药物的释放速度；

(5) 防止复方成分发生配伍禁忌。

3. 片剂的辅料分为哪几类？各举一例。

片剂辅料	稀释剂	淀粉　蔗糖　糊精　乳糖　预胶化淀粉　微晶纤维素　无机盐类　糖醇类
	润湿剂	蒸馏水　乙醇
	黏合剂	淀粉浆　纤维素类(甲基纤维素、羟丙纤维素、羟丙甲纤维素、羧甲基纤维素钠、乙基纤维素)聚维酮　明胶　聚乙二醇　其他(蔗糖溶液、海藻酸钠)
	崩解剂	干淀粉　羧甲淀粉钠　低取代羟丙基纤维素　交联羧甲基纤维素钠　交联聚维酮　泡腾崩解剂
	润滑剂	硬脂酸镁　微粉硅胶　滑石粉　氢化植物油　聚乙二醇类　十二烷基硫酸钠
	色、香、味及其调节剂	色素　香精

4. 裂片产生原因主要有：

(1) 药物本身可压性差；

(2) 颗粒太干、细粉过多、药物结晶水失去过多造成裂片；

(3) 颗粒中润滑剂使用过量，粉末中部分空气不能及时逸出而被压在片剂内，当撤去压力后，片剂内部空气膨胀造成裂片；

(4) 压片机压力过大，车速过快，冲模不符合要求等。

5. 片剂的质量检查包括哪些？

答：外观性状、重量差异、脆碎度、崩解时限、溶出度或释放度检查、含量均匀度检查、含量测定等。

专业英语单词

固体制剂 solid dosages	散剂 powders
粉碎 crushing	颗粒剂 granules
筛分 sieving	片剂 tablets
混合 mixing	辅料 excipient 或 vehicle
混合度 degree of mixing	稀释剂 diluents, fillers
扩散混合 diffusive mixing	润湿剂 moistening agent
剪切混合 shear mixing	黏合剂 binders
对流混合 convective mixing	崩解剂 disintegrant
制粒 granulation	润滑剂 lubricants
湿法制粒 wet granulation	包衣 coating
干法制粒 dry granulation	溶出度 dissolution
干燥 drying	

（卫世杰）

第十二章 固体制剂(二)

重点提示

本章包含了固体制剂中的胶囊剂、滴丸剂和膜剂。重点掌握胶囊剂、滴丸概念和制备方法,熟悉膜剂的概念及常用的成膜材料,了解滴丸的质量检查项目和方法,了解膜剂的制备方法和质量检查。

学习要点

第一节 胶 囊 剂

一、胶囊剂的概念与分类

胶囊剂(capsules)系指将药物填装于空心硬质胶囊中或密封于弹性软质胶囊中而制成的固体制剂,构成上述空心硬质胶囊壳或弹性软质胶囊壳的材料是明胶、甘油、水以及其他的药用材料,但各成分的比例不尽相同,制备方法也不同。

胶囊剂按胶囊壳的软硬材质不同可分为硬胶囊剂(hard capsules)和软胶囊剂(soft capsules);按溶解的部位不同可分为胃溶型胶囊(gastric capsules)和肠溶型胶囊剂(enteric capsules);按释药速度不同可分为普通胶囊(ordinarily capsules)、缓释胶囊(enteric capsules)及控释胶囊(controlled capsules)。

二、胶囊剂的特点

1. 能掩盖药物不良嗅味、提高药物稳定性。
2. 药物的生物利用度较高。
3. 可弥补其他固体剂型的不足。
4. 可定时定位释放药物。

另外,胶囊剂囊壁能着色、印字,利于识别。

由于胶囊剂壳主要组分是水溶性明胶,因此有些药物不宜制成胶囊剂。通常不宜制成胶囊剂的药物有:

1. 药物的水溶液或乙醇溶液,因能使胶囊壁溶解。
2. 易溶性药物如氯化钠、溴化物、碘化物等,以及小剂量的刺激性药物,因在胃中溶解后局部浓度过高而刺激胃黏膜。
3. 易风化药物,因可使胶囊壁变软。

4. 吸湿性药物,因可使胶囊壁过分干燥而变脆。

三、胶囊剂的制备

(一) 硬胶囊剂的制备

1. 制备工艺　硬胶囊的制备一般分为空胶囊的制备、填充药物的制备、填充及抛光等工艺过程。其一般工艺流程图如下：

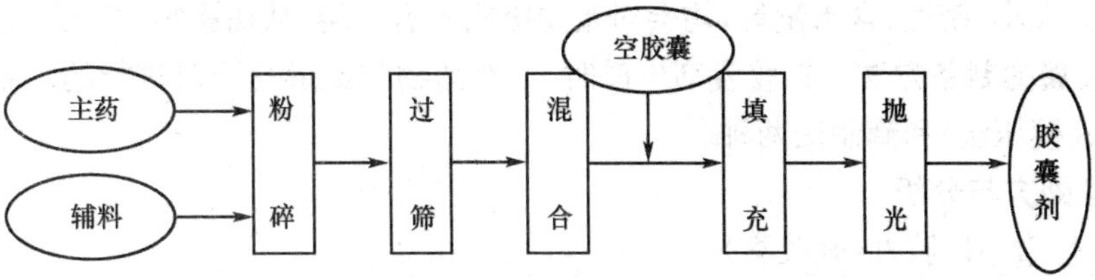

图 12-1　硬胶囊的制备的一般工艺流程图

2. 硬胶囊剂制备过程中容易出现的质量问题

(1) 装量差异超限:导致胶囊剂装量差异超限的原因主要有囊壳因素、药物因素、填充设备因素等。可以通过加入适宜辅料或者制颗粒等方法改善药物的流动性,使填充准确,同时对填充设备要及时维修保养,确保正常运转。

(2) 吸潮:胶囊剂的吸潮问题是较普遍的问题。可以通过改进制备工艺(如制粒、防潮包衣),利用玻璃瓶、双铝箔包装、铝塑包装等方法解决。

3. 典型处方与分析

例　速效感冒胶囊

【处方】　对乙酰氨基酚 300g　维生素 C 100g　胆汁粉 100g　咖啡因 3g　氯苯那敏 3g　10%淀粉浆 适量　食用色素 适量

共制成硬胶囊 1000 粒

【制法】　①取上述药物,分别粉碎,过 80 目筛;②将 10%淀粉浆分为 A、B、C 三组,A 加入少量食用胭脂红制成红糊,B 加入少量食用橘黄(最大用量为万分之一)制成黄糊,C 不加色素为白糊;③将对乙酰氨基酚分成三份,一份与氯苯那敏混合后加入红糊,一份与胆汁粉、维生素 C 混合后加入黄糊,一份与咖啡因混合后加入白糊,分别制成软材后,过 14 目尼龙筛制粒,于 70℃干燥至水分 3%以下;④将上述三种颜色的颗粒混合均匀后,填入空胶囊,即得。

【注释】　本品为一种复方制剂,为防止混合不均匀和填充不均匀,采用湿法制粒方法使得颗粒流动性良好,经混合均匀后再进行填充,这是一种常用的方法;另外,加入食用色素可使颗粒呈现不同的颜色,一方面可直接观察混合的均匀程度,另一方面若选用透明胶囊壳,将使制剂看上去比较美观。

(二) 软胶囊剂的制备

1. 影响软胶囊成形的因素

(1) 囊壁组成的影响:软胶囊囊壁具有可塑性与弹性,它由明胶、增塑剂、水三者所构成，其重量比例通常是，干明胶：增塑剂：水＝1：(0.4～0.6)：1。

(2) 药物性质与液体介质的影响：液体药物若含水5%以上或为水溶性、挥发性、小分子有机物，如乙醇、酮、酸、酯等，能使囊材软化或溶解；醛可使明胶变性等，这些均不宜制成软胶囊。液态药物pH以2.5～7.5为宜，否则易使明胶水解或变性，导致泄漏或影响崩解和溶出，可选用磷酸盐、乳酸盐等缓冲液调整。

(3) 药物为混悬液时对胶囊大小的影响：软胶囊剂常用固体药物粉末混悬在油性或非油性(PEG400)液体介质中。为便于成形，一般要求药物粉末粒径尽可能小一些。固体药物粉末的形态、大小、密度、含水量等，均会对基质吸附率有影响，从而影响软胶囊的大小。

2. 软胶囊的制备方法 软胶囊剂生产时，填充药物与成形是同时进行的。制备方法可分为压制法(模压法)和滴制法两种。

3. 典型处方与分析

例 维生素AD胶丸(软胶囊)

【处方】 维生素A 3000单位 维生素D 300单位 明胶100份 甘油55～66份 水120份 鱼肝油或精炼植物油适量

【制法】 取维生素A与维生素D，加鱼肝油或精炼植物油，溶解，并调整浓度至每丸含维生素A应为标示量的90.0%～120.0%，含维生素D应为标示量的85.0%以上，作为药液待用。另取甘油及水加热到70℃～80℃，加入明胶，搅拌溶化，保温1～2h，除去上浮的泡沫，过滤(维持温度)，加入滴丸机滴制，以液状石蜡为冷却液，收集冷凝的胶丸，用纱布拭去黏附的冷却液，在室温下吹冷风4h，放于25℃～35℃下烘4h，再经石油醚洗涤两次(每次3～5min)，除去胶丸外层液状石蜡，再95%乙醇洗涤一次，最后在30～35℃烘干约2h，筛选，质检，包装，即得。

【注释】 在制备胶液的"保温1～2h"过程中，可采取适当的抽真空方法以便尽快除去胶液中的气泡、泡沫。

(三) 肠溶胶囊剂的制备

肠溶胶囊的制备方法，目前主要是在明胶壳表面包被肠溶衣料，如用PVP作底衣层，然后用蜂蜡等作外层包衣，也可用丙烯酸树脂Ⅱ号、CAP等溶液包衣等，其肠溶性较为稳定。

四、胶囊剂的质量评定

软胶囊剂质量应符合《中国药典》2010年版二部制剂通则项下对胶囊剂的质量要求。主要有外观、水分、装量差异、崩解时限、溶出度、释放度、含量均匀度、微生物限度等应符合要求。内容物包衣的胶囊剂应检查有机溶剂残留量。

第二节 滴 丸

滴丸(guttate pills)指固体或液体药物与基质加热熔化混匀后，滴入不相混溶的冷凝液中，收缩冷凝而制成的小丸状制剂。可口服、可外用。

一、常用基质

水溶性基质:聚乙二醇类(PEG)、聚氧乙烯单硬脂酸酯(S-40)、硬脂酸钠、甘油明胶、尿素、泊洛沙姆(poloxamer)等。

非水溶性基质:硬脂酸、单硬脂酸甘油酯、虫蜡、氢化植物油、十八醇(硬脂醇)、十六醇(鲸蜡醇)等。

常用的冷凝液有:液状石蜡、植物油、二甲硅油和水等。

二、滴丸的制备工艺流程图

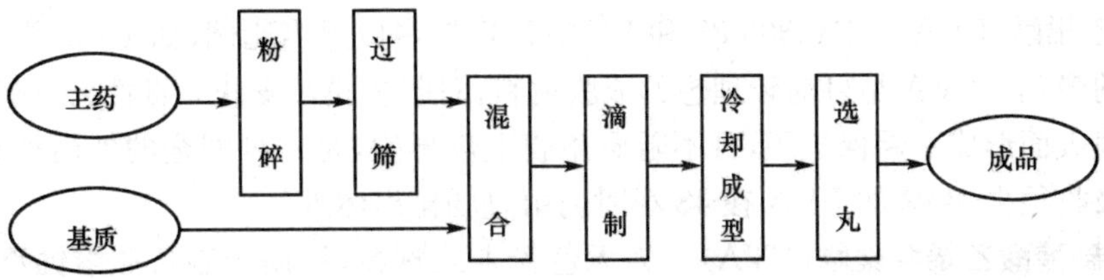

图 12-2 滴丸剂制备工艺流程图

三、典型处方与工艺分析

例 复方环维黄杨星 D 滴丸

【处方】 环维黄杨星 D 3.0g 冰片 1.0g 冰醋酸 6.0g 亚硫酸氢钠 0.4g 聚山梨酯 80 3.0g 聚氧乙烯硬脂酸酯 17.0g 聚乙二醇 6000 70.0g

【制法】 取处方量环维黄杨星 D,加 2 倍量加冰醋酸水浴温热溶解。另取处方量聚乙二醇 6000、聚氧乙烯硬脂酸酯水浴加热熔化,加入亚硫酸氢钠细粉(100 目)、聚山梨酯 80 适量,混匀;将环维黄杨星 D 的冰醋酸溶液加入上述熔融基质中,混匀,熔融,置密闭的贮液罐中,保温 80℃,滴制,滤过,擦拭,选丸,分装,即得。

第三节 膜 剂

一、含 义

膜剂(films)系指药物溶解或均匀分散于成膜材料中加工成的薄膜制剂。膜剂可供口服、口含、舌下给药、口腔内贴敷,也可用于眼结膜囊内或阴道内;外用可作皮肤和黏膜创伤、烧伤或炎症表面的贴敷覆盖。膜剂的形状、大小和厚度等视用药部位的特点和含药量而定。一般膜剂的厚度为 0.1～0.2μm,面积为 $1cm^2$ 的可供口服,$0.5cm^2$ 的供眼用。

二、膜剂的分类

1. 按结构特点可将膜剂分为 单层膜剂、多层膜剂（又称复合膜剂）和夹心膜剂（缓控释膜剂）等。

2. 按给药途径可将膜剂分为 内服膜剂、口腔用膜剂（包括口含、舌下给药及口腔内局部贴敷）、眼用膜剂、皮肤及黏膜用膜剂等。

三、常用成膜材料与附加剂

1. 天然的高分子化合物 天然的高分子材料有明胶、虫胶、阿拉伯胶、琼脂、淀粉、糊精等。此类成膜材料多数可降解或溶解，但成膜性能较差，故常与其他成膜材料合用。

2. 聚乙烯醇（PVA） PVA05-88 和 PVA17-88 二者以适当比例（如 1 : 3）混合使用，能制成很好的膜剂。PVA 是目前较理想的成膜材料，对眼黏膜及皮肤无毒性、无刺激性，眼用时能在角膜表面形成一层保护膜，且不阻碍角膜上皮再生，是一种安全的外用辅料；口服后在消化道吸收很少，80%的 PVA 在 48 小时内由直肠排出体外。

3. 乙烯-醋酸乙烯共聚物（EVA） 为无色粉末或颗粒，可用于制备非溶蚀型或膜剂的外膜。EVA 无毒性、无刺激性，对人体组织有良好的适应性；不溶于水，溶于有机溶剂，熔点较低，成膜性能良好，成膜后较 PVA 有更好的柔韧性。

四、膜剂的制备

（一）工艺流程图

膜剂的制备方法国内主要采用涂膜法，其工艺流程如下：

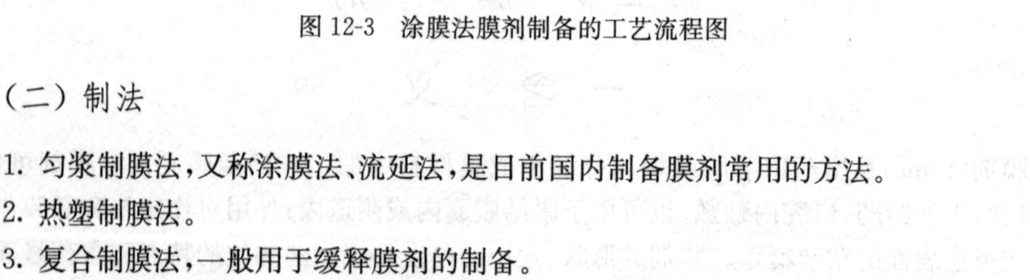

图 12-3 涂膜法膜剂制备的工艺流程图

（二）制法

1. 匀浆制膜法，又称涂膜法、流延法，是目前国内制备膜剂常用的方法。
2. 热塑制膜法。
3. 复合制膜法，一般用于缓释膜剂的制备。

五、典型处方与分析

例 硝酸甘油膜

【处方】 硝酸甘油乙醇溶液(10%) 100mL 聚乙烯醇 17-88 78g 聚山梨酯 80 5g 二氧化钛 3g 甘油 5g 纯化水 400mL

【制法】 取聚乙烯醇 17-88、聚山梨酯 80、甘油、纯化水在水浴上加热搅拌使溶解,再加入二氧化钛研磨,过 80 目筛,放冷。在搅拌下逐渐加入硝酸甘油乙醇溶液,放置过夜以消除气泡。次日用涂膜机在 80℃下制成厚 0.05mm、宽 10mm 的膜剂,用铝箔包装,即得。

【注释】 ①二氧化钛为遮光剂,增加硝酸甘油的稳定性;聚山梨酯 80 为增溶剂,甘油为增塑剂,同时可增加硝酸甘油稳定性。②硝酸甘油微溶于水,故应配成 10%乙醇溶液应用;当乙醇溶液被稀释后,硝酸甘油以极细的油滴析出,因聚乙烯醇本身是良好的分散剂,因而使硝酸甘油均匀地分散在膜料中。③硝酸甘油膜剂的稳定性远比其片剂好,约高 5 倍。其稳定的主要原因之一是聚乙烯醇对硝酸甘油物理的包覆作用而减少挥发损失。

知识地图

胶囊剂
- 硬胶囊剂 软胶囊剂
- 胃溶型胶囊和肠溶型胶囊剂
- 普通胶囊、缓释胶囊及控释胶囊

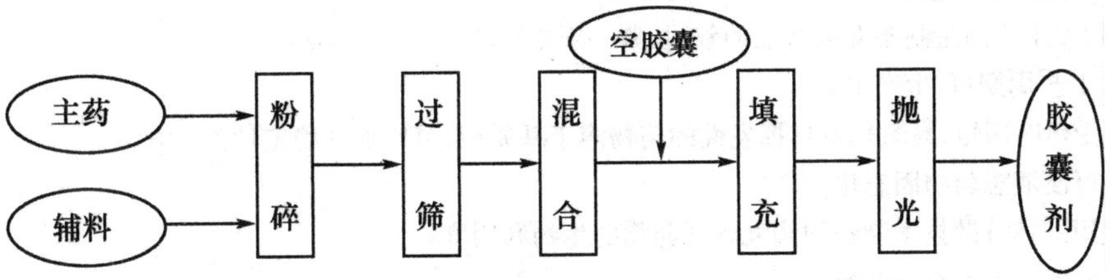

图 12-4 胶囊剂的制备工艺图

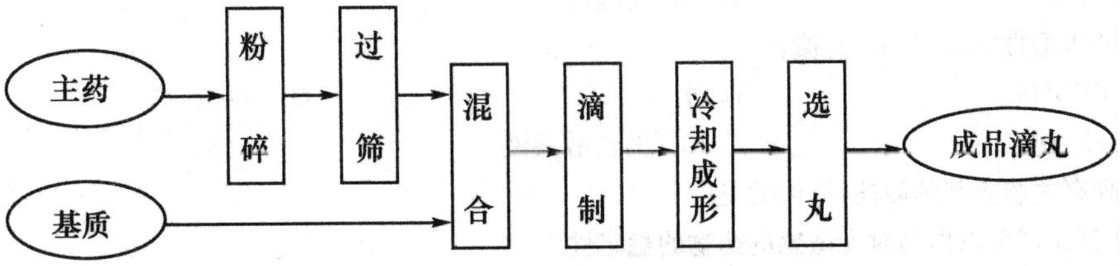

图 12-5 滴丸剂的制备工艺图

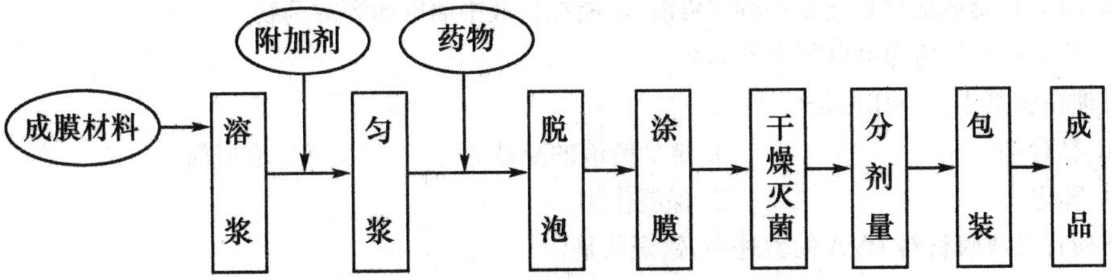

图 12-6 涂膜法膜剂制备的工艺流程图

精选习题

一、选择题

单项选择题

1. 不适宜制成胶囊剂的药物是(　　)。
A. 牡荆油　B. 芸香油乳剂　C. 维生素AD
D. 对乙酰氨基酚　E. 速效感冒颗粒
2. 滴丸剂的制备工艺流程一般是(　　)。
A. 药物＋基质→混悬或熔融→滴制→洗丸→冷却→干燥→选丸→质检→分装
B. 药物＋基质→混悬或熔融→滴制→冷却→干燥→洗丸→选丸→质检→分装
C. 药物＋基质→混悬或熔融→滴制→冷却→洗丸→选丸→干燥→质检→分装
D. 药物＋基质→混悬或熔融→滴制→冷却→洗丸→干燥→选丸→质检→分装
E. 药物＋基质→混悬或熔融→滴制→洗丸→冷却→干燥→质检→选丸→分装
3. 有关滴丸剂优点的叙述,错误的是(　　)。
A. 为高效速效剂型　B. 可增加药物稳定性
C. 使液体药物固化,便于携带、运输和服用
D. 每丸的含药量较大　E. 设备简单
4. 下列关于滴制法制备丸剂特点的叙述,哪一项是错的(　　)。
A. 工艺周期短,生产率高
B. 受热时间短,易氧化及具挥发性的药物溶于基质后,可增加其稳定性
C. 可使液态药物固态化
D. 用固体分散技术制备的滴丸减低药物的生物利用度
E. 发展了五官科新剂型
5. 滴丸的水溶性基质是(　　)。
A. 硬脂酸钠　B. 硬脂酸　C. 单硬脂酸甘油酯
D. 虫蜡　E. 氢化植物油
6. 制备水溶性滴丸时用的冷凝液(　　)。
A. PEG6000　B. 水　C. 液状石蜡
D. 硬脂酸　E. 10%的乙醇溶液
7. 下列有关胶囊剂的叙述,错误的是(　　)。
A. 胶囊剂可以提高对光敏感的药物的稳定性
B. 含有乙醇的药物溶液不能制成软胶囊剂
C. 中国药典规定,硬胶囊剂应在15分钟内全部崩解
D. 肠溶胶囊剂是指其囊壳不溶于胃液,但能在肠液中崩解而释放药物
E. 含油量高的药物可以制成胶囊剂
8. 甘油在膜剂中主要作用是(　　)。
A. 黏合剂　B. 增加胶液的凝结力　C. 增塑剂
D. 乳化　E. 保湿作用
9. 下列有关成膜材料PVA的叙述中,错误的是(　　)。
A. 具有良好的成膜性及脱膜性
B. 其性质主要取决于分子量和醇解度

C. PVA 17-88 中,“88”代表醇解度为 88%
D. PVA 是来源于天然的高分子化合物
E. 人体内吸收很少,可随大便排出

10. 下列药物中,不宜制成胶囊剂的是(　　)。
A. 液体药物　B. 对光敏感的药物　C. 具有苦味及臭味的药物
D. 药物的水溶液　E. 含油量高的药物

11. 最宜制成胶囊剂的药物为(　　)。
A. 风化性的药物　B. 具苦味及臭味药物　C. 吸湿性药物
D. 易溶性药物　E. 药物的水溶液

12. 不影响滴制法制备胶丸质量的因素是(　　)。
A. 胶液的处方组分比　B. 胶液的黏度　C. 胶丸的重量
D. 药液、胶液及冷却液的密度　E. 温度

13. 胶囊剂不检查的项目是(　　)。
A. 装量差异　B. 崩解时限　C. 硬度
D. 水分　E. 外观

14. 制备肠溶胶囊剂时,用甲醛处理的目的是(　　)。
A. 增加弹性　B. 增加稳定性　C. 增加渗透性
D. 改变其溶解性能　E. 杀灭微生物

15. 膜剂的处方组成中一般不包括(　　)。
A. 增塑剂　B. 表面活性剂　C. 填充剂
D. 脱膜剂　E. 增稠剂

配伍选择题

[16～20]现有乙酰水杨酸粉末欲装胶囊,如何按其装量,恰当选用胶囊大小号码
A. 0 号　B. 1 号　D. 3 号　C. 2 号　E. 4 号

16. 0.55g(　　)。
17. 0.15g(　　)。
18. 0.25g(　　)。
19. 0.33g(　　)。
20. 0.20g (　　)。

[21～25]空胶囊组成中各物质起什么作用
A. 成形材料　B. 增塑剂　C. 遮光剂　D. 防腐剂　E. 增稠剂

21. 山梨醇(　　)。
22. 二氧化钛(　　)。
23. 琼脂(　　)。
24. 明胶(　　)
25. 对羟基苯甲酸酯(　　)。

A. PEG6000　B. 水　C. 液状石蜡　D. 硬脂酸　E. 石油醚

[26～30]26. 制备水溶性滴丸时用的冷凝液(　　)。
27. 制备水不溶性滴丸时用的冷凝液(　　)。
28. 滴丸的水溶性基质(　　)。
29. 滴丸的非水溶性基质(　　)。
30. 滴丸洗丸时的溶剂(　　)。

多项选择题

31. 硬胶囊剂空囊壳的组成包括(　　)。

A. 增塑剂　　B. 填充剂　　C. 防腐剂
D. 遮光剂　　E. 增稠剂

32. 滴丸剂的特点是(　　)。

A. 疗效迅速,生物利用度高　　B. 固体药物不能制成滴丸剂　　C. 生产车间无粉尘
D. 液体药物可制成固体的滴丸剂　　E. 不宜用于耳腔

33. 有关硬胶囊剂的正确表述是(　　)。

A. 药物的水溶液盛装于明胶胶囊内,以提高其生物利用度
B. 可掩盖药物的苦味及臭味
C. 只能将药物粉末填充于空胶囊中
D. 空胶囊常用规格为 0—5 号
E. 胶囊可用 CAP 等材料包衣制成肠溶胶囊

34. 膜剂的成膜材料有(　　)。

A. 明胶　　B. 虫胶　　C. PVA
D. EVA　　E. 琼脂

35. 有关膜剂的表述,正确的是(　　)。

A. 膜剂的给药途径较多,但不能用作皮肤创伤的覆盖
B. 膜剂的种类有单层膜、多层膜和夹心膜
C. 合成高分子成膜材料的成膜性能优于天然高分子物质
D. 膜剂的外观应完整光洁,无明显气泡
E. 膜剂由主药、成膜材料和附加剂组成

二、简答题

1. 试述影响软胶囊成形的因素?
2. 膜剂的特点有哪些?
3. 滴丸的基质及常用的冷凝液有哪些?

参考答案

一、选择题

单项选择题

1. B　2. D　3. D　4. D　5 A　6. C　7. C　8. C　9. D　10. D　11. B　12. C　13. C　14. D　15. E

配伍选择题

16. A　17. E　18. C　19. B　20. D　21. B　22. C　23. E　24. A　25. D　26. C　27. B　28. A　29. D　30. E

多项选择题

31. ACDE　32. ACD　33. BDE　34. ABCDE　35. BCDE

二、简答题

1. 影响软胶囊成形的因素有哪些?

(1) 囊壁组成的影响:软胶囊囊壁具有可塑性与弹性,它由明胶、增塑剂、水三者所构成,其重量比例通常是,干明胶:增塑剂:水=1:(0.4~0.6):1。

(2) 药物性质与液体介质的影响:液体药物若含水5%以上或为水溶性、挥发性、小分子有机物,如乙醇、酮、酸、酯等,能使囊材软化或溶解;醛可使明胶变性等,这些均不宜制成软胶囊。液态药物pH以2.5~7.5为宜,否则易使明胶水解或变性,导致泄漏或影响崩解和溶出。

(3) 药物为混悬液时对胶囊大小的影响:软胶囊剂常用固体药物粉末混悬在油性或非油性(PEG400)液体介质中。为便于成形,一般要求药物粉末粒径尽可能小一些。

2. 膜剂的特点有哪些?

(1) 重量轻,体积小,应用、携带及运输方便。

(2) 采用不同的成膜材料可制成具有不同释药速度的膜剂,多层复合膜剂便于解决药物间的配伍禁忌以及对药物分析上的干扰等问题。

(3) 成膜材料用量小,可以节约辅料和包装材料。

(4) 制备工艺简单,制备过程中无粉尘飞扬,有利于劳动保护。

(5) 含量准确,稳定性好;吸收快。

(6) 膜剂最主要的缺点是载药量少,只适用于小剂量的药物,膜剂的重量差异不易控制,收率不高。

3. 滴丸的基质及常用的冷凝液有哪些?

水溶性基质:聚乙二醇类(PEG)、聚氧乙烯单硬脂酸酯(S-40)、硬脂酸钠、甘油明胶、尿素、泊洛沙姆(poloxamer)等。

非水溶性基质:硬脂酸、单硬脂酸甘油酯、虫蜡、氢化植物油、十八醇(硬脂醇)、十六醇(鲸蜡醇)等。

常用的冷凝液有:液状石蜡、植物油、二甲硅油和水等。

专业英语单词

胶囊剂 capsules	普通胶囊 ordinarily capsules
硬胶囊剂 hard capsules	缓释胶囊 enteric capsules
软胶囊剂 soft capsules	控释胶囊 controlled capsules
胃溶型胶囊 gastric capsules	滴丸 guttate pills
肠溶型胶囊剂 enteric capsules	膜剂 films

(卫世杰)

第十三章　半固体制剂

重点提示

半固体制剂在体温下或轻度外力作用下易于流动和变形，其主要的制剂形式有软膏剂、乳膏剂、糊剂、眼膏剂、凝胶剂、栓剂等。本章主要掌握软膏剂、栓剂的概念、特点、常用基质、处方构成与制备方法，掌握起全身作用栓剂的吸收途径，熟悉软膏剂和栓剂处方设计时需考虑的问题。

学习要点

一、软膏剂

（一）概述

1. 定义　软膏剂系指药物与油脂性或水溶性基质均匀混合制成的半固体外用制剂。

乳膏剂系指药物溶解或分散于乳状液型基质中形成的均匀的半固体外用制剂。

糊剂系指大量的固体粉末（>25%）均匀地分散在适宜的基质中所组成的半固体外用制剂。

2. 临床应用

(1) 保护创面、润滑皮肤、局部治疗作用。

(2) 通过皮肤吸收进入体循环，产生全身治疗作用。

3. 软膏的质量要求　均匀细腻，无糙感；稠度适当，易涂布；性质稳定，无变质；安全有效，不刺激；卫生合格，无过敏；损伤皮肤，先灭菌。

4. 组成　药物、基质（油脂性基质、水溶性基质、乳膏基质）、附加剂。

（二）软膏剂基质

1. 油脂性基质

(1) 特点：润滑无刺激，油膜促水合，配伍稳定好，细菌不易生，油腻不易洗，释药性能差。

(2) 品种：

1) 凡士林：黄白两种，仅能吸水 5%，不适用于有多量渗出液的患处，但加入适量羊毛脂、胆固醇可增加其吸水性。

2) 石蜡与液状石蜡：常用于调节基质稠度或乳剂型基质的油相。

3) 羊毛脂：可吸收两倍量的水，因黏性太大较少单用，常与凡士林合用。

4）蜂蜡与鲸蜡：一定的表面活性作用，在 O/W 型乳化剂基质中起稳定作用，常用于调节稠度或增加其稳定性

5）二甲硅油：又称硅酮，润滑作用好易于涂布，常与其他基质合用，作为乳膏剂的润滑剂。但对眼睛刺激性大，不能用作眼膏基质。

2. 水溶性基质

（1）特点：无油腻易洗除、释药快、能与渗出液混合、可用于糜烂性创面。

（2）品种

聚乙二醇：固体 PEG 与液体 PEG 适当比例混合可得半固体的软膏基质，可调节稠度。但对皮肤润滑性差，久用引起皮肤干燥，对季铵盐类及羟苯酯类等有配伍变化。

3. 乳膏基质

（1）特点：稠度适宜易涂布、油水混合易清洗、渗透皮肤能力强；水不稳定药物不适用，分泌物多的皮肤病不可用。

（2）组成：油相、水相和乳化剂（提示：油相基质大多是固体或半固体，注意和乳剂的区别）。

油相基质：硬脂酸、石蜡、液状石蜡、凡士林、蜂蜡、高级脂肪醇、植物油等。

乳化剂：皂类、十二烷基硫酸钠、脂肪酸山梨坦（司盘类）、聚山梨酯（吐温类）、聚氧乙烯脂肪酸酯（卖泽类）、聚氧乙烯脂肪醇醚（苄泽类）等。

其他：保湿剂（甘油、丙二醇、山梨醇等）、防腐剂（羟苯酯类、氯甲酚、三氯叔丁醇等）。

（三）软膏剂的处方设计

1. 药物性质　lgP≥1，分子量＜500，容易透过角质层；lgP≥3，皮肤驻留性好。

2. 基质选择

表 13-1　基质类型的选择原则

皮肤生理病理状况	适宜基质
只起皮肤表面保护与润滑作用	油脂性基质
皮脂溢出性皮炎、痤疮等	水溶性基质或 O/W 型乳膏基质
急性而多量渗出液的皮肤疾患	水溶性基质
皮肤炎症、真菌感染等皮肤病	乳膏基质

3. 载药微粒

（1）形式：脂质体、微球、脂质纳米粒、磷脂复合物等。

（2）功能

1）促进皮肤渗透，提高皮肤驻留性。

2）提高药物稳定性，减少皮肤刺激性。

4. 皮肤性质

（1）皮肤水合使角质层肿胀、疏松，有利于药物的扩散。

（2）基质可能会影响皮肤的正常生理。

(3) 皮肤促渗剂可帮助药物透过角质层。

5. 软膏基质的评价与比较

(1) 稳定性评价:乳膏基质以油水分离为稳定性的考察内容。

(2) 基质性能评价:热敏性、黏度和流变性、酸碱度、局部刺激性和过敏性。

(3) 表皮渗透及皮肤潴留的评价:离体或活体动物皮肤。

(四) 软膏剂的制备

1. 熔合法

(1) 适用:固体油脂性基质、水溶性基质或含固体药物量较多的软膏。

(2) 过程:

基质 —加热→ 熔融 —+药物→ 混合 —冷却→ 软膏

2. 研和法

(1) 适用:通过研磨基质能与药物均匀混合,或药物不宜受热的软膏。

(2) 过程:

药物 —研磨→ 过筛 —+基质→ 研匀 → 软膏

3. 乳化法

(1) 适用:乳膏剂的制备。

(2) 过程:

油溶性成分 + 油脂性成分 —80℃→ 熔融
水溶性成分 —80℃→ 溶解
} —外相加入内相 缓慢搅拌→ 乳膏基质 —+药物→ 软膏

(五) 检查与包装

1. 质量标准 包括主药含量限度、性状、鉴别、检查、含量测定、类别、规格、贮藏等。用于大面积烧伤及严重损伤的皮肤时,需进行无菌检查。混悬型软膏需进行粒度检查。

2. 包装容器 塑料盒、塑料管、锡管或铝管。

二、眼 膏 剂

(一) 概述

1. 定义 眼膏剂系指药物与适宜基质(一般为油脂性基质)均匀混合,制成的无菌溶液型或混悬型膏状的眼用半固体制剂。

眼用乳膏剂系指药物与乳状型基质制成的无菌眼用半固体制剂。

眼用凝胶剂系指药物与凝胶基质制成的无菌眼用半固体制剂。

2. 特点 眼中保留时间长,疗效持久,减轻眼睑对眼球的摩擦,有助于角膜损伤的愈合。

3. 生产与贮藏要求 无菌制备、均匀细腻、易涂布、无刺激、避光灭菌密封贮存。

4. 常用的基质 凡士林8份、液状石蜡1份、羊毛脂1份。

(二) 眼膏剂的质量检查

检查项目:粒度、金属性异物、重量差异、装量、微生物限度。

用于眼部手术或创伤的眼膏剂还应进行无菌检查。

三、凝 胶 剂

(一) 概述

1. 定义 凝胶剂系指药物与能形成凝胶的辅料制成溶液、混悬或乳状液型的稠厚液体或半固体制剂。

2. 分类

(1) 基质形态:胶浆剂、混悬型凝胶剂、乳胶剂。

(2) 分散系统:单相凝胶、两相凝胶。

3. 单相凝胶

(1) 定义:系药物以分子分散于凝胶基质中形成的凝胶。

(2) 分类:水性凝胶(临床常用)和油性凝胶。

(3) 基质

水性凝胶:纤维素衍生物、卡波姆、海藻酸盐、西黄蓍胶、明胶、淀粉等加水、甘油或丙二醇等构成。

油性凝胶:由聚氧乙烯、胶体硅、铝皂、脂肪油和液状石蜡组成。

(4) 特点

1) 物理交联、网状结构,表现弹性或黏弹性的半固体性质。

2) 温度敏感,升温为液体,冷却变凝胶。

3) 溶胀性、触变性、黏合性。

4) 易涂展、易洗除、舒适无油腻。

5) 吸收渗出液,保水作用好。

6) 润滑作用差,易失水霉变。

4. 两相凝胶 系药物胶体小粒子均匀分散于高分子网状结构的液体中,具有触变性,如氢氧化铝凝胶。

(二) 水性凝胶基质

1. 卡波姆

(1) 化学结构:系丙烯酸与丙烯基蔗糖交联的高分子聚合物。

(2) 常用规格:934、940、941、934P、971等。

2. 纤维素衍生物 品种:羧甲基纤维素钠(CMC-Na)、甲基纤维素(MC)、羟丙基纤维素(HPC)。

3. 其他 甘油明胶、淀粉甘油、海藻酸钠。

四、栓　剂

(一) 概述

1. 定义 栓剂系指药物与适宜基质制成供腔道给药的固状制剂。

2. 类型 肛门栓、阴道栓、尿道栓、鼻用栓、耳用栓等。

(二) 基质及附加剂

1. 要求

(1) 室温下硬度适当,体温下熔化溶解。

(2) 合适的释药速度,无黏膜刺激性、毒性、过敏性。

(3) 性质稳定,油脂性基质酸价<0.2,皂化价≈200～245,碘价≥7。

(4) 具有润湿乳化能力,与水混合好。

(5) 适合热熔法、冷压法制备。

2. 油脂性基质

(1) 可可豆脂:白色或淡黄色、脆性蜡状固体。10℃～20℃易粉碎,25℃软化,熔点30℃～35℃,体温下迅速熔化。但存在同质多晶性并含有油酸,具有不稳定性。

(2) 半合成或全合成脂肪酸酯:椰油酯、棕榈酸酯、混合脂肪酸甘油酯、硬脂酸丙二醇酯等。

3. 水溶性基质

(1) 甘油明胶:多作为阴道栓剂基质,常用水：明胶：甘油＝10：20：70。易失水霉变,需加入抑菌剂。明胶是胶原水解产物,不能与鞣酸、重金属盐等配伍。

(2) 聚乙二醇:常用 PEG1000、4000、6000。通常将两种或两种以上的不同分子量的聚乙二醇混合使用,调节药物释放。

(3) 其他:聚山梨酯 61、聚氧乙烯脂肪酸酯类(Myri,例如聚氧乙烯 40 硬脂酸酯等)、聚氧乙烯聚氧丙烯醚嵌段共聚物(例如:poloxamer188)。

4. 附加剂

(1) 表面活性剂:增加药物的亲水性、穿透性,有助于水相与油脂性基质的乳化。

(2) 抗氧化剂:BHA、BHT、没食子酸类等。

(3) 硬度调节剂:硬化剂如鲸蜡醇、白蜡、硬脂酸等;增稠剂如氢化蓖麻油、单硬脂酸甘油酯等。

(4) 吸收促进剂:非离子型表面活性剂、脂肪酸、脂肪醇、脂肪酸酯类等可增加药物的吸收。

(三) 栓剂的处方设计

1. 全身作用(常用油脂性基质)

(1) 吸收途径

1）直肠上静脉—门静脉—肝脏（有首过代谢）。

2）直肠中静脉、直肠下静脉、肛管静脉—下腔静脉—体循环（无首过代谢）。

3）直肠淋巴系吸收：大分子药物。

（2）影响吸收的因素

1）基质种类：选择与药物溶解性相反的基质有利于药物从基质中释放。

2）栓剂种类：中空栓可起到速释作用。

3）栓剂基质老化：油脂性基质的酸价、皂化值、碘价等发生改变。

4）栓剂塞入的部位：栓剂纳入距肛门 2cm 处或设计成双层栓剂，药物置于后端，可以达到避免肝脏首过效应的目的。

5）吸收促进剂：表面活性剂提高药物亲水性，提高吸收率。

6）药物理化性质：药物吸收与给药部位的 pH 值及药物的解离状态有关。

2. 局部作用栓剂（常用水溶性基质）　通常不需要吸收，药物从基质中释放应较慢，应选择熔化或溶解、释药速度慢的栓剂基质。

（四）栓剂的制备

1. 置换价（displacement value，DV）

（1）定义：指药物的重量与同体积栓剂基质的重量之比。

（2）公式：$DV=\dfrac{W}{G-(M-W)}$

G：纯基质平均栓重；M：含药栓的平均重量；W：每个栓剂的平均含药重量。

2. 制备方法

（1）冷压法

$$\text{药物+基质粉末}\xrightarrow{\text{混匀}}\text{模具}\xrightarrow{\text{压制}}\text{栓剂}$$

（2）热熔法

$$\text{基质}\xrightarrow{\text{水浴}}\text{熔化+药物}\xrightarrow{\text{溶解 or 分散}}\text{模具（涂有润滑剂）}\xrightarrow{\text{冷却}}\xrightarrow{\text{削}}\xrightarrow{\text{脱模}}\text{栓剂}$$

（五）栓剂的质量评价

1. 融变时限检查

2. 重量差异

3. 溶出度实验

知识地图

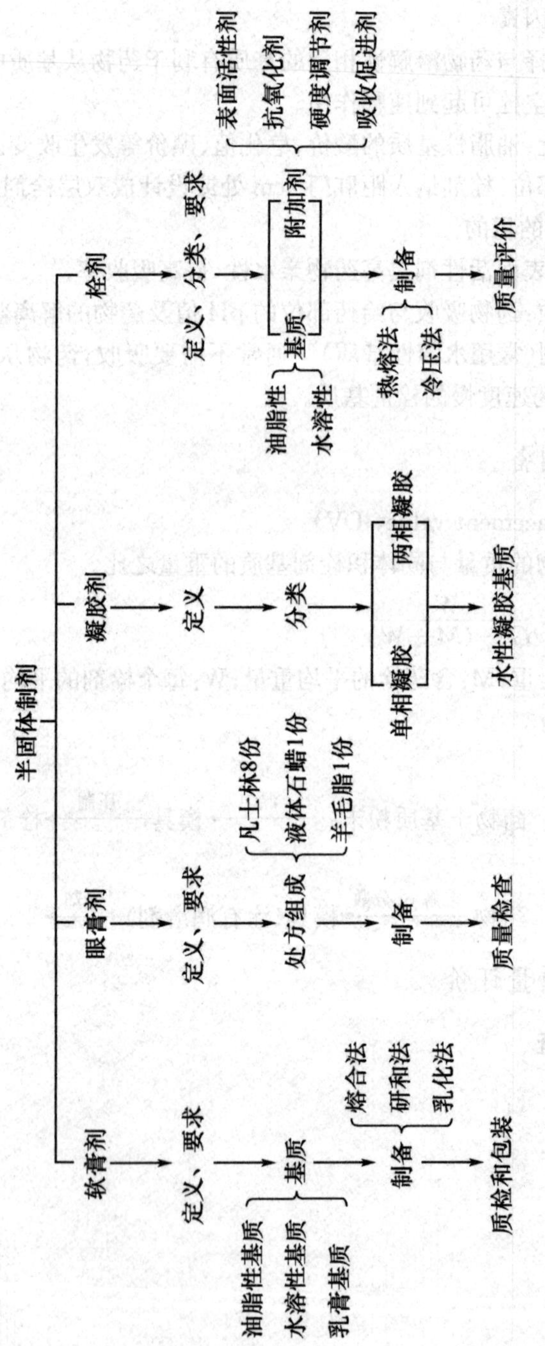
半固体制剂
栓剂
定义、分类、要求
基质
油脂性
水溶性
附加剂
表面活性剂
抗氧化剂
硬度调节剂
吸收促进剂
制备
热熔法
冷压法
质量评价
凝胶剂
定义
分类
单相凝胶
两相凝胶
水性凝胶基质
眼膏剂
定义、要求
处方组成
凡士林8份
液体石蜡1份
羊毛脂1份
制备
质量检查
软膏剂
定义、要求
基质
油脂性基质
水溶性基质
乳膏基质
制备
熔合法
研和法
乳化法
质检和包装

精选习题

一、名词解释

1. 软膏剂　2. 乳膏剂　3. 眼膏剂　4. 凝胶剂　5. 栓剂

二、填空题

1. 常用的软膏基质主要有________、________、________三类。

2. 乳剂型基质是由________、________、________三部分组成。

3. O/W 型基质中含有大量水分，在贮存过程中容易霉变，故常需加入________，同时水分也易蒸发，故需加入________。

4. 含油脂性基质的软膏剂常因油脂性质不稳定、易氧化，应加入________。

5. 软膏剂的制备方法有________、________、________三类。

6. 常用的眼膏基质是由________、________、________三种组分组成。

7. 凝胶剂按分散系统分类，可分为________与________，其中________具有触变性。

8. 常用的栓剂基质可分为________与________两种。

9. 栓剂的制备方法有________与________两种。

10. 在栓剂的处方中，常添加的附加剂有________、________、________、________等。

三、选择题

单项选择题

1. 下列关于软膏剂的叙述错误的是(　　)。

A. 软膏剂具有保护、润滑、局部治疗及全身治疗作用

B. 用于创面的软膏剂应无菌

C. 软膏剂应均匀、细腻，涂于皮肤上无粗糙感

D. 软膏剂中药物的释放、吸收与基质性质无关

E. 用于大面积烧伤的软膏应无菌

2. 下列关于软膏基质的叙述错误的是(　　)。

A. 固体石蜡可用于调节软膏剂稠度

B. 基质不仅是软膏剂的赋形剂，也是药物的载体

C. 液状石蜡具有表面活性，可作为乳膏型基质

D. 羊毛脂具有良好的吸水性

E. 润滑无刺激，稠度适宜，易于涂布

3. 关于油脂性软膏基质的叙述正确的是(　　)。

A. 此类基质涂于皮肤能形成封闭性油膜，促进皮肤水合

B. 油脂性基质性质不稳定，容易长菌

C. 凡士林具有较强的吸水性

D. 凡士林经漂白后可用于眼膏剂基质

E. 二甲硅油可用于眼膏剂

4. 可用于改善凡士林吸水性的物质是(　　)。

A. 石蜡　B. 硅酮　C. 植物油

D. 羊毛脂　E. 二甲硅油

5. 可单独作为软膏基质的是(　　)。

A. 羊毛脂　B. 凡士林　C. 蜂蜡
D. 固体石蜡　E. 二甲硅油

6. 对皮肤炎症、真菌感染等皮肤病，药物的作用部位是角质层以下的活性表皮，宜选用的基质是(　　)。
A. 油脂性基质　B. 水溶性基质　C. 乳状型基质
D. 凡士林　E. 石蜡

7. 以下哪种基质是水溶性软膏基质(　　)。
A. PEG　B. 羊毛脂　C. 硬脂酸
D. 液状石蜡　E. 凡士林

8. 乳剂与乳剂型软膏基质的区别在于(　　)。
A. 乳化剂的种类　B. 油相的性状　C. 乳化温度
D. 油相比例　E. 乳化剂用量

9. 软膏剂中加入甘油的作用是(　　)。
A. 乳化剂　B. 增溶剂　C. 保湿剂
D. 防腐剂　E. 助悬剂

10. 软膏剂中加入 Azone 和 DMSO 的目的是(　　)。
A. 降低稠度　B. 增加吸收　C. 提高稳定性
D. 保湿　E. 防腐

11. 以下可组成乳剂型基质的是(　　)。
A. 蜂蜡、花生油　B. 水、甘油、明胶
C. 硬脂酸、三乙醇胺、液状石蜡、水　D. 凡士林、羊毛脂、液状石蜡
E. 甲基纤维素、水

12. 用聚乙二醇作软膏基质时，采用不同分子量的聚乙二醇混合使用，其目的是(　　)。
A. 增加药物吸收　B. 增加药物在基质中的溶解度
C. 调节稠度　D. 调节吸水性　E. 增加稳定性

13. 下列是水性凝胶基质的是(　　)。
A. 卡波沫　B. 泊洛沙姆　C. 硬脂酸钠
D. 凡士林　E. 羊毛脂

14. 下列关于栓剂错误的叙述是(　　)。
A. 栓剂为人体腔道给药的固体制剂
B. 栓剂可通过直肠给药发挥全身治疗作用
C. 脂溶性药物应选择水溶性基质，有利于药物的释放
D. 全身作用的直肠栓剂用药的最佳部位为距肛门约 5cm
E. 栓剂在体温下应该熔融、软化或溶解

15. 对于甘油明胶基质的错误叙述为(　　)。
A. 甘油明胶在体温下不熔化　B. 塞入腔道后快速溶于分泌液中，起效快
C. 与鞣酸、重金属盐产生配伍禁忌　D. 本品易染菌，需加入抑菌剂
E. 本品多用作阴道栓基质

16. 下列属于栓剂的制备方法的是(　　)。
A. 研合法　B. 热熔法　C. 乳化法
D. 滴制法　E. 无菌分装法

17. 下列关于置换价的正确叙述为(　　)。

A. 药物的重量与基质重量的比值
B. 基质重量与药物重量的比值
C. 基质重量与同体积药物重量的比值
D. 药物的重量与同体积基质重量的比值
E. 置换价只能通过实验测得

18. 关于直肠栓剂的首过效应的叙述正确的是(　　)。
A. 水溶性基质无首过效应
B. 脂溶性基质无首过效应
C. 栓剂引入直肠的深度越浅,首过效应越小
D. 栓剂引入直肠的深度越深,首过效应越小
E. 通过直肠上静脉吸收的栓剂无首过效应

19. 关于栓剂基质的要求的叙述错误的是(　　)。
A. 局部作用的栓剂基质应具备快速释药的能力
B. 体温下易软化、熔化或溶解
C. 适用于热熔法或冷压法制备栓剂
D. 在室温下应有适当的硬度,塞入腔道时不变形或碎裂
E. 对黏膜无刺激

20. 制备甘油栓时,应采用的润滑剂是(　　)。
A. 液状石蜡　　B. 乙醇　　C. 滑石粉
D. 软皂溶液　　E. 甘油

21. 栓剂制备中,栓模内涂软肥皂润滑剂的基质是(　　)。
A. 半合成棕榈酸酯　　B. 甘油明胶　　C. 聚乙二醇类
D. 泊洛沙姆　　E. 卡波普

22. 栓剂质量评价中与生物利用度关系最密切的是(　　)。
A. 融变时限　　B. 硬度测定　　C. 溶出度实验
D. 含量测定　　E. 重量差异

配伍选择题

[23～26]A. 单硬脂酸甘油酯　　B. 硅酮类　　C. 羊毛脂　　D. 液状石蜡
23. 常用作辅助乳化剂的是(　　)。
24. 常与凡士林合用以改善其吸水性的是(　　)。
25. 常用于研磨药物以利于与基质混匀的是(　　)。
26. 本身是聚合物且不污染衣服的是(　　)。

[27～31]A. 软膏基质　　B. 栓剂基质　　C. 两者均可　　D. 两者均不可
27. 聚乙二醇(　　)。
28. 二甲硅油(　　)。
29. 甘油明胶(　　)。
30. PVA(　　)。
31. 液状石蜡(　　)。

[32～35]A. 可可豆脂　　B. 甘油明胶　　C. 泊洛沙姆　　D. 聚乙二醇
32. 可乳化基质(　　)。
33. 具有同质多晶型(　　)。
34. 三种物质按比例混合而成(　　)。

35. 可作为溶剂(　　)。

说明下列物质在栓剂制备中的用途

[36～40]A. 椰油酯　B. Azone　C. 对羟基苯甲酸酯　D. BHA　E. 鲸蜡醇

36. 硬化剂(　　)。

37. 吸收促进剂(　　)。

38. 抗氧剂(　　)。

39. 防腐剂(　　)。

40. 基质(　　)。

多项选择题

1. 关于乳膏型基质的叙述错误的是(　　)。
   A. O/W 型乳膏基质也称为"冷霜"
   B. 肥皂类为 O/W 型乳膏型基质的乳化剂
   C. O/W 型乳膏型基质可用于分泌物较多的病灶
   D. 乳膏型基质可用液状石蜡、凡士林等调节稠度
   E. 常用的乳化剂为阳离子与非离子型表面活性剂
2. 下列哪些物质可以作为乳膏基质的乳化剂(　　)。
   A. 吐温 80　B. SLS　C. 有机胺皂
   D. 十六醇　E. 胆固醇
3. 关于软膏剂质量评价项目的叙述正确的是(　　)。
   A. 应进行装量、微生物限度检查
   B. 用于大面积烧伤及严重损伤的皮肤时，需进行无菌检查
   C. 软膏剂的稠度无限度要求
   D. 应进行稳定性检查
   E. 需检查酸碱度
4. 下列哪些物质可作保湿剂(　　)。
   A. 液状石蜡　B. 甘油　C. 乙醇
   D. 丙二醇　E. 山梨醇
5. 关于水溶性基质错误的是(　　)。
   A. 水溶性基质对皮肤的润滑作用好
   B. 水溶性基质一般释放药物较快
   C. 水溶性基质不可以用于糜烂创面
   D. 水溶性基质无油腻感，易洗除
   E. 水溶性基质需加入保湿剂和防腐剂
6. 关于软膏剂的制备正确的叙述是(　　)。
   A. 乳剂型软膏采用乳化法制备
   B. 熔合法适用于含有固体油脂性基质或水溶性基质，或含固体药物量较多的软膏的制备
   C. 乳化法制备过程中，油相与水相混合时，一般将外相逐渐加入内相
   D. 不溶性药物可先用液体成分研磨分散后加入
   E. 含挥发性或易升华的药物，一般应使基质温度降至 60℃左右，再与药物混合
7. 下列关于眼膏剂的叙述正确的是(　　)。
   A. 均匀、细腻，易涂布于眼部，对眼部无刺激
   B. 眼用软膏配制需在无菌条件下进行

C. 用于眼部手术或创伤的眼膏应绝对无菌，可加入适量抑菌剂或抗氧剂

D. 眼膏剂基质一般由凡士林 8 份，液状石蜡、羊毛脂各 1 份混合而成

E. 眼膏基质可 150℃干热灭菌 1～2h

8. 下列关于凝胶剂的叙述正确的是（　　）。

A. 凝胶剂是指药物与能形成凝胶的辅料制成溶液、混悬或乳状型的稠厚液体或半固体制剂

B. 氢氧化铝凝胶为单相凝胶

C. 卡波普在水中分散即可形成凝胶

D. MC 能溶于冷水，不溶于热水

E. 凝胶剂按分散系统分为单相凝胶和两相凝胶

9. 下面物质中哪些可以作为栓剂的基质（　　）。

A. 可可豆脂　　B. 甘油明胶　　C. 脂肪酸甘油酯类

D. 聚乙二醇　　E. 吐温 61

10. 关于局部作用栓剂基质的正确叙述有（　　）。

A. 不应具有促进吸收能力

B. 脂溶性药物应选择油脂性基质

C. 水溶性药物应选择水溶性基质

D. 使用后应立即发挥药效

E. 应熔化、液化、释药慢

11. 影响栓剂中药物在直肠吸收的因素包括（　　）。

A. 基质的性质　　B. 药物的溶解度　　C. 药物的脂溶性

D. 吸收促进剂　　E. 药物的解离度

12. 关于全身作用栓剂的作用特点的叙述正确的是（　　）。

A. 药物不受胃肠道 pH 值或酶的破坏

B. 药物直肠吸收比口服受到的干扰少

C. 栓剂作用时间一般比口服片剂要长

D. 适用于不能口服的患者

E. 全身作用的栓剂一般应选择与药物溶解性相反的基质

13. 用作油脂性栓剂基质的材料为（　　）。

A. 羊毛脂　　B. 聚乙二醇　　C. 半合成脂肪酸酯

D. 可可豆脂　　E. 甘油明胶

14. 栓剂质量评价有（　　）。

A. 药物与基质混合均匀，外形完整光滑

B. 融变时限检查合格　　C. 重量差异检查合格

D. 有效成分含量检查合格　　E. 崩解时限检查合格

四、问答题

1. 简述软膏剂的质量要求。
2. 简述乳膏基质的组成、分类及特点。
3. 软膏剂的制备方法有哪些，各适合于哪种类型软膏剂的制备？
4. 栓剂中药物直肠吸收的途径有哪些？
5. 分析栓剂的处方设计中影响药物在直肠吸收的因素？

五、处方分析

1. 处方：水杨酸软膏

水杨酸	50g
单硬脂酸甘油酯	70g
硬脂酸	100g
白凡士林	120g
液状石蜡	100g
甘油	120g
三乙醇胺	10g
羟苯乙酯	1g
蒸馏水	480mL

①本品为何种类型的软膏，为什么？

②写出处方中各成分的作用，并简述其软膏制备工艺。

2. 处方：醋酸氟氢松软膏

醋酸氟氢松	0.25g
十八醇	90g
液状石蜡	60g
对羟基苯甲酸乙酯	1g
二甲基亚砜	15g
白凡士林	100g
月桂醇硫酸钠	10g
甘油	50g
蒸馏水　　加至	1000g

①本品为何种类型的软膏，为什么？

②写出处方中各成分的作用，并简述其软膏制备工艺。

参考答案

一、名词解释

1. 软膏剂：系指药物与油脂性或水溶性基质均匀混合制成的半固体外用制剂。

2. 乳膏剂：系指药物溶解或分散于乳状液型基质中形成的均匀的半固体外用制剂。

3. 眼膏剂：系指药物与适宜基质（一般为油脂性基质）均匀混合，制成的无菌溶液型或混悬型膏状的眼用半固体制剂。

4. 凝胶剂：系指药物与能形成凝胶的辅料制成溶液、混悬或乳状液型的稠厚液体或半固体制剂。

5. 栓剂：系指药物与适宜基质制成供腔道给药的固状制剂。

二、填空题

1. 油脂性、水溶性、乳剂型
2. 水相、油相、乳化剂
3. 防腐剂，保湿剂
4. 抗氧剂
5. 熔合法、研和法、乳化法
6. 凡士林、液状石蜡、羊毛脂

7. 单相凝胶、两相凝胶、两相凝胶

8. 油脂性基质、水溶性基质

9. 冷压法、热熔法

10. 表面活性剂、抗氧化剂、硬度调节剂、吸收促进剂

三、选择题

单项选择题

1. D 2. C 3. A 4. D 5. B 6. C 7. A 8. B 9. C 10. B 11. C 12. C 13. A 14. D 15. B 16. B 17. D 18. C 19. A 20. A 21. A 22. C

配伍选择题

23. A 24. C 25. D 26. B 27. C 28. A 29. C 30. D 31. A 32. C 33. A 34. B 35. D 36. E 37. B 38. D 39. C 40. A

多项选择题

41. ACE 42. ABCD 43. ABDE 44. BDE 45. AC 46. ABCDE 47. ABDE 48. ADE 49. ABCDE 50. ABCE 51. ABCDE 52. ABCDE 53. CD 54. ABCD

四、问答题

1. 软膏剂一般要求：①有良好的外观，且均匀、细腻，涂于皮肤上无粗糙感觉；②具有适当黏稠性，易于涂布且不熔化；③性质稳定，无酸败、异臭、变色、变硬及油水分离或分层现象，能保持活性成分的疗效；④有良好的安全性，不引起皮肤刺激反应、过敏反应及其他不良反应，并符合卫生学要求；⑤用于大面积烧伤及严重损伤的皮肤的软膏剂应无菌。

2. 乳膏基质主要组分为水相、油相和乳化剂。常用的油相基质有：硬脂酸、石蜡、蜂蜡、高级脂肪醇、凡士林、液状石蜡、植物油等，常用的乳化剂有：皂类、十二烷基硫酸钠、多元醇的脂肪酸酯、聚山梨酯类、脂肪醇、单甘油酯、聚氧乙烯醚类等。乳膏基质可分为W/O型与O/W型。其特点：①油腻性小或无油腻性，稠度适宜，容易涂布；②能与水或油混合，易于清洗；③有利于药物与皮肤的接触，并促进药物的经皮渗透，不妨碍皮肤分泌物的分泌与水分蒸发，对皮肤正常生理影响较小；④但不适合遇水不稳定的药物及分泌物较多的皮肤病(如湿疹)。

3. 软膏剂的制备方法有熔合法、研和法和乳化法。熔合法适用于含有固体油脂性基质或水溶性基质，或含固体药物量较多的软膏的制备。研和法适用于通过研磨基质能与药物均匀混合，或药物不宜受热的软膏的制备。乳化法适合于乳膏剂的制备。

4. 栓剂中药物经直肠黏膜上皮细胞吸收途径主要有三条：①经直肠上静脉经门静脉而入肝脏，在肝脏代谢后转运至全身；②经直肠中静脉和直肠下静脉及肛管静脉而入下腔静脉，绕过肝脏而直接进入体循环；③经直肠淋巴系统吸收，特别是对大分子药物可能是重要的吸收途径。

5. ①基质的种类：一般而言，油脂性基质起效较快。为加速药物的释放和吸收，全身作用的栓剂一般应选择与药物溶解性相反的基质。因为药物与基质的性质相反，可减少药物与基质的亲和力，使药物容易从基质中溶出，从而加速吸收。

②栓剂的种类：包在中空栓剂中的水溶性药物的释放几乎不受基质和药物填充状态的影响，可起到速效作用，并较普通栓剂有更高的生物利用度。

③栓剂基质老化：栓剂基质的质量在贮存过程中可能发生变质，如油脂性基质的酸价、皂化值、碘价等发生改变，可能导致药物吸收发生改变。因此，要注意贮存过程中基质的变化对栓剂理化性质及生物学性质的影响。

④栓剂塞入的部位：为避免栓剂的首过效应，应注意用药部位，栓剂引入直肠的深度越小(大约距肛门约2cm处)，栓剂中药物在吸收时不经肝脏的量愈多，因此可以减少或避免肝脏的首过效应。

⑤吸收促进剂：表面活性剂等吸收促进剂的加入可提高药物的吸收率。

⑥药物的理化性质：药物的溶解度、解离度和脂溶性会影响药物在直肠部位的吸收。具有一定溶解度与脂溶性的非解离型药物易透过直肠黏膜吸收入血液，而酸碱性药物的吸收与解离状态有关。

五、处方分析

1. O/W 型软膏，乳化剂为硬脂酸和三乙醇胺形成的有机胺皂，为 O/W 型乳化剂。

处方中各成分的作用：单硬脂酸甘油酯（油相、辅助乳化剂）、硬脂酸（一部分作为油相、一部分与三乙醇胺形成有机胺皂）、白凡士林（油相、调节稠度）、液状石蜡（油相、调节稠度）、甘油（水相、保湿作用）、三乙醇胺（与硬脂酸形成有机胺皂作为乳化剂）、羟苯乙酯（防腐剂）。

制备方法：水杨酸粉碎过筛备用；将单硬脂酸甘油酯、硬脂酸、白凡士林、液状石蜡加热至 80℃左右熔融，混合均匀；将甘油、三乙醇胺、羟苯乙酯溶于水中，加热至 80℃左右；将水相加入油相中，边加入边搅拌，形成乳剂型基质；最后加入水杨酸混合均匀制备成水杨酸软膏。

2. O/W 型软膏，乳化剂为月桂醇硫酸钠，为水包油型乳化剂。

处方中各成分的作用：十八醇（油相、辅助乳化剂）、液状石蜡（油相、调节稠度）、对羟基苯甲酸乙酯（防腐剂）、二甲基亚砜（促渗剂）、白凡士林（油相、调节稠度）、甘油（水相、保湿作用）。

制备方法：醋酸氟氢松粉碎过筛备用；将十八醇、白凡士林、液状石蜡加热至 80℃左右熔融，混合均匀；将甘油、月桂醇硫酸钠、羟苯乙酯、二甲基亚砜溶于水中，加热至 80℃左右；将水相加入油相中，边加入边搅拌，形成乳剂型基质；最后加入醋酸氟氢松混合均匀制备成醋酸氟氢松软膏。

专业英语单词

软膏剂 ointments	二甲硅油 dimethicone
乳膏剂 creams	聚乙二醇 polyethylene glycol，PEG
糊剂 pasters	眼膏剂 eye ointments
凡士林 vaselin	凝胶剂 gels
石蜡 paraffin	卡波姆 carbomer
液状石蜡 liquid paraffin	栓剂 suppositories
羊毛脂 lanolin，wool fat	可可豆脂 cocoa butter
蜂蜡 bees wax	置换价 displacement value，DV
鲸蜡 spermaceti	

（许伯慧）

第十四章　气雾剂、喷雾剂与粉雾剂

重 点 提 示

本章主要掌握气雾剂、喷雾剂、粉雾剂的概念，气雾剂的特点、分类、组成及肺部吸入药物的吸收特点，要求熟悉气雾剂的制备、处方设计及质量评价方法，熟悉药物在呼吸系统分布吸收的影响因素，了解喷雾剂及粉雾剂的给药装置。

学 习 要 点

一、概　　述

（一）气雾剂、喷雾剂、粉雾剂比较

表 14-1　气雾剂、喷雾剂、粉雾剂特征及区别

特征	共性	区别
气雾剂	a. 需特殊装置 b. 局部或全身治疗作用 c. 简便、起效快、生物利用度高	借助抛射剂产生压力将药物喷出
喷雾剂		借助手动机械泵将药物喷出
粉雾剂		患者主动吸入药物

（二）肺部吸入药物的吸收特点

药物在肺部吸收速度很快，几乎与静脉注射相当，其原因：

1. 肺泡囊数目多，药物吸收表面积巨大。
2. 肺泡壁与毛细血管壁薄且接近，药物转运距离短。

（三）影响药物在呼吸系统分布的因素

1. 呼吸气流　药物粒子在呼吸系统的沉积率与呼吸量成正比，与呼吸频率成反比。

2. 微粒大小　粒径 0.5～5μm 范围内适宜。较粗的微粒＞10μm，大部分落在上呼吸道黏膜上，较细的微粒＜0.5μm，随呼气排出。

3. 药物的性质　药物最好能溶解于呼吸道分泌液中。

4. 其他因素　制剂处方组成、给药装置结构影响药物雾滴或粒子的大小和性质、粒子的喷出速度等，进而影响药物吸收。微粒分散系统能增加药物在肺部的滞留，延缓药物的吸收。

二、气 雾 剂

(一) 概述

1. 定义 气雾剂(aerosol)系指药物溶液、乳状液或混悬液与适宜的抛射剂共同装封于具有特制阀门系统的耐压容器中,使用时借助抛射剂的压力将内容物呈雾状喷出,用于肺部吸入或直接喷至腔道黏膜、皮肤及空间消毒的制剂。

2. 特点

优点:速效定位稳定好,使用方便一揿喷,胃肠破坏可避免,首过效应可绕行,定量阀门控剂量,外用机械刺激小。

缺点:生产成本比较高,制冷刺激有不适,遇热撞击易爆炸,手按吸气需协调,老人小儿顺应差。

3. 分类

(1) 按分散系统分类:溶液型气雾剂、混悬型气雾剂、乳剂型气雾剂。

(2) 按处方组成分类:二相气雾剂、三相气雾剂。

(3) 按医疗用途分类:呼吸道吸入用气雾剂、皮肤和黏膜用气雾剂、空间消毒与杀虫用气雾剂。

(二) 气雾剂的组成

气雾剂组成包括抛射剂、药物与附加剂、耐压容器和阀门系统。

1. 抛射剂

(1) 作用:喷射药物的动力,有时兼有药物的溶剂作用。

(2) 性状:多为液化气体,常压下沸点低于室温。

(3) 类型

1) 氢氟烷烃类(HFA):最合适的氟利昂替代品。常用的品种为四氟乙烷(HFA-134a)和七氟丙烷(HFA-227)。

2) 二甲醚:新型抛射剂。

3) 碳氢化合物:常用品种有丙烷、正丁烷、异丁烷。

4) 压缩气体:常用品种有 N_2、NO、CO_2(主要用于喷雾剂)。

2. 药物和附加剂

(1) 药物:液体固体药物均可制备成气雾剂。

(2) 附加剂:助溶剂、潜溶剂、润湿剂、乳化剂、稳定剂、矫味剂、抗氧剂、防腐剂等。

3. 耐压容器 可选用玻璃容器、金属容器或塑料容器。

4. 阀门系统 控制药物和抛射剂从容器喷出,定量阀门可精确控制给药剂量。

(三) 气雾剂的制备

1. 处方

(1) 溶液型气雾剂:将药物溶于抛射剂中形成均相分散系统。为配制澄明溶液,常在抛射剂中加入适量乙醇或丙二醇作潜溶剂，也可加入表面活性剂和助溶剂。

(2) 混悬型气雾剂：常需加入表面活性物质作为润湿剂、分散剂和助悬剂以利于分散均匀和稳定。

(3) 乳剂型气雾剂：由药物、抛射剂与乳化剂等形成的乳剂型非均相分散系统，药物可溶解在水相或油相中，形成 O/W 或 W/O 型气雾剂。

2. 制备工艺

(1) 玻璃容器、阀门系统的处理与装配。

(2) 药物的配制与分装。

(3) 抛射剂的填充。

1) 压灌法

$$\text{药液}\xrightarrow[\text{灌装}]{\text{室温}}\text{耐压容器＋阀门}\xrightarrow{\text{轧紧}}\ \xrightarrow{\text{压入抛射剂}}\text{气雾剂}$$

特点：设备简单，无需低温，抛射剂损耗少，使用中压力变化幅度大。

2) 冷罐法

$$\left.\begin{array}{l}\text{药液}\xrightarrow{\text{冷却}}\\ \text{抛射剂}\xrightarrow{\text{冷却}}\end{array}\right\}\longrightarrow\text{耐压容器＋阀门}\xrightarrow{\text{轧紧}}\text{气雾剂}$$

特点：灌装速度快，对阀门无影响，成品压力稳定，需制冷设备和低温操作，抛射剂损失多。

(四) 气雾剂的质量评价

安全、漏气检查、每瓶总揿次与每揿主药含量、雾滴(粒)分布、喷射速度和喷出总量、无菌、微生物限度。

三、喷　雾　剂

(一) 概述

1. 定义　喷雾剂(sprays)系指含药溶液、乳状液或混悬液填充于特制的装置中，使用时借助手动泵的压力、高压气体、超声振动或其他方法将内容物呈雾状物释出，用于肺部吸入或直接喷至腔道黏膜、皮肤及空间消毒的制剂。

2. 应用

(1) 喷雾剂不含抛射剂，对大气环境无影响，目前已成为氟氯烷烃类气雾剂的主要替代途径之一。

(2) 喷雾剂的雾粒粒径较大，局部应用为主，多用于舌下、鼻腔黏膜和体表的喷雾给药。

(二) 装置

(1) 起喷射药物作用的喷雾装置：手动泵。

(2) 承装药物溶液的容器：玻璃瓶、塑料瓶。

四、粉 雾 剂

（一）概述

1. 定义 粉雾剂(powder aerosols)系指一种或一种以上的药物粉末，装填于特殊的给药装置，以干粉形式将药物喷雾于给药部位，发挥全身或局部作用的一种给药系统。

吸入粉雾剂(power aerosols for inhalation)系指微粉化药物或载体以胶囊、泡囊或多剂量贮库形式，采用特制的干粉吸入装置，由患者主动吸入雾化药物至肺部的制剂，亦称为干粉吸入剂(dry powder inhalations，DPI)。

知 识 地 图

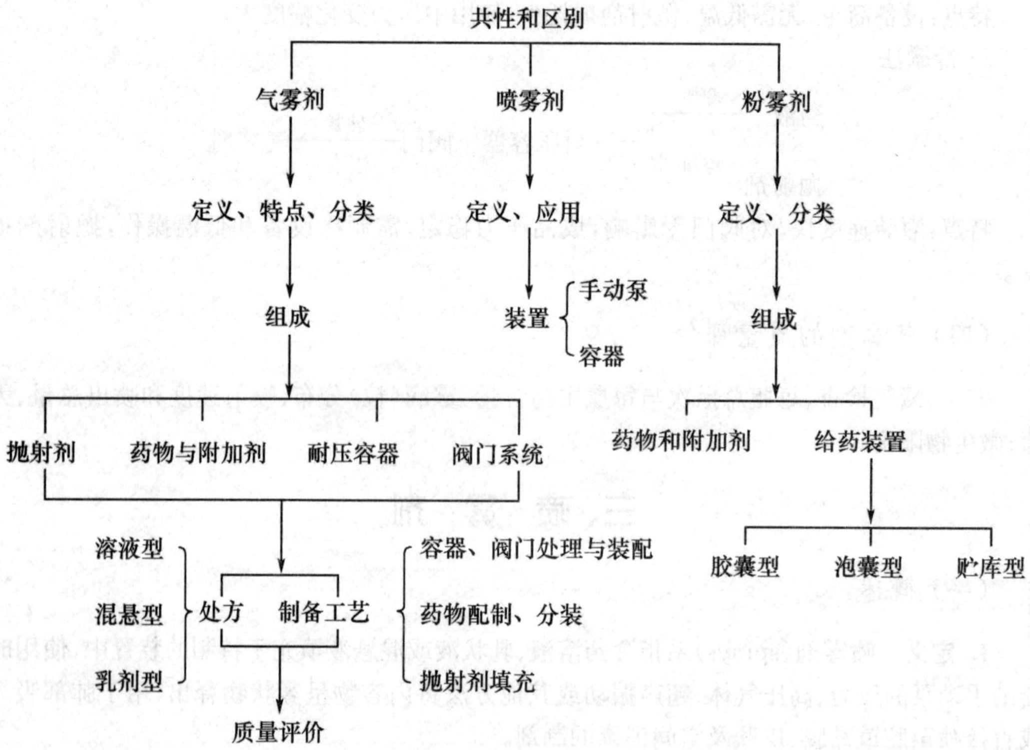

精 选 习 题

一、名词解释

1. 气雾剂　2. 喷雾剂　3. 吸入粉雾剂

二、填空题

1. 气雾剂由________、________、________和________所组成。

2. 抛射剂除作为喷射药物的________外，也兼有药物的________作用。

3. 气雾剂的________是控制药物和抛射剂从容器喷出的主要部件。
4. 气雾剂的制备过程包括________，________，________三个部分。
5. 抛射剂的填充有________和________两种。
6. 喷雾剂的雾粒粒径较大，不适用于________，多用于________给药。
7. 根据干粉的计量形式，将干粉吸入装置分为三种类型，分别为________、________与________。

三、选择题

单项选择题

1. 下列关于气雾剂特点的描述错误的是（　　）。
   A. 具有速效和定位作用
   B. 可避免胃肠道破坏和肝脏首过效应
   C. 生产成本较低
   D. 药物密闭于容器内可增加药物的稳定性
   E. 使用时，借助抛射剂产生压力将药物喷出
2. 气雾剂喷射中决定每次用药剂量的主要因素是（　　）。
   A. 定量阀门的容积　B. 附加剂的量　C. 耐压容器的溶剂
   D. 抛射剂的量　E. 药物的量
3. 下列关于气雾剂的描述，正确的是（　　）。
   A. 二相气雾剂一般为混悬系统或乳剂系统
   B. 常用的抛射剂氟利昂对环保有害，将逐步被取代
   C. 溶液型气雾剂的组成包括抛射剂、耐压容器和助悬剂
   D. 肺部吸入的气雾剂的粒径越小越好
   E. 气雾剂价廉易得
4. 气雾剂的质量评定不包括（　　）。
   A. 喷射速率和喷射总量　B. 每瓶总揿次　C. 抛射剂用量
   D. 安全漏气检查　E. 雾滴（粒）分布
5. 需要“倒喷”的气雾剂，其阀门系统中缺少（　　）。
   A. 膨胀室　B. 定量室　C. 浸入管
   D. 橡胶封圈　E. 弹簧
6. 下列剂型，发挥疗效最快的是（　　）。
   A. 栓剂　B. 蜜丸　C. 糖衣片
   D. 气雾剂　E. 胶囊
7. 关于抛射剂的叙述错误的是（　　）。
   A. 抛射剂在气雾剂中起动力作用
   B. 抛射剂可兼作药物的溶剂或稀释剂
   C. 压缩气体可作为气雾剂的抛射剂
   D. 气雾剂喷雾的粒子大小与抛射剂的种类和用量无关
   E. 多为液化气体，常压下沸点低于室温
8. 乳剂型气雾剂的组成不包括（　　）。
   A. 潜溶剂　B. 抛射剂　C. 稳定剂
   D. 乳化剂　E. 药物
9. 借助手动泵的压力将药液喷成雾状的制剂为（　　）。
   A. 气雾剂　B. 喷雾剂　C. 粉雾剂

D. 抛射剂　　E. 雾化吸入剂

10. 吸入粉雾剂中药物的主要吸收部位在(　　)。

A. 气管　　B. 咽喉　　C. 鼻黏膜

D. 肺泡　　E. 口腔

配伍选择题

[11～14]A. 七氟丙烷　　B. 吐温 80　　C. 乳糖　　D. 丙二醇

11. 可在气雾剂中作抛射剂(　　)。

12. 可在粉雾剂中用作载体(　　)。

13. 可在气雾剂中的潜溶剂(　　)。

14. 可在乳剂型气雾剂中作乳化剂(　　)。

[15～18]A. 溶液型气雾剂　　B. 乳剂型气雾剂　　C. 喷雾剂　　D. 吸入粉雾剂

15. 二相气雾剂(　　)。

16. 泡沫型气雾剂(　　)。

17. 采用特制的吸入装置，由患者主动吸入雾化药物的制剂(　　)。

18. 借助于手动泵的压力将药物喷成雾状的制剂(　　)。

多项选择题

19. 下列关于气雾剂的叙述，错误的是(　　)。

A. 抛射剂的沸点、蒸汽压对成品特性无显著影响

B. 气雾剂主要通过肺部吸收，吸收的速度很快，不亚于静脉注射

C. 泡沫型气雾剂是乳剂型气雾剂

D. 气雾剂适合心脏病患者使用

E. 吸入气雾剂的微粒大小以在 0.5～5μm 范围为宜

20. 气雾剂普遍采用的耐压容器有(　　)。

A. 金属容器　　B. 橡胶容器　　C. 塑料容器

D. 玻璃容器　　E. 搪瓷容器

21. 气雾剂常用的附加剂有(　　)。

A. 潜溶剂　　B. 助悬剂　　C. 乳化剂

D. 抗氧剂　　E. 防腐剂

22. 下列哪些可以作为气雾剂的抛射剂(　　)。

A. 二甲醚　　B. 正丁烷　　C. 氮气

D. 二氧化碳　　E. 环己烷

23. 影响气雾剂中药物吸收的因素(　　)。

A. 药物的分子量　　B. 药物的脂溶性　　C. 药物的微粒大小

D. 药物的油水分配系数　　E. 药物的吸湿性

24. 下列关于混悬型气雾剂的表述不正确的是(　　)。

A. 药物在抛射剂中的溶解度越小越好

B. 制备混悬型气雾剂需加入适宜的潜溶剂

C. 混悬型气雾剂是药物水溶液、液态与气态抛射剂组成的体系

D. 抛射剂与混悬固体药物的密度应相近

E. 混悬型吸入气雾剂的混悬微粒粒径应在 5μm 以下

25. 关于喷雾剂的叙述正确的是(　　)。

A. 喷雾剂以局部应用为主

B. 喷雾剂应施加较高的压力，以保证药液全部用完
C. 抛射药液的动力是压缩气体
D. 抛射药液的动力是液态的氟氯烷烃
E. 在使用过程中容器内的压力不能保持恒定

26. 以下关于粉雾剂的叙述正确的是(　　)。
A. 采用特制的干粉吸入装置
B. 粉雾剂应保持粉剂的粒度和良好的流动性
C. 可加入适宜的载体和润滑剂
D. 微粉化的药物或与载体以胶囊、泡囊或多剂量贮库形式
E. 吸入粉雾剂中药物粒度大小应大多控制于 5μm 以下

四、问答题

1. 试述气雾剂的优点和缺点各有哪些。
2. 抛射剂有何作用？常用的品种有哪些？
3. 混悬型气雾剂在处方设计的过程中需要考虑哪些问题？如何解决？
4. 影响药物在呼吸系统分布吸收的因素有哪些？
5. 吸入粉雾剂有哪些优点？

参考答案

一、名词解释

1. 气雾剂：系指药物溶液、乳状液或混悬液与适宜的抛射剂共同装封于具有特制阀门系统的耐压容器中，使用时借助抛射剂的压力将内容物呈雾状喷出，用于肺部吸入或直接喷至腔道黏膜、皮肤及空间消毒的制剂。

2. 喷雾剂：系指含药溶液、乳状液或混悬液填充于特制的装置中，使用时借助手动泵的压力、高压气体、超声振动或其他方法将内容物呈雾状物释出，用于肺部吸入或直接喷至腔道黏膜、皮肤及空间消毒的制剂。

3. 吸入粉雾剂：系指微粉化药物或与载体以胶囊、泡囊或多剂量贮库形式，采用特制的干粉吸入装置，由患者主动吸入雾化药物至肺部的制剂，亦称为干粉吸入剂。

二、填空题

1. 抛射剂，药物与附加剂，耐压容器，阀门系统
2. 动力，溶剂
3. 阀门系统
4. 容器阀门系统的处理与装配，药物的配制与分装，抛射剂填充
5. 压罐法，冷灌法
6. 肺部吸入，局部
7. 胶囊型、泡囊型、多剂量贮库型

三、选择题

单项选择题

1. C　2. A　3. B　4. C　5. C　6. D　7. D　8. A　9. B　10. D

配伍选择题

11. A　12. C　13. D　14. B　15. A　16. B　17. D　18. C

多项选择题

19. AD 20. ACD 21. ABCDE 22. ABCD 23. ABCDE 24. BC 25. ABCE 26. ABCDE

四、问答题

1. 气雾剂的主要优点：①气雾剂具有速效和定位作用；②药物密闭于容器内可增加药物的稳定性；③使用方便，一揿即可；④可避免药物在胃肠道的破坏和肝首过作用；⑤可以用定量阀门准确控制剂量；⑥外用气雾剂使用时对创面的机械刺激性小。

气雾剂的主要缺点：①气雾剂生产成本较高；②抛射剂高度挥发具有制冷效应，可引起不适与刺激；③气雾剂遇热或受撞击后易发生爆炸，抛射剂的渗漏可导致失效；④吸入气雾剂给药时存在手揿与吸气的协调问题，直接影响到达有效部位的药量，尤其对老年人或儿童患者影响更为显著。

2. 抛射剂是喷射药物的动力，有时兼有药物的溶剂作用。常用的品种包括氢氟烷烃类，二甲醚，碳氢化合物和压缩气体。氢氟烷烃类被认为是最合适的氟利昂替代品，主要的品种有四氟乙烷（HFA-134a）和七氟丙烷（HFA-227）。碳氢化合物主要品种有丙烷、正丁烷和异丁烷。压缩气体的主要品种有二氧化碳、氮气和一氧化氮等。

3. 混悬型气雾剂常需要加入表面活性剂作为润湿剂、分散剂和助悬剂，以利于分散均匀和稳定。混悬型气雾剂的处方设计必须注意提高分散系统的稳定性，主要控制以下几个环节：①水分含量要极低，应在0.03%以下，通常控制在0.005%以下，以免药物微粒遇水聚结；②药物的粒度极小，应在5μm以下，不得超过10μm；③在不影响生理活性的前提下，选用在抛射剂中溶解度最小的药物衍生物，以免在贮存过程中药物微晶变大；④调节抛射剂和（或）混悬固体的密度，尽量使两者密度相等；⑤添加适当的助悬剂。

4. ①呼吸的气流：通常药物粒子在呼吸系统的沉积率与呼吸量成正比，而与呼吸频率成反比。②微粒的大小：粒子大小是影响药物能否深入肺泡囊的主要因素。较粗的微粒（>10μm）大部分落在上呼吸道黏膜上，因而吸收慢；如果微粒太细（<0.5μm），则进入肺泡囊后大部分由呼气排出，而在肺部的沉积率也很低。通常吸入气雾剂的微粒大小以在0.5～5μm范围内最适宜。③药物的性质：药物从肺部吸收是被动扩散，吸收速率与药物的分子量及脂溶性有关。小分子化合物吸收快，分子量大的糖、酶、高分子化合物等难以由肺泡囊吸收。油水分配系数大的药物吸收速度快。若药物吸湿性大，微粒通过湿度很高的呼吸道时会聚集、变大和沉积，影响药物粒子进入肺泡，从而妨碍药物吸收。④其他因素：制剂的处方组成、给药装置的结构直接影响药物雾滴或粒子的大小和性质、粒子的喷出速度等，进而影响药物的吸收。

此外，将药物制成脂质体、微球或固体脂质纳米粒用于吸入给药，能够增加药物在肺部的滞留时间或延缓药物的释放，从而使药物在肺部达到缓慢吸收的效果。

5. 吸入粉雾剂的优点：①药物到达肺部后直接进入体循环，发挥全身作用；②药物吸收迅速，起效快，无肝脏首过效应；③无胃肠道刺激或降解作用；④可用于胃肠道难以吸收的水溶性大的药物；⑤起局部作用的药物，给药剂量明显降低，毒副作用小；⑥可用于大分子药物或小分子药物。

专业英语单词

气雾剂	aerosols	喷雾剂	sprays
抛射剂	propellants	粉雾剂	powder aerosols
氢氟烷烃类	hydrofluoroalkane，HFA	吸入粉雾剂	power aerosols for inhalation
二甲醚	dimethyl ether，DME	干粉吸入剂	dry powder inhalations，DPI

（许伯慧）

第十五章　中药制剂

重点提示

本章重点掌握中药制剂的概念、特点及各类中药剂型的特点，掌握中药制剂前处理过程，包括提取、分离、纯化及浓缩技术特点；掌握浸提的原理及常用方法（煎煮法、浸渍法、渗漉法、回流法、水蒸气蒸馏法）；熟悉各类中药制剂及技术的工艺、质量要求及质量控制的方法。了解常用的中药制剂及其应用。

学习要点

中药（traditional Chinese medicine）是指在中医药理论指导下用于预防、治疗疾病及保健的动物药、植物药或矿物药。

天然药物（natural drug）：现代医药理论指导下应用的天然药用物质及其制剂。从广义上讲，天然药物包含中药在内，二者的原料资源都取自天然生长的植物、动物和矿物。

将中药饮片加工成具有一定规格，可直接用于临床的药品称为中药制剂（pharmaceutical preparations for traditional Chinese medicine）。中药药剂学是以中医药理论为指导，运用现代科学技术，研究中药药剂的配制理论、生产技术、质量控制与合理应用等内容的一门综合性应用技术学科。

中药制剂的特点主要有：①药性持久，性和力缓；②疗效为多成分的综合作用；③在治疗疑难杂症、骨科疾病及滋补强壮方面有独特优势；④毒副作用小；⑤成分复杂，制剂质量难控制；⑥原料药材质量难统一等。

中药制剂剂型选择原则：①根据防治疾病需要；②根据药物本身性质；③四效（高效、速效、长效、靶向）、三小（剂量小、剂型小、毒副作用小）、五方便（服用、携带、生产、运输、贮存）的原则。

中药的化学成分复杂，按功效一般可分为有效成分、辅助成分、无效成分和毒性成分。制剂中，中药的入药形式有有效成分、有效部位、中药粗提物和中药全粉。

中药材在提取前应进行前处理操作，包括品质检查、炮制与粉碎。

中药制剂常用的提取方法有煎煮法、浸渍法、渗漉法、水蒸气蒸馏法、超临界流体萃取法、超声波提取法等。每种方法有各自的特点和适应情况。

表 15-1 提取方法及特点

提取方法	特点
煎煮法	符合中医用药习惯，适用于有效成分能溶于水，且对湿热较稳定的药材，有效成分不清楚的处方通常采用该法。但浸出液中杂质较多
浸渍法	适于黏性、无组织结构、新鲜及易膨胀药材浸出。不适于贵重和有效成分含量低药材的浸出，该法简单，但浸出效率低
渗漉法	适用于贵重药材、有效成分含量较低的药材、毒性药材及高浓度制剂；但对新鲜易膨胀药材及无组织结构的药材不宜用。可省去浸出液与药渣分离的操作
水蒸气蒸馏法	挥发性成分的提取
超临界流体萃取法	适于脂溶性成分的提取，极性较大成分时需要添加夹带剂。提取速率快、免高温破坏、无溶剂残留，萃取溶剂可循环使用，特别适用于提取分离热敏性物质
超声波提取法	操作方便，速度快，提取时间短，提取温度低，溶剂用量少
微波提取	微波加热，升温快，污染少，耗能
仿生提取	模拟生理环境提取

药材中成分提取即浸出的过程主要包括：浸润与渗透、解吸与溶解、扩散等三个阶段。这是一个复杂的工艺过程，是由润湿、渗透、解吸、溶解、扩散等机制完成，其中扩散是整个过程的核心，浓度差是渗透或扩散的推动力。浸出成分的扩散速度符合 Fick 第一扩散定律。物质的扩散速度与扩散面积、浓度差、温度成正比；与扩散物质分子半径、液体的黏度成反比。生产中最重要的是保持最大的浓度梯度，用浸出溶剂或稀浸出液随时“置换”药材周围的浓浸出液，创造最大的浓度梯度是浸出方法和浸出设备设计的关键。

影响提取（浸出）效率的因素有提取溶剂、药材粒度、提取温度、浓度梯度、溶剂的 pH、提取压力、浸提时间、提取方法等。

提取物的常用分离方法有：沉降分离、离心分离和过滤分离。纯化方法有：水提醇沉与醇提水沉法、大孔树脂法、酸碱法、盐析法、结晶法、透析法、吸附澄清法等。

表 15-2 中药提取液的浓缩

浓缩定义	浓缩是通过加热蒸发，分离过多溶剂，使药液体积减少的过程。可通过蒸发、蒸馏来完成。蒸发分为沸点温度下的沸腾蒸发和低于沸点温度下的自然蒸发
影响蒸发效率因素	①传热温度差：增大加热蒸汽压力，降低溶液沸点 ②传热系数：吹散、吸除或冷凝蒸气等降低实际蒸气压；采用沸腾、薄膜、喷雾等蒸发方式增大表面积；采用减压蒸发来降低大气压；搅拌以减少液层热阻
浓缩方法	常压浓缩、减压浓缩、薄膜浓缩等 常用设备：减压浓缩器、真空浓缩罐、膜式、刮板式及离心式浓缩器等

浸出制剂是指以中药提取物为原料制备的制剂。包括汤剂、合剂与口服液、煎膏剂、酒剂、酊剂、流浸膏剂与浸膏剂等。浸出药剂的特点:①体现方中各种成分的综合疗效;②减少服用量;③可作为其他制剂的原料;④质量控制复杂。

汤剂(decoction)是指饮片加水煎煮,去渣取汁制得的可供内服和外用的中药液体制剂。特点是临用制备,可随症加减处方;发挥多种成分综合作用;吸收快,制法简单,常用煎煮方法制备;杂质多,不防腐。

合剂(mixture)是指饮片用水或其他溶剂,采用适宜方法提取,经浓缩制成的口服液体制剂。单剂量包装称为口服液(oral liquid)。与汤剂相比合剂具有以下特点:①可以批量生产,应用方便;②剂量小且准确,服用、携带、贮存方便;③质量稳定;④不可随症加减。

酒剂(medicinal liquor)是指药材饮片用蒸馏酒浸提成分而制得的可供内服或外用澄清液体剂型。可加糖或蜂蜜矫味和着色。可用浸渍、渗漉和回流法制备。

酊剂(tinctures)指饮片用规定浓度的乙醇浸出而制得的可供内服或外用的澄清液体剂型,亦可用流浸膏或化学药物稀释制成。酊剂多供内服,少数外用。

含剧毒药物酊剂每 100mL 相当于原药材 10g,其他酊剂则每 100mL 相当于原药材 20g。

流浸膏与浸膏剂:是将饮片提取液经分离纯化后浓缩至规定浓度而制成的液体剂型。蒸去部分溶剂者为流浸膏剂(fluid extracts);蒸去全部溶剂者为浸膏剂(extracts)。流浸膏剂每 1mL 相当于原药材 1g,浸膏剂每 1g 相当于原药材 2～5g。浸膏剂又分稠浸膏剂与干浸膏剂。稠浸膏一般含水量约为 15%～20%,干浸膏含水量约为 5%。流浸膏至少含 20%以上的乙醇,若水为溶剂的流浸膏,其成品中亦需加 20%～25%乙醇作防腐剂,以利贮存。流浸膏剂与浸膏剂除少数品种可直接供临床应用外,大多作为配制其他制剂的原料。流浸膏剂一般多用于配制酊剂、合剂、糖浆剂等;浸膏剂一般多用于配制片剂、注射剂、散剂、胶囊剂、颗粒剂、丸剂等。

煎膏剂(electuary)是将饮片加水煎煮、去渣、浓缩后,加糖或炼蜜制成的稠厚半流体状内服制剂,也称膏滋。

中药成方制剂:可实现大规模生产的中药浸出制剂。包括:中药丸剂(传统丸剂、滴丸、微丸)、中药注射剂、中药片剂、中药颗粒剂、中药气雾剂、中药膜剂、中药软膏、中药栓剂、中药外用制剂、胶剂等。除了原材料不同,其他特点、制备工艺、质量标准、注意事项等均同普通制剂。但因原料不同中药成方制剂也有其特点,学习中应注意。

知识地图

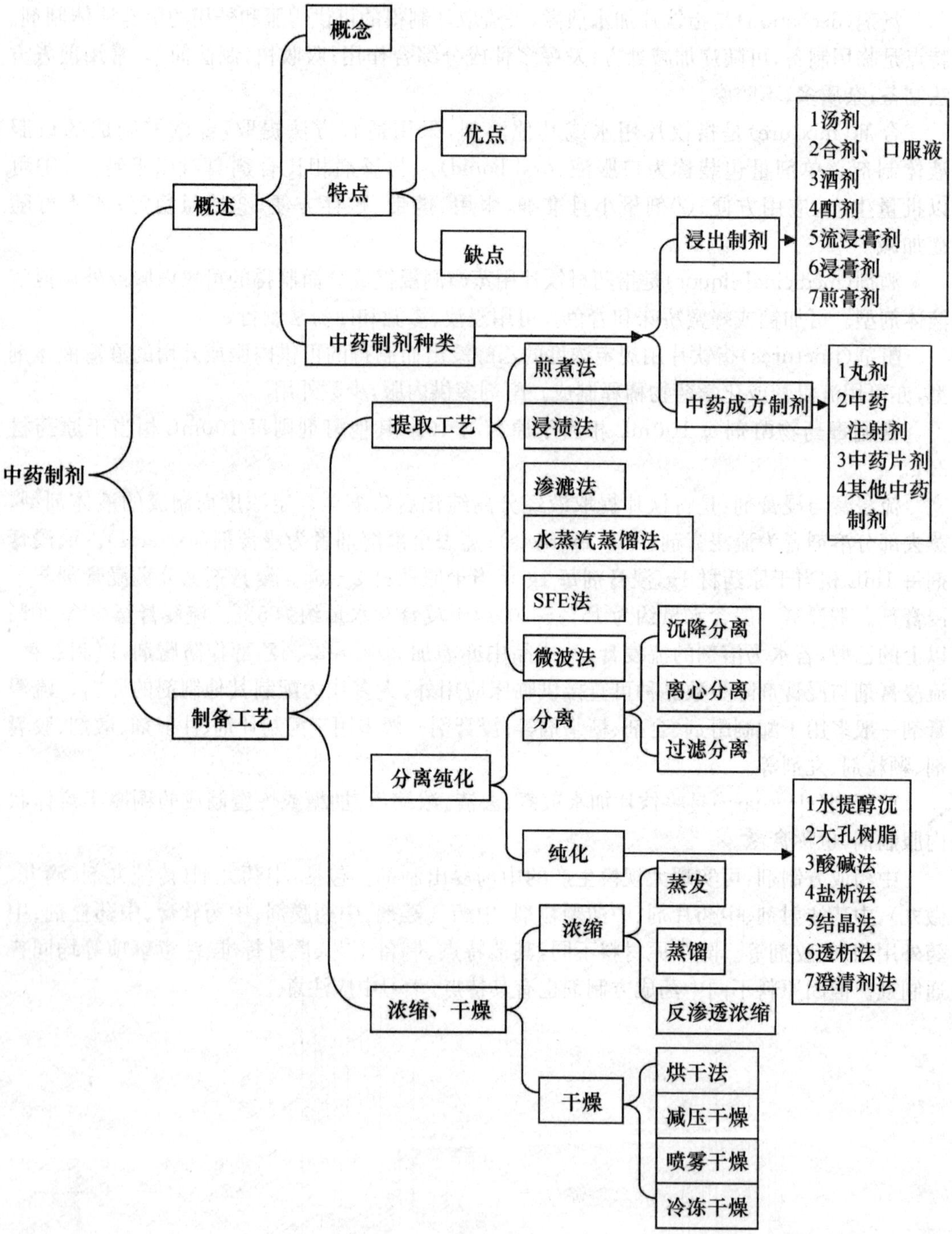
中药制剂
概述
概念
特点
优点
缺点
中药制剂种类
浸出制剂
1汤剂
2合剂、口服液
3酒剂
4酊剂
5流浸膏剂
6浸膏剂
7煎膏剂
中药成方制剂
1丸剂
2中药注射剂
3中药片剂
4其他中药制剂
制备工艺
提取工艺
煎煮法
浸渍法
渗漉法
水蒸汽蒸馏法
SFE法
微波法
分离纯化
分离
沉降分离
离心分离
过滤分离
纯化
1水提醇沉
2大孔树脂
3酸碱法
4盐析法
5结晶法
6透析法
7澄清剂法
浓缩、干燥
浓缩
蒸发
蒸馏
反渗透浓缩
干燥
烘干法
减压干燥
喷雾干燥
冷冻干燥

精选习题

一、名词解释

1. traditional Chinese medicine 2. 中药制剂 3. 浸出制剂 4. decoction 5. natural drug 6. extracts 7. fluid extracts 8. electuary 9. 浸出过程 10. 浓度梯度 11. 煎煮法 12. percolation 13. maceration 14. SFE 15. 胶剂 16. 贴膏剂 17. tinctures 18. mixture 19. 丸剂 20. 中药有效成分 21. 中药有效部位 22. 反渗透浓缩 23. 中药注射剂 24. 膏药

二、填空题

1. 中药制剂要求中,三小是指________、________和________。

2. 中药制剂要求中,五方便是指________、________、________、________、________。

3. 中药制剂的优点有________、________、________和________。

4. 中药制剂的缺点有________、________、________和________。

5. 制备中药制剂,常用的提取方法是________、________和________。

6. 水蒸气蒸馏主要是为了提取________成分,其原理是依据________定律。

7. 药材中有效成分浸出时,符合 Fick 第一定律,其扩散速度与________、________和________成正比。

8. 浸膏的含量与流浸膏的含量不同,前者是每________相当于原药材________,而后者则是每________相当于原药材________。

9. 流浸膏剂系指用适宜的溶媒浸出药材有效成分以后,蒸去________,调整浓度至规定标准而制成的________。

10. 药材中的化学成分比较复杂,一般可分为________、________、________和________。

11. 毒剧药酊剂每 100mL 相当于原药材________g,其他药物酊剂每 100mL 相当于原药材________g。流浸膏至少应含________以上的乙醇。

12. 中药材的前处理包括________、________和________。

13. 煎煮法主要适用于________且________的药物。

14. 浸渍法不适合于________、________及________的药材提取,适合于________、________、________和________的药材提取。

15. 药材浸出的过程主要有________、________和________。其中________是浸出过程的核心和动力。

16. 影响药材中有效成分浸出的因素有________、________、________、________、________、________和________。

17. 二氧化碳超临界流体提取的优点有________、________、________、________、________、________。

18. 超临界流体提取的缺点有________、________、________。

19. 超声波提取的特点有________、________、________和________。

20. 微波提取法具有________、________等优点。但________消耗大,在中药提取的产业化处于初级阶段。

21. 中药提取液常用的分离方法________、________和________。

22. 中药提取时,为增大浓度梯度,可采取________、________、________等措施。

23. 干燥过程分两个阶段,其开始阶段是________,而后进入________,直至达到________状态。

24. 蒸发系指溶液受热汽化后除去溶剂而达到________的过程。

25. 在干燥物料的过程中,温度应________升高,不能________高温。

三、选择题

单项选择题

1. 原料药物经过加工制成的具有一定剂型、可直接应用的成品，称为(　　)。
   A. 药物　B. 中成药　C. 制剂
   D. 药品　E. 处方药
2. 有关影响浸提因素的叙述正确的是(　　)。
   A. 药材粉碎度越大越利于浸提　B. 温度越高浸提效果越好
   C. 时间越长浸提效果越好　D. 溶媒 pH 越高越利于浸提
   E. 浓度梯度越大浸提效果越好
3. 下列不属于浸出制剂剂型的是(　　)。
   A. 浸膏剂　B. 合剂　C. 芳香水剂
   D. 汤剂　E. 膏滋
4. 用有机溶剂加热浸提药材中有效成分时可用(　　)。
   A. 浸渍法　B. 煎煮法　C. 渗漉法
   D. 回流法　E. 以上方法都不可以
5. 合剂与汤剂的相同点是(　　)。
   A. 均为方剂的一种　B. 均具有防腐能力　C. 可制备贮备液
   D. 均用渗漉法制备　E. 以上均不是
6. 壳聚糖常在哪种精制方法中使用(　　)。
   A. 水醇法　B. 醇水法　C. 吸附澄清法
   D. 大孔树脂精制法　E. 超滤法
7. 在下列制剂中疗效发挥最慢的剂型是(　　)。
   A. 蜜丸　B. 水丸　C. 滴丸
   D. 糊丸　E. 浓缩丸
8. 下述丸剂中不能用泛制法制备的是(　　)。
   A. 滴丸　B. 水丸　C. 糊丸
   D. 水蜜丸　E. 浓缩丸
9. 生产注射剂时，在水提液中加明胶的目的是为除去(　　)。
   A. 黏液质　B. 鞣质　C. 细菌
   D. 草酸　E. Ca^{2+}
10. 下列浸出过程正确的是(　　)。
   A. 浸润、溶解　B. 浸润、渗透、解吸、溶解　C. 浸润、渗透、解吸、溶解、扩散
   D. 浸润、溶解、过滤、浓缩、干燥　E. 浸润、渗透、扩散、置换、乳化
11. 植物性药材浸提过程中的主要动力是(　　)。
   A. 扩散系数　B. 扩散面积　C. 扩散时间
   D. 浸提温度　E. 浓度梯度
12. 下列哪一条不是影响蒸发的因素(　　)。
   A. 蒸发面积　B. 液体表面压力　C. 搅拌
   D. 加热温度与液体温度的温度差　E. 液体的 pH 值
13. 下列哪一种措施不能增加浓度梯度(　　)。
   A. 不断搅拌　B. 更换新鲜溶剂　C. 将浸出液强制循环
   D. 动态提取　E. 高压提取

14. 下列有关浸出方法的叙述，哪条是错误的（　　）。

A. 渗漉法适用于新鲜及无组织性药材的浸出

B. 浸渍法适用于黏性及易于膨胀的药材的浸出

C. 浸渍法不适于需制成较高浓度制剂的药材浸出

D. 渗漉法适用于有效成分含量低的药材浸出

E. 欲制制剂浓度高低是确定渗漉速度的依据之一

15. 为提高浸出效率，常采取一些措施，下列哪一项是错误的（　　）。

A. 选择适宜的溶剂　　B. 恰当地升高温度　　C. 加大浓度差

D. 将药材粉碎得越细越好　　E. 加表面活性剂

16. 下列哪一条不是影响药材浸出的因素（　　）。

A. 温度　　B. 浸出压力　　C. 药材的粉碎度

D. 不同浸出方法　　E. 浸出容器的大小

17. 含剧毒药物酊剂每 100mL，相当于原药材（　　）。

A. 5g　　B. 10g　　C. 15g

D. 20g　　E. 25g

18. 纤维性很强的中药细粉制粒时应选用的黏合剂为（　　）。

A. 淀粉浆　　B. 水　　C. 糖浆

D. 糊精浆　　E. 乙醇

19. 在含有大量油类药物的片剂处方中，选用的吸收剂是（　　）。

A. 淀粉　　B. 糊精　　C. 磷酸氢钙

D. 糖粉　　E. 乳糖

20. 下列除哪种丸剂外，均可用塑制法制备（　　）。

A. 蜜丸　　B. 糊丸　　C. 蜡丸

D. 浓缩丸　　E. 水蜜丸

21. 不属于“五方便”的内容是（　　）。

A. 方便质量控制　　B. 方便服用　　C. 方便携带

D. 方便贮存　　E. 方便生产

22. 阿胶是以以下哪种皮为原料（　　）。

A. 猪皮　　B. 牛皮　　C. 羊皮

D. 驴皮　　E. 马皮

23. 浸提的第一个阶段是（　　）。

A. 浸润　　B. 解吸　　C. 溶解

D. 渗透　　E. 扩散

24. 下列不属于常用浸出方法的是（　　）。

A. 煎煮法　　B. 渗漉法　　C. 浸渍法

D. 蒸馏法　　E. 醇提水沉淀法

25. 乙醇作为浸出溶剂其特点叙述错误的是（　　）。

A. 溶解性界于极性和非极性之间

B. 溶解范围广，能与水以任意比例混溶

C. 不同浓度的乙醇可以提取不同的有效成分

D. 20%以下乙醇可用于药材脱脂

E. 具有防腐作用

26. 浸提过程中加入酸、碱的作用是(　　)。
A. 增加浸润与渗透作用　B. 增加有效成分的溶解
C. 增大细胞间隙　D. 增加有效成分的扩散
E. 防腐
27. 利用处于临界温度与临界压力以上的流体提取有效成分的方法称为(　　)。
A. 水蒸气蒸馏法　B. 固体分散法　C. 逆流浸出法
D. 溶剂－非溶剂法　E. 超临界提取法
28. 下列哪一项关于超临界流体提取法的论述是不正确的(　　)。
A. 提取速度快,效率高　B. 适用范围广
C. 适于热敏性、易氧化的有效成分的提取
D. 工艺简单　E. 所得提取物纯度高
29. 合剂与口服液的区别是(　　)。
A. 合剂不需要灭菌　B. 合剂不需要浓缩　C. 口服液不加防腐剂
D. 口服液为单剂量包装　E. 口服液应标明"服时摇匀"
30. 中药流浸膏每 1mL 相当于原药材(　　)。
A. 0.5g　B. 1g　C. 2g
D. 5g　E. 2～5g
31. 流浸膏剂的制备多用(　　)。
A. 渗漉法　B. 煎煮　C. 浸渍法
D. 回流法　E. 蒸馏法
32. 下列采用升华原理干燥的方法是(　　)。
A. 喷雾干燥　B. 真空干燥　C. 冷冻干燥
D. 减压干燥　E. 烘箱干燥
33. 可使物料瞬间干燥的方法是(　　)。
A. 冷冻干燥　B. 沸腾干燥　C. 喷雾干燥
D. 减压干燥　E. 鼓式干燥
34. 需进行含醇量测定的浸出制剂有(　　)。
A. 膏滋　B. 酊剂　C. 浸膏剂
D. 合剂　E. 糖浆剂

多项选择题

35. 药物剂型选择的基本原则(　　)。
A. 根据防治疾病要求选择　B. 根据药物性质选择　C. 根据应用及贮运等要求选择
D. 结合生产条件选择　E. 根据高科技含量多少选择
36. 丸剂按制备方法分为(　　)。
A. 塑制丸　B. 泛制丸　C. 蜜丸
D. 糊丸　E. 滴制丸
37. 制水丸时用酒的目的是(　　)。
A. 降低泛制操作时药物的黏性　B. 良好的有机溶剂有助于一些成分溶出
C. 增强活血散瘀作用引药上行　D. 制成的丸剂易于干燥
E. 有助于成品的卫生达标
38. 影响外用膏剂透皮吸收的因素有(　　)。
A. 药物性质　D. 用药厚度　C. 皮肤条件

D. 基质的组成与性质　E. 药物的浓度

39. 黑膏药基质的原料有(　　)。
A. 植物油　B. 宫粉　C. 红丹
D. 雄黄　E. 朱砂

40. 注射剂除去鞣质的方法有(　　)。
A. 改良明胶法　B. 聚酰胺吸附法　C. 离子交换法
D. 醇溶液调 pH 法　E. 电渗透法

41. 中药浸膏片发生变色花斑是由于以下哪个原因(　　)。
A. 颗粒方面　B. 挥发油吸收不充分　C. 润滑剂方面
D. 机油滴落　E. 压片机种类

42. 中药注射剂质量检查项目有(　　)。
A. 注射剂颜色　B. 鞣质检查　C. 重金属检查
D. pH 值检查　E. 蛋白质检查

43. 通过下列那些方法可增加药材中有效成分的扩散速度(　　)。
A. 升高温度　B. 降低浸出液黏度　C. 增大浓度梯度
D. 加入其他附加剂　E. 增加搅拌速度

44. 免于分离浸出液和药渣的浸出工艺或方法是(　　)。
A. 煎煮法　B. 超临界流体提取　C. 连续逆流渗漉工艺
D. 渗漉法　E. 浸渍法

45. 浸出制剂质量保证体系的综合评价指标包括(　　)。
A. 药材标准　B. 药材洗涤原则　C. 制法规范
D. 药材的粉碎规范　E. 质量标准

46. 可以用做制备丸剂的辅料的是(　　)。
A. 水　B. 酒　C. 蜂蜜
D. 药汁　E. 面糊

47. 目前丸剂发展出一些现代改进剂型有(　　)。
A. 糊丸　B. 滴丸　C. 浓缩丸
D. 蜡丸　E. 胶丸

48. 外用膏剂包括(　　)。
A. 糊剂　B. 巴布剂　C. 膜剂
D. 软膏剂　E. 黑膏药

49. 关于水丸的特点叙述正确的是(　　)。
A. 含药量较高　B. 可以掩盖不良气味　C. 不易吸潮
D. 溶解时限易控制　E. 生产周期短

50. 关于浓缩丸的叙述正确的是(　　)。
A. 浓缩丸不含蜂蜜　B. 浓缩丸一般服用量较小　C. 可以采用泛制法制备
D. 可以采用塑制法制备　E. 与蜜丸相比减少了体积和服用量

51. 下列有关渗漉法叙述正确的是(　　)。
A. 药粉越细，浸出越完全
B. 装筒前药粉用溶剂湿润
C. 装筒时药粉是否均匀，与渗漉效果无关
D. 药粉装完后，添加溶剂，并排出空气

E. 控制适当的渗漉速度

52. 适用于渗漉法提取制备的有(　　)。

A. 含贵重药的制剂　B. 含毒性药的制剂

C. 含黏性药材的制剂　D. 高浓度制剂

E. 含新鲜及易膨胀药材的制剂

53. 酒剂与酊剂的质量检查项目有(　　)。

A. 水分含量　B. 乙醇量　C. 总固体量

D. pH　E. 澄明度

54. 下列对酒剂与酊剂的叙述正确的为(　　)。

A. 酒剂的溶剂为酒,酊剂的溶剂为规定浓度的乙醇

B. 酒剂、酊剂中常常加入矫味剂

C. 酒剂多为复方制剂,酊剂多为单方制剂

D. 传统酒剂的含量多用固形物控制

E. 含毒剧药酊剂每 100mL 相当于原药材 10g,其他酊剂相当于原药材 20g

55. 下列可作为中药注射剂用原料有(　　)。

A. 中药有效成分　B. 中药总固体物　C. 中药有效部位

D. 中药复方的总提取物　E. 穿心莲内酯

56. 制备蜜丸时炼蜜的目的为(　　)。

A. 除去杂质　B. 破坏酶　C. 杀死微生物

D. 适当减少水分　E. 增加黏合力

四、判断题(正确的划√,错误的打×)

1. 以中药浸膏剂制颗粒时,一般选用乙醇作湿润剂。(　　)
2. 热含量高,穿透力强的蒸气是过热蒸气。(　　)
3. 渗漉法适用于黏性易膨胀的药材浸出。(　　)
4. 药材粉碎越细,浸出时间越久,越有利于有效成分的浸出。(　　)
5. 丸剂都需要作溶散时限的检查。(　　)
6. 药材浸出过程包括渗透、溶解、扩散三个阶段。(　　)
7. 口服液与中药合剂最大的区别是单剂量包装。(　　)
8. 汤剂可以用煎煮法和渗漉法制备。(　　)
9. 浸渍法适用于贵重、有毒及有效成分含量低的药材浸出。(　　)
10. 水蒸气蒸馏法适用于药材中含有挥发性成分的药材浸出。(　　)
11. 超临界流体提取的特点是提取温度低,避免热敏性成分破坏。(　　)
12. 中药提取液的分离有沉降、离心和过滤分离法。(　　)
13. 酊剂是指药物用高浓度乙醇浸出制得的澄清液体药剂。(　　)
14. 冷冻干燥法可使浸膏和流浸膏易于干燥。(　　)

五、问答题

1. 选择中药制剂的原则是什么?制剂四效、三小、五方便的具体要求是什么?
2. 中药制剂的特点是什么?
3. 中药制剂浸出过程的原理是什么?简述影响浸出的因素有哪些?
4. 简述中药浸出过程浓度差的意义,实际工作中常用增加浓度差的方法。
5. 煎煮法浸出药材时应注意那些事项?常用的提取设备?

6. 搅拌在蒸发过程中有什么作用？薄膜蒸发的优点是什么？

7. 中药注射剂安全性、有效性检查项目有哪些？

8. 中药注射液注射时产生疼痛的原因有哪些？可采取哪些措施减轻疼痛？

9. 中药片剂生产时容易出现的问题及产生的原因有哪些？

10. 中药注射剂存在的问题及解决办法。

11. 中药丸剂容易出现的问题及解决方法。

12. 中药丸剂有哪些类型？各自的特点？

参考答案

一、名词解释

1. traditional Chinese medicine：即中药，是指在中医药理论指导下用于预防、治疗疾病及保健的动物药、植物药或矿物药。

2. 中药制剂：将饮片加工成具有一定规格，可直接用于临床的药品称为中药制剂。

3. 浸出制剂：是指以中药提取物为原料制备的制剂。

4. decoction：即汤剂，是指饮片加水煎煮，去渣取汁制得的可供内服和外用的中药液体制剂。

5. natural drug：即天然药物，是指经现代医药体系证明具有一定药理活性的动物药、植物药和矿物药等。

6. extracts：即浸膏剂，是将饮片提取液经分离纯化后蒸去全部溶剂浓缩至规定浓度而制成的剂型。浸膏剂每 1g 相当于原药材 2～5g。

7. fluid extracts：即流浸膏剂，是将饮片提取液经分离纯化后蒸去部分溶剂浓缩至规定浓度而制成的液体剂型。流浸膏剂每 1mL 相当于原药材 1g。

8. electuary：即煎膏剂，是将饮片加水煎煮、去渣、浓缩后，加糖或炼蜜制成的稠厚半流体状内服制剂，也称膏滋。

9. 浸出过程：是指溶剂进入细胞组织溶解有效成分后形成溶液的过程。

10. 浓度梯度：指药材组织内部浓度与周围溶液中浓度差值。

11. 煎煮法：指用水作溶剂，加热煮沸浸提药材有效成分或有效部位的一种方法。适用于有效成分能溶于水，且对湿、热较稳定的药材。

12. percolation：即渗漉法，是将药材粗粉置于渗漉筒内，在药粉上部连续加入溶剂，使其在流下的过程中不断渗过药粉浸出有效成分的动态浸出方法。

13. maceration：即浸渍法，指用定量的溶剂，在一定温度下，将药材浸泡一定的时间，以浸提药材成分的一种方法。

14. SFE：即超临界流体提取技术，是利用超临界流体提取、分离药材中有效成分或有效部位的一种方法。

15. 胶剂：胶剂系指用动物皮或骨、甲、角等为原料，以水煎取胶质，浓缩成稠胶状，经干燥后的块状内服制剂。

16. 贴膏剂：贴膏剂包括橡皮膏剂、凝胶膏剂及贴剂。以中药材提取物或化学药物与橡胶等基质均匀混合后，涂布于裱褙材料上而制成的一种外用剂型(贴膏剂)称为橡皮膏剂；以中药材提取物或化学药物与适宜的亲水性基质均匀混合后，涂布于裱褙材料上而制成的一种外用剂型(贴膏剂)称为凝胶膏剂；以中药材提取物或化学药物与适宜高分子材料制成的一种薄片状外用剂型(贴膏剂)称为贴剂，主要由背衬层、药物贮库层、黏胶层及防黏层组成。

17. tinctures：即酊剂，指饮片用规定浓度的乙醇浸出而制得的可供内服和外用的澄清液体剂型，亦可用流浸膏或化学药物稀释制成。

18. mixture：即合剂，是指饮片用水或其他溶剂，采用适宜方法提取，经浓缩制成的口服液体制剂。

19. 丸剂：饮片细粉或提取物加适宜的黏合剂或其他辅料制成的球形制剂。黏合剂不同有不同的类型。

20. 中药有效成分(effective ingredients)：是指起治疗作用的化学成分，一般指分子式和结构式确定的具有理化性质的单一化合物。

21. 中药有效部位(effective part)：是指起治疗作用的一类或几类有效成分的混合物，其含量达到总提取物的50%以上。

22. 反渗透浓缩：是指在高于渗透压的压力下，借助反渗透膜只允许水分子透过的截留作用，将水分从溶液中分离出去达到浓缩的方法。

23. 中药注射剂：指饮片经提取、纯化制成的专供注入人体内的灭菌溶液、乳浊液及临用前配成溶液的无菌粉末等制剂。

24. 膏药：指饮片提取物、食用植物油与红丹(铅丹)或宫粉(铅粉)炼制成的涂布于裱褙材料上，供皮肤贴敷的外用制剂。

二、填空题

1. 剂量小，剂型小，毒副作用小
2. 服用，携带，生产，运输，贮存
3. 药效持久、性和力缓，多成分综合作用，易于治疗疑难杂症、滋补强壮，毒副作用小
4. 药效物质不明，质量标准难控制、较低，剂型和技术落后，药材原料标准难统一
5. 煎煮法，浸渍法，渗漉法
6. 挥发性成分(挥发油)，道尔顿分压
7. 扩散系数，扩散面积，浓度梯度
8. 1g，2～5g，1mL，1g
9. 部分溶剂，液体浸出制剂
10. 有效成分，辅助成分，无效成分，毒性成分
11. 10，20，20%
12. 中药材品质检查，药材炮制，药材的粉碎
13. 对湿热稳定，成分溶于水
14. 贵重，有毒，有效成分含量低，黏性，无组织结构，新鲜，易膨胀
15. 浸润与渗透，解吸与溶解，扩散，扩散
16. 提取溶剂，药材粒度，提取温度，浓度梯度，提取压力，提取时间，提取方法
17. 萃取温度低，无有机溶剂残留，密闭，提取分离同时进行，溶剂价廉易得，选择范围广
18. 不易提取极性物质，得到的是混合物，设备昂贵
19. 不需加热，提取效率高，溶剂用量少，不影响成分生理活性
20. 加热快，污染小，电能
21. 沉降分离法，离心分离法，过滤分离法
22. 搅拌，强制循环，更新溶剂
23. 等速阶段，降速阶段，平衡水
24. 浓缩
25. 逐渐或徐徐，骤然

三、选择题

单项选择题

1.C 2.E 3.C 4.D 5.E 6.C 7.D 8.A 9.B 10.C 11.E 12.E 13.E 14.A 15.D 16.E 17.B 18.C 19.C 20.D 21.A 22.D 23.A 24.E 25.D 26.B 27.E 28.E 29.D 30.B 31.A 32.C 33.C 34.B

多项选择题

35.ABCD 36.ABE 37.ABCDE 38.ACDE 39.AC 40.ABD 41.ABCD 42.ABCDE 43.ABCDE 44.BCD 45.ACE 46.ABCDE 47.BC 48.ABDE 49.ABC 50.BCDE 51.BDE 52.ABD 53.BCDE 54.ACDE 55.ACDE 56.ABCDE

四、判断题

1.√ 2.× 3.× 4.× 5.× 6.× 7.√ 8.× 9.× 10.√ 11.√ 12.√ 13.× 14.√

五、问答题

1. 答:选择中药制剂的原则是:①根据防治疾病的需要;②根据药物本身性质;③三效、三小、五方便的原则。四效是指高效、速效、长效和靶向;三小是指剂量小、剂型小和毒副作用小;五方便是指服用方便、携带方便、贮藏方便、生产方便和运输方便。

2. 答:中药制剂的特点是:①药性持久,性和力缓;②疗效为多成分的综合作用;③在治疗疑难杂症、骨科疾病及滋补强壮方面有独特优势;④毒副作用小;⑤成分复杂,制剂质量难控制;⑥原料药材质量难统一等。

3. 答:浸出过程即浸出原理主要分3个阶段:①浸润与渗透,浸出溶剂进入组织内部,湿润干燥萎缩的植物细胞;②解吸与溶解,进入组织内部的溶剂溶解有效成分,但有些有效成分被吸附于组织内,必须用适当的溶剂解吸附;③扩散,已溶解了有效成分的溶剂按浓度梯度向外扩散,扩散符合Fick定律,即ds=-D·F·dc/dx·dt。严格说最后用新溶剂按渗透压规律渗透进入细胞内置换浓溶液,形成溶解、扩散、置换循环才能达到更好的浸出。浸出过程受如下因素影响:药材的粉碎度;浸出的温度;浸出液的黏度;浸出所用时间;浓度差或浓度梯度;浸出溶剂的极性与pH值以及新技术的应用。

4. 答:浓度差或浓度梯度是药材浸出过程中的扩散动力,它与浸出量成正比,并且不受限制,因此必须采取有力措施增大浓度差。增大浓度差的措施可以采用搅拌,用以减薄扩散层,加快扩散;采用悬浮药材的方法,使上层溶液与下层溶剂由于比重的关系形成对流,降低药材周围溶液的黏度;采用渗漉法,不断地造成浓度差;采用更换溶剂,不断续加新溶剂等。

5. 答:煎煮法浸出药材应注意以下几点:①在煎煮前先用冷水浸渍药材30~60分钟(质地坚硬的药材可适当延长浸渍时间),然后加热煎煮,以防止植物蛋白质凝固堵塞细胞膜孔,影响溶剂进入药材组织;②不宜使用铁、铜和铝制品的煎煮器具,宜用砂制或不锈钢器具。③每次加水量应为药材的6~8倍,注意煎煮时间不宜过长,每次1~2小时,当扩散达到平衡时,延长时间无意义。通常煎煮2~3次。时间长、次数多,提取物杂质含量增加。④煎煮法适用于有效成分遇湿热稳定且溶于水的药材。煎煮法常用的提取设备有敞口倾斜式夹层锅和多功能提取罐。

6. 答:搅拌在蒸发中可以起到如下作用:①破坏表面结膜,使内部气体容易逸散出液面;②增强强制对流传热,不断地将热量传递到液面促进蒸发速度;③使液体表面浓度不断被稀释,防止温度降低;④及时移走底部的蓄积热,防止底部过热。薄膜蒸发在减压条件下,使受热物体拉成薄膜,有极大的汽化表面,热的传播快而均匀,不受液体静压的影响,不会产生局部过热现象。薄膜蒸发受热时间短,蒸发速度快,有效成分不易破坏。可以连续操作,蒸发效率高。

7. 答:中药注射剂安全性检查项目有:急性毒性试验、亚急性及长期毒性试验;溶血试验;局部刺激性试验；热原检查。有效性检查项目有：性状颜色、澄明度，同一批号的成品颜色必须保持一致，不同批号应控制在一定色差范围内，静脉注射的颜色不易过深，保持良好的澄明度；鉴别，处方中全部药味均应作主要成分鉴别；检查，除按药典规定的注射剂通则检查项目外，还应控制工艺过程中引入的其他杂质；含量测定，包括有效成分、有效部位及有毒成分的限量范围。

8. 答：中药注射液由于成分复杂，不十分明确，因而有些调节不够精确，所以可能产生疼痛。原因可能为：①鞣质未除净，使肌肉硬结而疼痛；②药物本身有刺激性，如黄芩甙、大蒜辣素等；③pH 值超过人体耐受范围；④渗透压过高，造成局部蓄积；⑤无机盐过多具有刺激性等。

常采取的措施主要是针对产生疼痛的原因选择合适方法。①尽量除去杂质如鞣质等，除鞣质的方法主要有吸附法：如活性炭、滑石粉等吸附剂在水溶液中既能吸附树脂、鞣质、色素等杂质，又能改善注射剂的澄明度，还有助滤作用。滑石粉虽吸附力较小，但对胶体有良好的分散作用。临用前应在 115℃活化 1 小时。纸浆与药液混合、滤过，有较好的助滤和脱色作用；另外还有热处理冷藏法，亦称变温法，注射液中的某些高分子杂质，如树脂、鞣质等如未除尽，在水中呈胶体状态，不易凝聚和沉淀，但经加热处理，煮沸 30 分钟或 115℃加热 15～20 分钟，能破坏其胶体状态而使之凝聚，再在 0℃～4℃冷藏 24 小时，又能降低其动力学稳定性，使沉淀析出，即可滤过除去杂质。②采用 pH 调节剂（盐酸、硫酸、枸橼酸、氢氧化钠（钾）、碳酸氢钠、磷酸氢二钠、磷酸二氢钠等）和渗透压调节剂（葡萄糖、氯化钠、磷酸盐或枸橼酸盐等），调节合适的 pH 和渗透压；③加入止痛剂，如：苯甲醇（1%左右）、盐酸普鲁卡因（0.5%～2.0%）、盐酸利多卡因（0.2%～1.0%）、三氯叔丁醇（0.3%～0.5%）等。

9. 答：常出现的问题主要有：①黏冲，压片时，冲头和模圈上常有细粉黏着，使片剂表面不光、不平或有凹痕。冲头上刻有文字或横线者尤易发生黏冲现象。黏冲产生的原因是颗粒太潮，润滑剂用量不足或分布不均匀，中药片剂尤其是浸膏片，由于浸膏中含有易引湿的成分，以及室内温度、湿度过高等，均易产生黏冲。处理方法是重新干燥或适当增加润滑剂，室内保持干燥等。另外冲模表面粗糙或刻字太深也会造成黏冲，此时可调换冲头，或用凡尔沙擦亮使之光滑。②变色或表面斑点，这可能是因为中药浸膏制成的颗粒过硬，或润滑剂的颜色与浸膏不同易出现片面斑点。解决的办法是采用浸膏粉制粒，润滑剂经细筛筛过后与颗粒混合。另外挥发油吸附的不充分也会渗透到片剂表面，可将挥发油制成包合物或微囊后使用。机器也可以带入油类成分，因此，要充分清理机器，并用空白片洗车后再进行压片。③吸潮，中药片剂，尤其是浸膏片在制备过程及压成片剂后，如果包装不严容易引湿受潮和黏结，甚至霉坏变质。引湿是由于浸膏中含有容易引湿的成分如糖、树胶、蛋白质、鞣酸、无机盐类等所引起的。因此可在干浸膏中加入适量辅料，如磷酸氢钙、氢氧化铝凝胶粉、淀粉、糊精、活性炭等。加入部分中药细粉，一般为原药总量的 10%～20%。提取时加乙醇沉淀，除去部分水溶性杂质。用 5%～15%的玉米朊乙醇溶液、聚乙烯醇溶液喷雾或混匀于浸膏颗粒中，待干后进行压片。另外片剂经包糖衣、薄膜衣后，可大大减少引湿性。改进包装，既要严密以防潮气侵入，又要便于使用。

10. 答：中药注射剂存在的问题：①药材质量难以统一；②有效物质不完全清楚；③客观、科学、全面的质量标准难确定；④体内浓度过低；⑤临床应用不规范。

解决办法有：①建立中药材种植（GAP）及加工规范，采用指纹图谱等更全面地保障中药材质量；②加强中药注射剂的药效物质基础研究，对其有效成分、含量进行全面控制，保障中药注射剂安全及有效性；③提高制剂工艺水平，加强工艺过程控制，建立药材、半成品及成品的制备工艺保障系统；④建立更全面的质量控制标准；⑤重视临床前及临床试验中安全性和毒理学试验研究，及早发现安全性隐患；⑥合理使用中药注射剂，详细注明说明书中内容，包括配伍用药、不良反应、药物动力学等。

11. 答：中药丸剂容易出现的问题有①染菌，解决方法是加强原料的前处理生产过程中的控制，成品的灭菌，包装材料的灭菌；②溶散超时限，解决方法是根据原因解决，如药材的成分原因，如药材的黏性太强等；药粉的粒径太细则将孔道堵塞，颗粒堆集比较紧密；丸剂的制备过程，泛制或者塑制时间的长短有影响；丸剂的含水量，太干燥则溶散时间长。此外还有干燥的方法、赋形剂等。

12. 答：丸剂根据辅料不同主要有水丸、蜜丸、水蜜丸、浓缩丸、糊丸、蜡丸、微丸和滴丸等。

水丸的特点是：①体积小，表面致密光滑，便于吞服，不易吸潮，有利于保管贮存；②制备时可根据药物性质、气味等分层泛入，掩盖不良气味，防止其芳香成分挥发；③因赋形剂为水溶性的，服后较易溶散、吸收，显效较快；④设备简单，但操作繁难；⑤不易控制成品的主药含量和溶散时限。

蜜丸的特点是：①蜂蜜营养丰富，具有滋补、提神、镇咳、缓下、润燥、解毒、矫味等作用；②溶散慢、作用持久；③含有大量还原糖，能防止药物氧化变质；④炼蜜黏性强，有较强可塑性，表面光滑；⑤用蜜量较大，易吸潮、霉变。

水蜜丸的特点是：丸粒小，光滑圆整，易于吞服；采用富有营养成分的蜂蜜，加水炼制为黏合剂，节省蜂蜜，降低成本，易于贮存。

浓缩丸的特点是：体积小，服用量小，便于服用，增加了疗效，节省了大量的赋形剂；携带和运输方便，既符合中医用药特点又适于机械化生产。可分为浓缩蜜丸，浓缩水蜜丸和浓缩水丸。

糊丸的特点是：干燥后质较坚硬，在胃内崩解迟缓，可使药物缓缓释放，延长药效，减少药物对胃肠道的刺激。故一般含有毒性或刺激性较强的药物处方，多制成糊丸。

蜡丸的特点是：在体内释放药物极缓慢、延长药效；可调节用蜡量，使丸药在胃中不溶解而在肠中溶散；可防止药物中毒或对胃起强烈的刺激。

滴丸的特点是：①设备简单，操作方便；②滴丸的工序少、生产周期短，生产自动化程度高，劳动强度低，劳动生产效率高，小量生产时可用简易的滴丸设备，用单滴管；大量生产时，可根据需要选用多滴管的设备。③成本低。与同品种片剂相比，在输料、包装材料、生产工时上可使成本降低至50%以下。④剂量准确，主药在基质中分散均匀，所以剂量准确，滴制条件易控制。比一般丸剂或片剂，其重量差异小。⑤除可供口服外，还可适用于耳部。⑥某些液体药物可用滴制法制成固体滴丸。⑦可代替肠溶衣，发挥蜡丸的特点，选用硬脂酸钠、虫胶等肠溶性基质而直接制成肠溶性滴丸。⑧滴制法制丸的突出优点是能够提高某些难溶性药物的生物利用度。

（戈延茹）

第十六章 固体分散体的制备技术

重点提示

固体分散技术主要用于难溶性药物固体制剂的开发。本章重点掌握固体分散体概念、载体材料及制备技术，熟悉固体分散体类型及速释缓释原理，了解固体分散体的鉴别方法及应用。

学习要点

固体分散体（solid dispersion）是指药物高度分散在适宜的载体材料中形成的一种固态物质，又称为固体分散物。形成固体分散体的技术称为固体分散技术（solid dispersion technology）。固体分散体实际上是制剂的一种中间体，由此可进一步制成滴丸剂、片剂、胶囊剂、颗粒剂等。固体分散体的优点是：可以提高难溶药物的溶解度、溶出速度、口服吸收及生物利用度；可使液体药物固体化，从而提高制剂稳定性；根据载体材料可达到速释、缓释和肠溶的目的。其缺点是：载药量小，物理稳定性差，易老化，由于该技术经常采用高温或大量有机溶剂使工业生产较困难。

固体分散体常采用的载体材料主要有三大类：水溶性载体材料，如聚乙二醇类、聚维酮类、有机酸类、表面活性剂类等；难溶性载体材料，如纤维素类（EC）、聚丙烯酸树脂类（Eudragit RL 和 Eudragit RS）、脂质类（胆固醇）等；肠溶性载体材料，如纤维素类（如 CAP、HPMCP、CMEC）、聚丙烯酸树脂类（Eudragit L 和 Eudragit S）等。

固体分散体可起到速效或缓释作用，其速效原理为：①药物高度分散：在固体分散体中，药物可能以分子状态、胶体状态、亚稳定态、微晶态以及无定形态等高分散状态存在于载体材料中，增大了药物的表面积和分散程度。②载体材料的抑晶性、润湿性：水溶性载体材料将药物粒子紧紧包围，阻止了已分散的药物再聚集粗化；同时，水溶性载体材料可增溶药物，或提高药物的可润湿性，有利于药物的溶出和吸收。其缓释原理为采用水不溶性聚合物、肠溶性材料和脂质材料为载体制备的固体分散体，降低了药物与溶出介质的接触机会，增加了药物扩散的难度，或延缓了药物溶出的时间，从而表现出缓释作用。

固体分散体按药物的溶出行为，可分为速释、缓释和肠溶型固体分散体，按制备原理，可分为简单低共熔物、固体溶液、共沉淀物和玻璃溶液。药物存在形式有分子、胶体、微晶、非结晶性无定形物，有时也可以是多种形式共存。固体分散体的制备方法主要有熔融法、溶剂法及机械分散法。实际工作中可根据药物和载体材料的性质选择不同的方法。

熔融法（melting method）：是将药物与载体材料加热至熔融，混匀，在剧烈搅拌下迅速冷却固化，或将熔融物倾倒在不锈钢板上成薄层，迅速冷却固化。该法关键是骤冷固化迅速形成晶核达到高度分散状态。适用于热稳定药物及低熔点载体材料。

溶剂法（solvent method）：也称共沉淀法（coprecipitation method）或共蒸发法（coevaporation method)。将药物和载体材料共同溶解于适宜的有机溶剂中，或分别溶于有机溶剂后再混合均匀，蒸去溶剂使药物与载体材料同时析出，得到的共沉淀物经干燥既得固体分散体。溶剂法常用的有机溶剂有乙醇、丙酮、二氯甲烷、氯仿等。溶剂法适用于对热不稳定的药物。该法的缺点是有机溶剂残留和分散度降低等。

机械分散法(mechanical dispersion)：也称为研磨法。是将药物与载体材料混合后，强力而持久地研磨一定时间，借助机械力降低药物的粒度，提高分散度，以形成固体分散体的方法。研磨法不需要溶剂，载体材料的比例大，因此适用于剂量小的药物。

固体分散体常用的鉴别方法有溶出速率的测定、热分析法、X-射线衍射法、红外光谱、拉曼光谱及磁共振法等。

知识地图

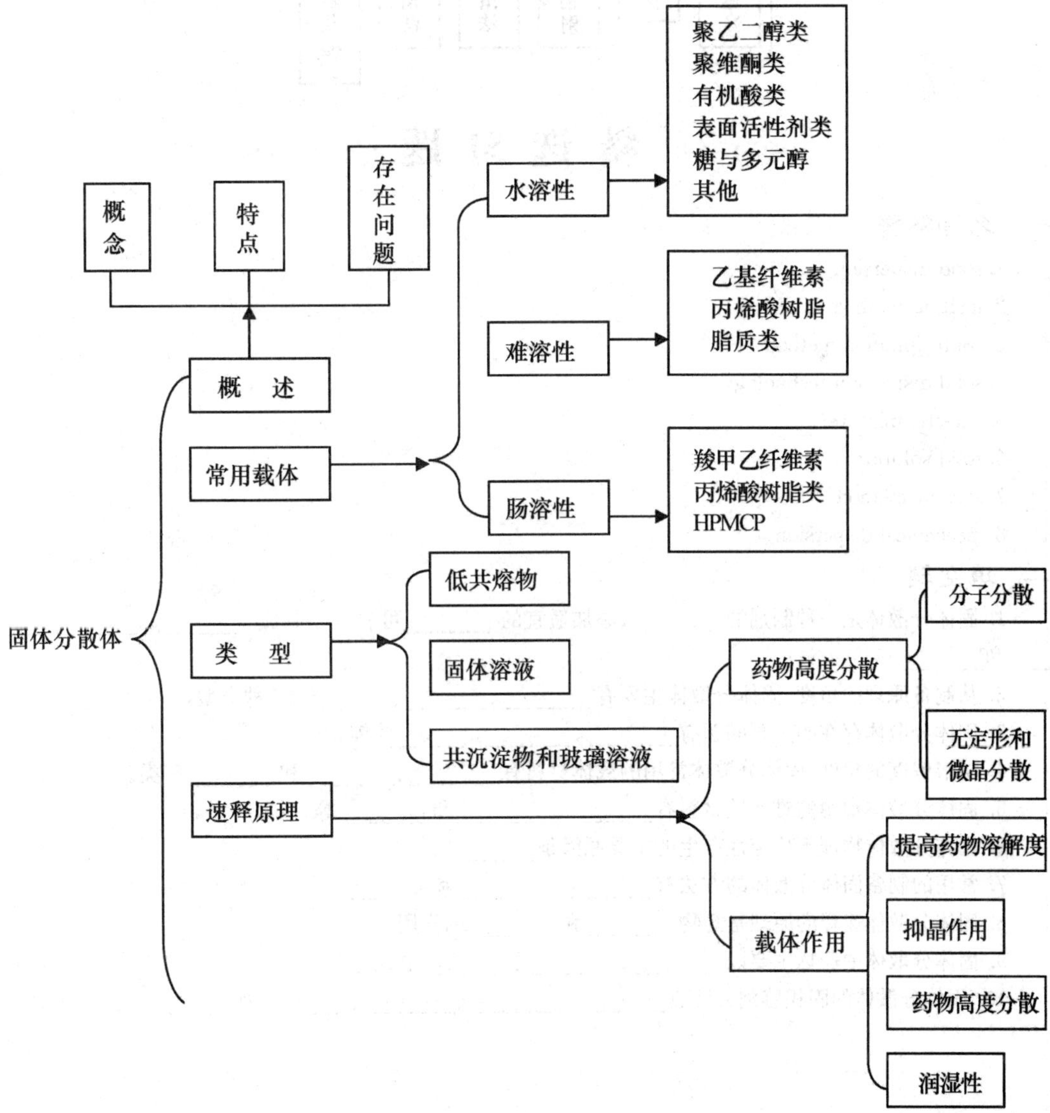

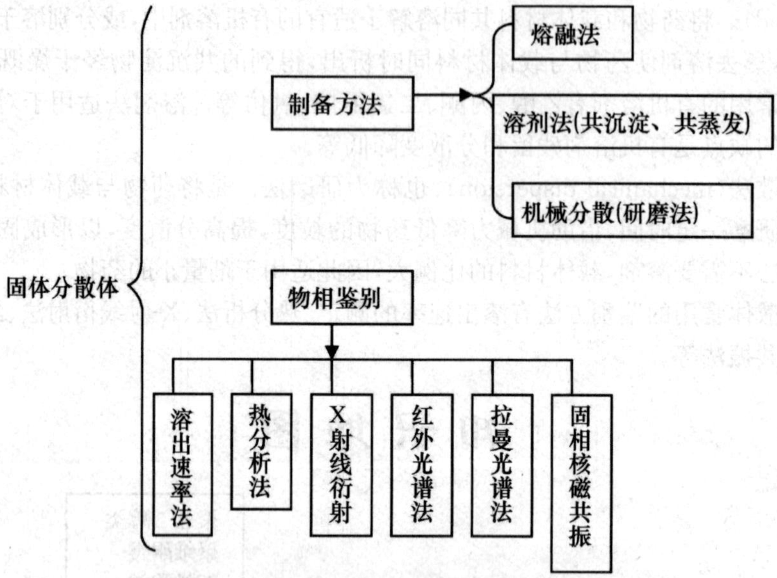

精 选 习 题

一、名词解释

1. solid dispersion
2. melting method
3. coprecipitation method
4. solid dispersion technology
5. eutectic mixture
6. solid solution
7. solvent method
8. mechanical dispersion

二、填空题

1. 固体分散体是一种制剂的________，添加适宜的________可进一步制成________、________、________和________。
2. 从制备原理的角度，固体分散体主要有________、________、________三种类型。
3. 固体分散体存在的主要问题有________、________、________等。
4. 从溶解度的角度，固体分散体常用的载体材料有________、________和________三类。
5. 固体分散体常用的难溶性材料有________、________和________等。
6. 固体分散体物理不稳定性产生的主要原因是________。
7. 常用的制备固体分散体的方法有________、________和________。
8. 固体分散体速释的原理是药物________和________的作用。
9. 固体分散体中药物主要以________、________、________形式存在。
10. 固体分散体的固相鉴别方法有________、________、________、________和________。

三、选择题

单项选择题

1. 无法应用固体分散技术的剂型是(　　)。
A. 颗粒剂　B. 胶囊剂　C. 微丸
D. 滴丸　E. 膜剂
2. 以下哪条不是固体分散体的特点(　　)。
A. 提高难溶性药物的溶出速率和溶解度
B. 提高药物的吸收和生物利用度
C. 可以看作其他剂型的中间体
D. 固体分散体属于药物新剂型一种
E. 固体分散体可以制备速释或缓释剂型
3. 固体分散体的制备方法错误的是(　　)。
A. 熔融法　B. 溶剂法　C. 溶剂非溶剂法
D. 薄膜蒸发法　E. 机械分散法
4. 固体分散体常用的载体材料有(　　)。
A. 聚乙二醇类　B. 表面活性剂类　C. 聚丙烯酸树脂类
D. 糊精　E. CAP
5. 固体分散体中下列哪项不是载体的作用(　　)。
A. 提高药物溶解度　B. 抑晶作用　C. 润滑作用
D. 保证药物高度分散　E. 润湿作用
6. 下列关于固体分散体的特点叙述中错误的是(　　)。
A. 载药量大,生物利用度高
B. 大大提高药物的溶出速率
C. 难溶性药物以速释为目的时,载体以水溶性材料为宜
D. 可以将难溶性药物高度分散于固体载体中
E. 载体也可以是难溶或肠溶材料
7. 下列哪项不属于固体分散体增加药物溶出的原因(　　)。
A. 药物的分散度增大　B. 固体分散体的老化
C. 药物从结晶转变为无定形　D. 药物与载体间的相互作用
E. 药物溶出的表面积增大
8. 可作为缓释型固体分散体载体的是(　　)。
A. PEG　B. PVP　C. EC
D. CMC-Na　E. PVA
9. 不能作为固体分散体载体材料的是(　　)。
A. 聚乙烯醇　B. 聚乙二醇　C. 聚维酮
D. 甘油明胶　E. 表面活性剂
10. 不属于固体分散体物相鉴定方法的是(　　)。
A. 溶出速率测定　B. 薄层扫描　C. X-射线衍射法
D. 差示扫描量热法　E. 红外光谱法
11. 热熔法制备固体分散体描述错误的是(　　)。
A. 熔融法的关键在于骤冷迅速固化,达到高度分散状态
B. 熔融法操作简单,经济　C. 多用于高熔点的载体材料

D. 适用于遇热稳定的药物　E. 为了增加药物在载体中分散度可采用溶剂-熔融法

12. 下列叙述正确的是(　　)。
A. 固体分散体不可用于油性药物的制备
B. 固体分散体是一种新剂型
C. 药物以分子形式存在,其溶出速率由载体的溶出速率决定
D. 机械分散法包括喷雾干燥分散、液中干燥分散
E. 溶剂法主要特点是适用于遇热稳定的药物

多项选择题

13. 固体分散物的载体材料对药物溶出的促进作用包括(　　)。
A. 脂质类载体材料形成网状骨架结构
B. 疏水性载体材料的黏度
C. 水溶性载体材料提高了药物的可润湿性
D. 载体材料保证了药物的高度分散性
E. 载体材料对药物有抑晶性

14. 固体分散体的特点有(　　)。
A. 可以将难溶性药物高度分散于固体载体中
B. 大大提高溶出速率
C. 提高药物口服吸收的生物利用度
D. 水溶性材料可以起到速释作用
E. 制成固体分散体后稳定性增加

15. 固体分散体存在的主要问题(　　)。
A. 载药量小　B. 物理稳定性好　C. 工业化生产较困难
D. 操作过程较复杂,影响质量的关键环节较多
E. 亚稳定态可以转变成稳定态

16. 常用的水溶性载体材料(　　)。
A. 聚乙二醇　B. 聚维酮　C. 聚乙烯醇
D. 表面活性剂　E. 有机酸类

17. 常用的难溶性载体材料(　　)。
A. 乙基纤维素　B. 丙烯酸树脂类　C. 甘露醇
D. 脂质类　E. 泊洛沙姆

18. 固体分散体载体的作用是(　　)。
A. 提高药物溶解度　B. 改善药物的溶出　C. 抑晶作用
D. 保证药物高度分散　E. 增加药物的润湿性

19. 固体分散体发展经历的几个阶段是(　　)。
A. 以尿素等结晶性物质为载体材料
B. 以聚乙二醇、聚维酮等水溶性聚合物为载体材料
C. 以丙烯酸树脂为载体材料
D. 以纤维素类为载体材料
E. 以表面活性剂为载体材料

20. 固体分散体的速释原理有(　　)。
A. 药物的高度分散　B. 分子分散　C. 药物以无定形分散
D. 药物以微粉形式存在　E. 药物以微晶态分散

21. 按制备原理，固体分散体可分为（　　）。

A. 低共熔物　　B. 高度分散聚合物　　C. 固态溶液

D. 无定形物　　E. 共沉淀物

22. 下列属于药物固体分散体的是（　　）。

A. 固态溶液　　B. 缓释乳剂　　C. 低共熔混合物

D. 多层膜控释片　　E. 共沉淀物

四、问答题

1. 什么是固体分散体？有何应用特点？固体分散体中药物的存在状态？
2. 固体分散法可用于制备速释制剂，也可用于制备缓释制剂，请说明它们的原理有何区别？
3. 固体分散体根据载体的类型不同分为几代？目前固体分散体存在的主要问题是什么？
4. 固体分散体的制备分为哪两个主要过程？每个过程可分别采用什么方法实现？
5. 固体分散体作为一种技术，哪些常用的剂型中可用该技术？
6. 如何防止固体分散体贮存过程中出现的老化现象？
7. 对难溶或微溶药物制成固体分散体时应选择哪类载体材料，常用的有哪些？
8. 对酸性不稳定的药物应制成哪类固体分散体？常用的载体材料有哪些？
9. 常用的固体分散体主要鉴别方法有哪些？

参考答案

一、名词解释

1. solid dispersion：即固体分散体，是指药物高度分散在适宜的载体材料中形成的一种固态物质，又称为固体分散物。

2. melting method：即熔融法，是将药物与载体材料加热至熔融，混匀，在剧烈搅拌下迅速冷却固化，或将熔融物倾倒在不锈钢板上成薄层，迅速冷却固化。

3. coprecipitation method：即共沉淀法，将药物和载体材料共同溶解于适宜的有机溶剂中，或分别溶于有机溶剂后再混合均匀，蒸去溶剂使药物与载体材料同时析出，得到的共沉淀物经干燥即得固体分散体。

4. solid dispersion technology：即固体分散技术，形成固体分散体的技术称为固体分散技术。

5. eutectic mixture：即低共熔物，两种比例适当的固体混匀后，形成的一种熔点更低的微晶混合物。

6. solid solution：即固体溶液，药物以分子状态分散在熔融载体材料中冷却后形成的均相体系。

7. solvent method：即溶剂法，也称共沉淀法（coprecipitation method）或共蒸发法（coevaporation method）。将药物和载体材料共同溶解于适宜的有机溶剂中，或分别溶于有机溶剂后再混合均匀，蒸去溶剂使药物与载体材料同时析出，得到的共沉淀物经干燥即得固体分散体。

8. mechanical dispersion：即机械分散法，也称为研磨法。是将药物与载体材料混合后，强力而持久地研磨一定时间，借助机械力降低药物的粒度，提高分散度，以形成固体分散体的方法。

二、填空题

1. 中间体，辅料，片剂，胶囊剂，滴丸剂，颗粒剂
2. 简单低共熔物，固体溶液，共沉淀物
3. 载药量小，物理稳定性差，工业化生产困难
4. 水溶性，难溶性，肠溶性
5. 乙基纤维素，聚丙烯酸树脂类，脂质类
6. 药物分子高度分散
7. 熔融法，溶剂法，机械分散法

8. 高度分散状态，水溶性载体

9. 分子，无定形，微晶，胶体(任意 3 个均可)

10. 溶出速率，热分析法，X-射线衍射法，红外光谱，拉曼光谱及磁共振法等

三、选择题

单项选择题

1.E 2.D 3.D 4.D 5.C 6.A 7.B 8.C 9.D 10.B 11.C 12.C

多项选择题

13.CDE 14.ABCD 15.ACDE 16.ABCDE 17.ABD 18.ABCDE 19.ABE 20.ABCE 21.ACE 22.ACE

四、问答题

1. 答：固体分散体(solid dispersion)是指药物高度分散在适宜的载体材料中形成的一种固态物质，又称为固体分散物。其优点是：可以提高难溶药物的溶解度、溶出速度、口服吸收及生物利用度；可使液体药物固体化，从而提高制剂稳定性；根据载体材料可达到速释、缓释和肠溶的目的。固体分散体的缺点是：载药量小；物理稳定性差，易老化；由于该技术经常采用高温或大量有机溶剂使工业生产较困难。

固体分散体中药物主要以微晶、胶体、分子和无定形物形式存在，有时也可以是多种形式共存。

2. 答：速释原理：①药物在固体分散体中所处的状态是影响药物溶出速率的重要因素。药物以分子状态、胶体状态、亚稳定态、微晶态以及无定形态在载体材料中存在，载体材料可阻止已分散的药物再聚集，有利于药物迅速溶出。②载体材料对提高药物溶出也有促进作用，载体材料可以提高药物的润湿性；保证药物的高分散度；对药物有抑晶作用。

缓释原理：药物采用疏水或脂质类载体制成的固体分散体均具有缓释作用。其缓释原理是载体材料形成网状骨架结构，药物以分子或微晶状态分散于骨架内，药物的溶出必须首先通过载体材料的网状骨架扩散，故释放缓慢。根据固体分散体载体材料，可以发挥速释和缓释作用。

3. 答：固体分散体的发展经历了三个阶段：以尿素等结晶性物质为载体材料的第一代；以聚维酮、聚乙二醇等水溶性聚合物为载体材料的第二代；以表面活性剂为载体材料的第三代。目前固体分散体存在的主要问题有：①载药量小，往往需要大量的载体材料才能达到理想的溶出效果，因此不适用于剂量较大的难溶药物；②物理稳定性差，固体分散体属于高能不稳定态，高度分散的药物分子有自发聚集成晶核的可能，微晶逐渐生长成为晶粒，亚稳态(无定形)可转化成稳定晶型，这个过程也称为老化；③工业化生产困难，固体分散体制备时通常需要高温或使用大量有机溶剂，而且操作过程比较复杂，因此影响质量的因素较多。

4. 答：固体分散体制备主要是分散和固化两个过程，药物的分散方法有熔融分散、溶剂分散、机械分散法等。固化方法有：溶剂蒸发法、熔融液骤冷法。

5. 固体分散体是一种制剂的中间体，添加适宜的辅料，采用相应的制备工艺可进一步制成片剂、胶囊剂、滴丸剂、颗粒剂等。

6. 答：固体分散体属于高能不稳定态，高度分散的药物分子有自发聚集成晶核的可能，微晶逐渐生长成为晶粒，亚稳态(无定形)可转化成稳定晶型，这个过程称为老化。固体分散体老化后会使药物的生物利用度大大降低。固体分散体老化与药物浓度、贮存条件及载体材料的性质有关，因此必须选择合适的药物浓度及载体材料。常采用混合载体材料以弥补单一载体材料的不足；积极开发寻找新型载体材料；保持良好的贮存条件，如避免较高的温度和湿度等，以保持固体分散体的稳定性。

7. 难溶性和微溶性药物因为溶解度差，所以药物的吸收、生物利用度较低，疗效差。以水溶性载体材料制成固体分散体后可促进药物与水的接触、润湿，能够促进药物的溶解和吸收，进而提高药物的生物利用度。常用的水溶性载体材料有聚乙二醇类、聚维酮类、有机酸类、表面活性剂类、糖类与多元醇类及其他

(聚乙烯醇、PVP-PVA、HPMC 等)。

8. 答:药物经胃肠道吸收程度如何和胃肠道环境的 pH 值有直接的关系,通常弱酸性药物易在胃内吸收,弱碱性药物易在肠内吸收。但是对酸性不稳定的药物在经胃肠道吸收时,由于胃酸的作用大部分会分解,导致生物利用度降低,严重影响疗效。因此,对酸不稳定的药物宜制成肠溶剂型,可选择肠溶载体材料制成固体分散体。常用的肠溶载体材料有:纤维素类,如 CAP、HPMCP、CMEC;聚丙烯酸树脂类,如 Eudragit L 和 Eudragit S 等。

9. 答:经各种工艺制成的固体分散体必须对其进行物相鉴定,以确定药物在载体中的分散状态。另外,由于固体分散体在贮存过程中容易出现老化等问题也可能造成物相的改变,借助物相鉴定方法可了解分散状态的变化。常用的固体分散体物相鉴别方法有:溶出速度测定、热分析法(其中以差示扫描量热法较为常用)、X-射线衍射法、红外光谱法、拉曼光谱法和固相磁共振法。

专业英语单词

固体分散体　solid dispersion
固体分散技术　solid dispersion technology
老化　aging
固体溶液　solid solution
共沉淀物　coprecipitate
共蒸发物　coevaporate
熔融法　melting method
溶剂法　solvent method
机械分散法　mechanical dispersion

(戈延茹)

第十七章　包合物的制备技术

重点提示

应用包合技术可以提高难溶性药物的生物利用度，提高稳定性。本章重点掌握包合物的概念、常用的包合材料及制备工艺，熟悉影响包合物形成的因素，了解包合物的物相鉴别方法。

学习要点

包合物(inclusion compound，inclusion complex)是指一种分子被全部或部分包合于另一种分子的空穴结构内形成的特殊复合物。包合物是由主分子(host molecule)和客分子(guest molecule)组成。

制备包合物可以①增加药物的溶解度；②增加药物的稳定性；③液体药物粉末化；④防止挥发性成分挥发；⑤减少刺激、降低毒副作用；⑥遮盖药物的臭味。

常用的包合材料主要为环糊精(cyclodextrin，CD)，常见的有 α、β、γ 三种环糊精，分别由 6、7、8 个葡萄糖分子构成，其中以 β-CYD 的空穴大小为适中，故最为常用。近年来使用的环糊精衍生物主要是 β-环糊精衍生物，包括水溶性环糊精衍生物(如羟丙基-β-环糊精、甲基-β-环糊精、葡萄糖衍生物等)和疏水性环糊精衍生物(如乙基-β-环糊精)。

影响包合作用的因素有：①主客分子的结构及性质，客分子的结构与大小应与主分子提供的空间相适应，客分子的极性或缔合作用也影响包合物稳定性；②包合物中主客分子的比例，大多数包合物组成摩尔比为 1∶1 形成稳定的单分子包合物；③包合条件，不同的包合方法、温度、搅拌速度、时间和干燥过程等都可能影响包合物形成。

包合物的制备方法有：饱和水溶液法(重结晶或共沉淀法)、研磨法、冷冻干燥法、喷雾干燥法、超声波法。包合物的验证法有：相溶解度法、X-射线衍射法、红外光谱法、磁共振法、热分析法、紫外分光光度法、薄层色谱、圆二色谱及相溶解度法。

包合物中药物的释放主要是：①包合物在体内被稀释，血液或组织中的某些成分可经竞争性置换将药物取代，导致药物的快速释放；②包合材料经体内降解也可缓慢释放出药物。

知识地图

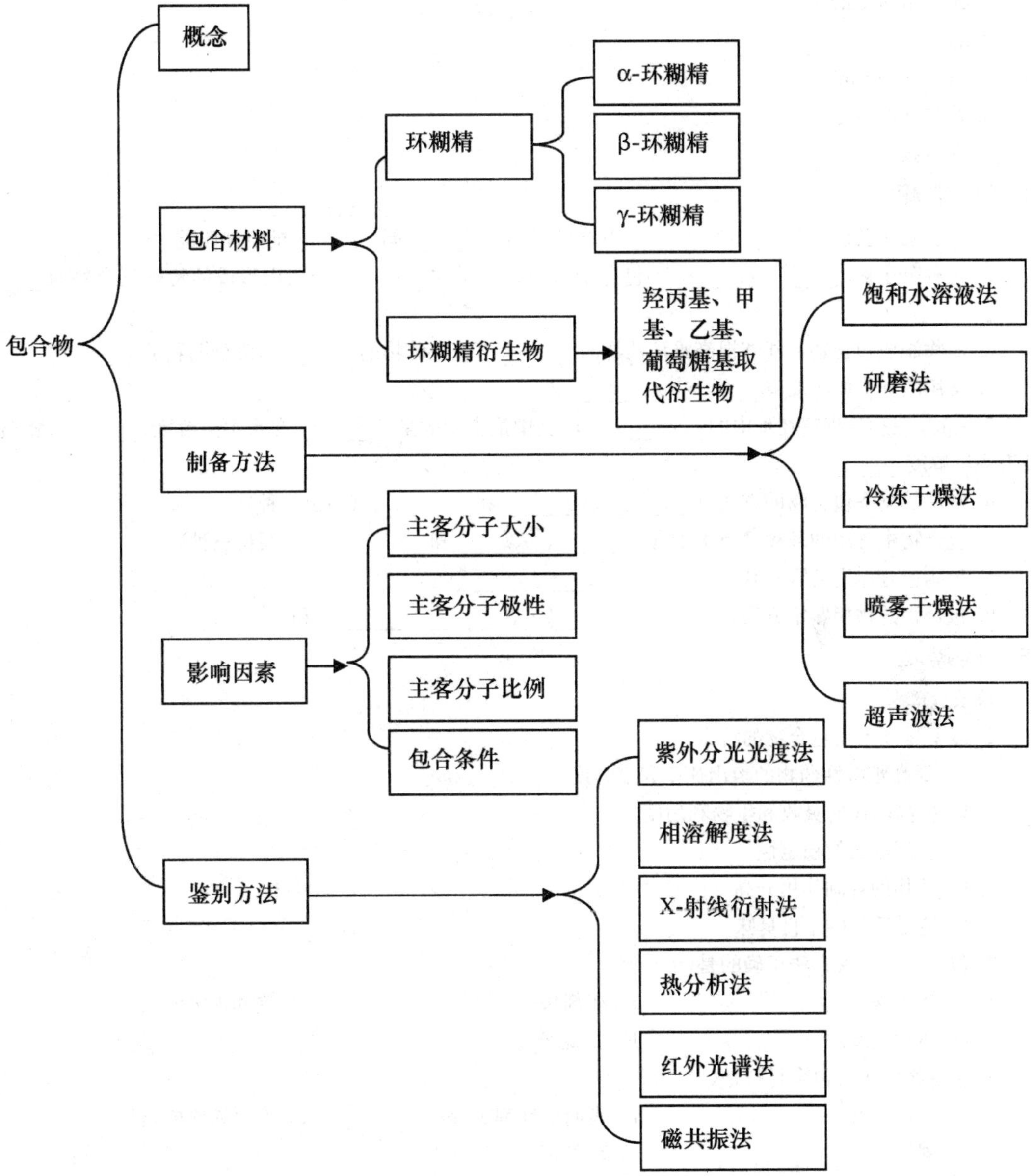
包合物
概念
包合材料
环糊精
α-环糊精
β-环糊精
γ-环糊精
环糊精衍生物
羟丙基、甲基、乙基、葡萄糖基取代衍生物
制备方法
饱和水溶液法
研磨法
冷冻干燥法
喷雾干燥法
超声波法
影响因素
主客分子大小
主客分子极性
主客分子比例
包合条件
鉴别方法
紫外分光光度法
相溶解度法
X-射线衍射法
热分析法
红外光谱法
磁共振法

精选习题

一、名词解释

1. inclusion compound
2. guest molecule
3. host molecule
4. β-cyclodextrin
5. 饱和水溶液法
6. 包合技术

二、填空题

1. 包合物主要以________和________为材料，要求________同________的空间匹配。

2. 一种分子被________或________包合于另一种分子的________结构内形成的特殊复合物叫________。

3. 药物制成包合物后能够提高难溶药物的________，掩盖药物的________，降低药物的________。

4. 常用的环糊精主要有________、________和________三种。

5. α、β、γ三种环糊精在水中的________不同，其中最常用的是________，在水中溶解度________，随温度升高溶解度________。

6. 常用的制备包合物的方法有________、________和________。（写出三种）

7. 包合物中常用的环糊精衍生物有________、________和________等。（写出三种）

8. 影响包合作用的因素有________、________、________。

9. 包合物的物相鉴定方法有________、________、________、________和________。

三、选择题

单项选择题

1. 以下哪项不是包合物的特点（　　）。
   A. 提高难溶性药物的溶出速率和溶解度
   B. 提高药物的吸收和生物利用度
   C. 提高药物的稳定性
   D. 药物的毒副作用升高
   E. 掩盖药物的不良臭味

2. 包合物的制备方法正确的是（　　）。
   A. 熔融法　　B. 溶剂法　　C. 饱和水溶液法
   D. 薄膜蒸发法　　E. 复凝聚法

3. 包合物常用的包合材料是（　　）。
   A. 聚乙二醇　　B. 表面活性剂类等　　C. 聚丙烯酸树脂类
   D. 糊精　　E. 环糊精

4. 下列哪项不是影响包合作用的因素（　　）。
   A. 主客分子的大小　　B. 主客分子的极性　　C. 主客分子的比例
   D. 药物的吸湿性　　E. 包合温度

5. 下列关于包合物的叙述中错误的是（　　）。
   A. 无机药物大多不宜用环糊精包合

B. 包合物可提高药物的溶出速率
C. 包合物可以掩盖药物的不良臭味
D. 包合物具有速释、缓释和肠溶作用
E. 包合物是客分子包合于主分子空穴结构内形成的特殊复合物

6. 下列哪项不属于包合物的物相鉴别方法(　　)。
A. 包合物的含水量　B. X-射线衍射法　C. 红外光谱法
D. 磁共振法　E. 紫外分光光度法

7. 关于包合物材料的叙述中下列哪一项是错误的(　　)。
A. 环糊精衍生物有水溶性与疏水性之分
B. 近年来环糊精衍生物主要以 α-环糊精结构修饰较多
C. 环糊精衍生物更有利于容纳客分子
D. α、β、γ 三种环糊精中 β-环糊精溶解度最低
E. HP-β-CD 是水溶性环糊精衍生物

8. 不能作为包合物材料的是(　　)。
A. β-环糊精　B. TM-β-CD　C. HPMC
D. Glu-β-CD　E. γ-CD

9. 下列哪项不是包合物的特点(　　)。
A. 增大药物的溶解度　B. 提高挥发性成分的稳定性
C. 具有靶向作用　D. 掩盖药物的不良气味
E. 使液体药物固体化

10. β-环糊精所含的葡萄糖分子数是(　　)。
A. 6 个　B. 7 个　C. 8 个
D. 9 个　E. 5 个

11. 包合物提高药物稳定性的机理是(　　)。
A. 药物进入主分子空穴中
B. 主客分子间发生化学反应
C. 主分子本身的不稳定性
D. 主分子的疏水性
E. 主分子和药物形成的氢键作用

12. 下列哪个不是水溶性 β-环糊精衍生物(　　)。
A. 葡萄糖衍生物　B. 羟丙基衍生物　C. 甲基衍生物
D. 乙基衍生物　E. 以上都不是

13. 包合物制备方法叙述中正确的是(　　)。
A. 饱和水溶液法也可称为重结晶或共沉淀法
B. 冷冻干燥法制备包合物时，干燥过程中需要加热至较高温度
C. 喷雾干燥适用于易溶于水的药物
D. 饱和水溶液法制备包合物时绝对不能加入有机溶剂，会影响包封率
E. 研磨法是将包合材料与药物混合研磨一定时间即可

14. 下列叙述中正确的是(　　)。
A. 常用的三种环糊精 α、β、γ 分别由 6、7、8 个葡萄糖分子构成
B. 包合物中客分子有较大的空穴结构，足以将主分子容纳在内
C. 药物主要嵌入包合材料的晶格中

D. 极性药物易进入环糊精空穴内

E. 解离的比非解离型药物易被环糊精包合

多项选择题

15. 环糊精包合物在药剂学中常用于(　　)。

A. 提高难溶药物溶解度　　B. 液体药物固体粉末化

C. 包裹中药挥发油成分　　D. 制备靶向制剂

E. 降低药物的刺激性

16. β-环糊精与挥发油制成的固体粉末是(　　)。

A. 分子囊　　B. 化合物　　C. 微囊

D. 包合物　　E. 纳米囊

17. 常用的水溶性 β-环糊精衍生物(　　)。

A. Glu-β-CD　　B. HP-β-CD　　C. 乙基-β-CD

D. M-β-CD　　E. 羟丙基-β-CD

18. 药物经环糊精包合后具有的作用是(　　)。

A. 提高药物溶解度　　B. 药物稳定性提高　　C. 防止挥发性成分丢失

D. 增加药物的结晶性　　E. 液体药物可粉末化

19. 影响包合物的包合条件是(　　)。

A. 主客分子的极性　　B. 包合温度　　C. 药物的性质

D. pH 值　　E. 制备方法

20. 有关环糊精叙述中错误的是(　　)。

A. 环糊精是由环糊精葡萄糖转位酶作用于淀粉后形成的产物

B. 是水溶性、还原性白色结晶性粉末

C. 是由 6～10 个葡萄糖分子结合而成的环状低聚糖化合物

D. 结构为中空圆筒型

E. 其中以 β-环糊精溶解度最小

21. 下列哪些不是环糊精包合物的特点(　　)。

A. 掩盖药物的特殊气味

B. 液体药物粉末化

C. 提高挥发性药物稳定性

D. 制备靶向制剂

E. 避免药物的首过效应

22. 环糊精包合物可用来制备(　　)。

A. 注射剂　　B. 片剂　　C. 栓剂

D. 胶囊剂　　E. 缓释制剂

23. 环糊精包合物常用的制备方法有(　　)。

A. 薄膜分散法　　B. 乳化法　　C. 饱和水溶液法

D. 研磨法　　E. 喷雾干燥法

24. 药物与环糊精是否形成包合物，常用的鉴别方法有(　　)。

A. 红外光谱法　　B. 差示热分析方法　　C. 崩解时限测定

D. 溶出度测定　　E. 熔点测定

25. 药物形成包合物的过程叙述正确的是(　　)。

A. 药物形成包合物是一个物理过程

B. 其形成的过程与客分子立体结构有关

C. 药物与包合材料以共价键形式形成包合物

D. 药物分子借分子间力进入包合材料分子空穴中

E. 包合物的稳定性主要取决于主客分子的极性和分子间力的强弱

四、判断题(正确的划√,错误的打×)

1. 包合物根据分子的构成可分为多分子包合物、单分子包合物和大分子包合物。(　　)
2. 包合物的稳定性主要取决于主客分子间的氢键引力。(　　)
3. 包合物的包合过程是物理过程,不是化学过程。(　　)
4. 陈皮挥发油制成包合物后稳定性降低,因此不宜制成包合物。(　　)
5. 包合物包裹药物后只能制成固体制剂,如胶囊、片剂等,但不能制成注射用粉末 。(　　)
6. 包合物可以提高药物的水溶性增加溶解度,所以不能制成缓释制剂。(　　)
7. 常用的三种环糊精 α、β、γ 中,β-环糊精溶解度最低。(　　)
8. β-环糊精是由 7 个葡萄糖分子以 1,4-糖苷键连接的环状低聚糖化合物。(　　)
9. 动物实验证明,β-环糊精毒性很低,可作为糖类被人体吸收。(　　)
10. 包合物在水溶液中与药物呈平衡状态,加入其他药物对包合物没有影响。(　　)

五、问答题

1. 什么是包合物?常用包合材料是什么?
2. 包合技术增加药物溶解度和缓释作用的机理是什么?
3. 环糊精包合物在药剂学中有哪些应用?
4. 环糊精包合物的制备方法有哪些?各方法的要点是什么?
5. 包合技术可用于药剂的哪些剂型中?
6. 如何鉴别包合物是否形成?主要影响包合物形成的因素是什么?
7. 常用的包合材料有哪些?举例说明其特点?
8. β-环糊精有哪些特点?应用时有什么注意事项?
9. 举例说明包合物的应用特点有哪些?

参考答案

一、名词解释

1. inclusion compound:即包合物,是指药物分子被全部或部分包合于另一种分子的空穴结构内,形成的特殊复合物。

2. guest molecule:即客分子,被包合在主分子内的小分子化合物(或被包裹的药物)。

3. host molecule:即主分子,为具有一定空穴结构的包合材料。

4. β-cyclodextrin:即 β-环糊精,是指 7 个 D-葡萄糖分子以 1,4-糖苷键连接的环状低聚糖化合物。为目前最常用的一种环糊精。

5. 饱和水溶液法:是制备包合物的一种方法,也称为重结晶法或沉淀法,先将 β-CD 制成饱和水溶液,加入客分子药物,对于水不溶性药物可先加少量有机溶剂,再注入 β-CD 饱和水溶液,搅拌直到成为包合物为止。

6. 包合技术:是指一种分子被包嵌于另一种分子空穴结构内形成包合物的技术。

二、填空题

1. 环糊精,环糊精衍生物,主分子,客分子

2. 部分,全部,空穴,包合物

3. 溶解度,不良臭味,毒副作用

4. α-环糊精,β-环糊精,γ-环糊精

5. 溶解度,β-环糊精,最小,增大

6. 饱和水溶液法,研磨法,冷冻干燥法(或喷雾干燥、超声波法)

7. 羟丙基-β-环糊精,甲基-β-环糊精,葡萄糖基-β-环糊精(或乙基-β-环糊精等)

8. 主客分子的结构和性质,主客分子的比例,包合条件(方法、温度、搅拌速率、时间等)

9. 相溶解度法,热分析法,X-射线衍射法,红外光谱,磁共振法(或紫外分光光度法、圆二色谱法)等

三、选择题

单项选择题

1.D 2.C 3.E 4.D 5.D 6.A 7.B 8.C 9.C 10.B 11.A 12.D 13.A 14.A

多项选择题

15.ABCE 16.AD 17.ABDE 18.ABCE 19.ABCDE 20.BC 21.DE 22.ABCDE 23.CDE 24.ABD 25.ABDE

四、判断题

1.√ 2.× 3.√ 4.× 5.× 6.× 7.√ 8.√ 9.√ 10.×

五、问答题

1. 答:包合物(inclusion compound,inclusion complex)是指一种分子被全部或部分包合于另一种分子的空穴结构内形成的特殊复合物。常用的包合材料主要为环糊精(cyclodextin,CD)及其衍生物,如α、β、γ三种环糊精,近年来使用的环糊精衍生物主要是β-环糊精衍生物,包括水溶性环糊精衍生物(如羟丙基-β-环糊精、甲基-β-环糊精、葡萄糖衍生物等)和疏水性环糊精衍生物(如乙基-β-环糊精)。

2. 答:目前常用的包合材料是环糊精及其衍生物,环糊精是指淀粉用嗜碱性芽孢杆菌经培养得到的环糊精葡萄糖转位酶作用后形成的产物,是由6~12个葡萄糖分子以1,4-糖苷键连接的环状低聚糖化合物。是一类水溶性、非还原性、白色结晶粉末,结构为中空圆筒形,具有一定的空穴,空穴的开口处呈亲水性,空穴的内部呈疏水性。常用的环糊精主要是β-环糊精,水中溶解度较小,易从水中析出结晶,随温度升高溶解度增大。药物分子可以借分子间范德华力进入包合材料的空穴结构中形成包合物,从而增大药物的溶解度。常用的水溶性β-环糊精衍生物,是将羟丙基、甲基、葡萄糖基等引入到环糊精分子中,使其水溶性显著增加,药物制成包合物后溶解度也随之增大。如果用疏水性β-环糊精衍生物作为包合材料,包合材料在体内降解后也可缓慢释放药物,达到缓释的作用。

3. 答:环糊精在药剂中的应用主要有:①增加难溶药物的溶解度;②提高药物的稳定性;③可以使液体药物(如挥发油等)粉末化;④防止挥发性成分挥散;⑤掩盖药物不良臭味;⑥调节药物释放速度;⑦提高药物的生物利用度;⑧降低药物的刺激性和毒副作用等。

4. 答:环糊精包合物的制备方法有:饱和水溶液法(重结晶或共沉淀法)、研磨法、冷冻干燥法、喷雾干燥法、超声波法。方法要点:采用饱和水溶液法时难溶药物应先加少量有机溶剂溶解,另外在水中溶解度大的药物,其包合物仍可部分溶解在溶液中,此时可加入某些有机溶剂,以促使包合物析出;应用研磨法时,先将环糊精加水混合研匀,再加入药物(难溶药物应先加少量有机溶剂中)充分研磨至糊状;冷冻干燥法适用于制成包合物后易溶于水、且在干燥过程中易分解变色的药物;喷雾干燥适用于难溶性、疏水性药物的包合;超声波法是用超声波代替搅拌,使包合物更易从溶液中析出。

5. 答:包合技术可作为一种制剂中间体,进而制成片剂、注射用粉末、胶囊剂、颗粒剂、缓控释制剂等。

6. 答:常用的包合物验证(鉴别)方法有:相溶解度法、X-射线衍射法、红外光谱法、磁共振法、热分析法、紫外分光光度法、薄层色谱、圆二色谱法。

主要影响包合物形成的因素：①分子结构及大小，客分子的结构与大小应与主分子提供的空间相适应；②包合物中主客分子的比例，大多数环糊精包合物组成摩尔比为 1∶1 形成稳定的单分子包合物；③客分子的极性或缔合作用；④包合作用的竞争；⑤包合条件，如不同的包合方法、温度、搅拌速度、时间和干燥过程等都可能影响包合物形成。

7. 答：药剂中常用的包合材料主要为环糊精（cyclodextin，CD）及其衍生物，近年来使用的环糊精衍生物主要是 β-环糊精衍生物，包括水溶性环糊精衍生物（如羟丙基-β-环糊精、甲基-β-环糊精、葡萄糖基环糊精衍生物等）和疏水性环糊精衍生物（如乙基-β-环糊精）。主要特点是：①β-环糊精在水中的溶解度最小，易从水中析出结晶，随着温度升高溶解度增大。β-环糊精毒性很低，可作为碳水化合物被机体消化吸收；②羟丙基-β-环糊精衍生物，呈无定形，极易溶于水，是目前研究最多、对药物增溶和提高稳定性效果最好的 β-环糊精衍生物；③甲基-β-环糊精衍生物，包括 2,6-M-β-CD 和 2,3,6-M-β-CD，溶解度均大于 β-环糊精，既溶于水又溶于有机溶剂，形成的包合物水溶性较强，可提高药物的溶出速度，β-环糊精甲基化后封闭了其分子内羟基可以抑制其与药物的不稳定反应；④葡萄糖基-β-环糊精衍生物水中溶解度较 β-环糊精有大幅度增加，包合药物后可提高难溶性药物的溶解度，促进药物吸收，降低溶血活性，还可作为注射用包合材料；⑤疏水性环糊精衍生物，如乙基-β-环糊精，分子中羟基的 H 被乙基取代的衍生物，取代程度越高，产物在水中的溶解度越低，常用作水溶性药物的包合材料，以降低水溶性药物的溶解度，使其具有缓释性。乙基-β-环糊精比 β-环糊精吸湿性小，具有表面活性，在酸性条件下比 β-环糊精更稳定。

8. 答：β-环糊精在水中的溶解度最小，易从水中析出结晶，随着温度升高溶解度增大；环糊精对酸不稳定，易发生酸解而破坏圆筒形结构；对碱和机械作用相当稳定；β-环糊精毒性很低，可作为碳水化合物被机体消化吸收。注意事项：①环糊精对酸不稳定，易发生酸解而破坏圆筒形结构，影响对药物的包合；②环糊精的用量要适宜，大多数环糊精和药物可以达到摩尔比 1∶1 包合，若环糊精用量少，药物包合不完全，若环糊精用量偏多，包合物的含药量低。

9. 答：近年来包合技术在药剂学中应用较广泛，品种也逐年增多，如难溶性药物前列腺素 E2 经包合后溶解度大大提高，可进一步制成注射用粉末；盐酸雷尼替丁经包合后稳定性得到很好的改善；陈皮挥发油制成包合物后，可粉末化且可防止挥发；将诺氟沙星制成 β-环糊精包合物胶囊后，起效快，相对生物利用度提高到 141.6%；用研磨法制得维 A 酸-β-环糊精包合物后，其稳定性明显提高，副作用明显降低；硝酸异山梨酯的甲基-β-环糊精包合物，在体内有明显的缓释效应。目前国内利用包合技术生产上市的产品有碘口含片、吡罗昔康片、螺内酯片以及可减小舌部麻木副作用的磷酸苯丙哌林片等。

专业英语单词

包合物	inclusion compound, inclusion complex	环糊精	cyclodextrin
主分子	host molecule	羟丙基-β-环糊精	HP-β-cyclodextrin
客分子	guest molecule	甲基-β-环糊精	M-β-cyclodextrin

（戈延茹）

第十八章　微粒分散系的制备技术

重点提示

本章主要介绍了常用的微粒分散系包括聚合物胶束、纳米乳、微球与微囊、纳米粒和脂质体，这些微粒分散系具有非常相似的物理化学特征和释药特性。本章重点掌握各种微粒分散系的基本概念及特点，掌握各种制备辅料、制备工艺，熟悉影响各种微粒分散系稳定性的因素和质量评价手段。

学习要点

一、聚合物胶束

（一）特点

是由两亲性嵌段共聚物自发形成的一种胶体溶液，其结构为亲水部分朝外，疏水部分为内核的球状结构，与表面活性剂形成的胶束结构类似。聚合物胶束的非极性部分可用于载药起到缓释、低毒及靶向等效果。其分类包括嵌段聚合物胶束及接枝聚合物胶束（如下图）、聚电解质胶束和非共价键胶束。

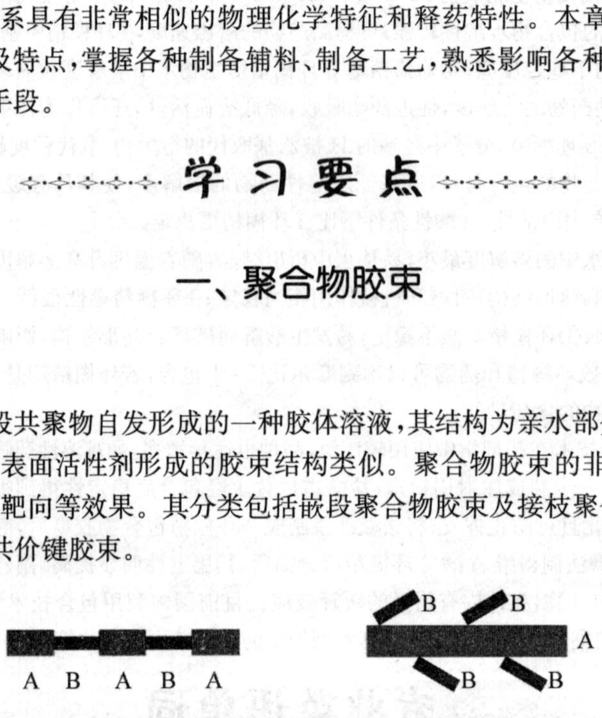

嵌段聚合物　　　　　　接枝聚合物

（二）常用辅料

制备的材料多为两亲性共聚物，包括亲水聚合物和疏水聚合物。亲水区材料为 PEG 和 PEO，疏水区材料为聚氧丙烯、聚氨基酸、聚乳酸、磷脂、聚苯乙烯等。可配合形成多种胶束如：L-赖氨酸-b-PEG，N-异丙基丙烯酰胺-b-PEG，苯甲基-L-天冬氨酯-b-PEG。

（三）制备工艺

物理方法是利用了相似相溶原理，当经过适当处理后，药物与极性相似的聚合物部分结合形成包裹作用，该法简单操作易行，但包封率略低。如溶解法、透析法、溶剂挥发法均属于物理方法。化学方法是通过化合反应使药物与载体材料结合，再制备胶束的方法，特点是载药量高但应用受到化合物结构的限制。静电法是利用正负电荷的相互作用结合形成胶束的方法。

（四）质量评价

1. 形态、粒径与粒度分布。
2. 载药量与包封率。
3. 胶束 CAC 测定。
4. 有机溶剂残留量。

二、纳米乳与亚微乳

（一）特点

纳米乳是由油相、水相、乳化剂和辅助乳化剂组成的粒径均一，外观澄清的微粒分散体系。亚微乳是由油相、水相和乳化剂所形成的外观为乳白色的，平均粒径为几百纳米的微粒分散体系。二者的特征及区别如表 18-1 所示。

表 18-1　纳米乳与亚微乳的区别

	纳米乳	亚微乳
外观	透明或半透明的均一体系	乳白色或类白色的均一体系
粒径	10～100nm	100～1000nm
稳定性	热力学稳定、动力学稳定体系	热力学与动力学均不稳定体系
乳化剂	天然、合成多种乳化剂可以选择，处方中用量较大	磷脂、F68、聚氧乙烯蓖麻油等，处方中用量较少
助乳化剂	乙醇、异丙醇、丙二醇、正丁醇等低元醇类，必须加入	无需加入
制备工艺	通过三相图筛选处方配比，混合加热即得	必须通过特殊设备（高压均质机、微射流器等）进行制备
给药方式	口服、透皮、黏膜及腔道等，不能静脉注射给药	一般用于静脉注射给药
应用	提高药物生物利用度	提高载药量和降低毒性

（二）常用辅料

1. 纳米乳一般不能静脉注射给药，因此可供选择的乳化剂种类较多，包括天然的乳化剂如：阿拉伯胶、西黄蓍胶、海藻酸钠、磷脂、胆固醇，以及人工合成的乳化剂 Tween 类、Span 类、Myrj 类、Brij 类和 poloxamer 等。此外纳米乳还需要加入大量的辅助乳化剂，其作用是模糊油水界面，降低界面张力，主要是低元醇类，包括：乙醇、异丙醇、丙二醇、甘油、丁醇，聚乙二醇等。常用油相为大豆油，IPM、IPP、甘油三酯等。

2. 亚微乳一般用于静脉注射给药，用于提高难溶性药物的注射给药剂量和降低毒副作用，所以乳化剂的种类较少，主要是磷脂（卵磷脂和豆磷脂）、F68、聚氧乙烯氢化蓖麻油等，处方中不含有任何形式的辅助乳化剂，常用油相为注射用大豆油和中链甘油三酯（MCT）。

（三）制备工艺

1. 纳米乳的制备一般需要通过绘制三元相图确定各成分的比例，具体的操作流程如下：①处方筛选，乳化剂和助乳化剂的比例确定→恒温三元相图的绘制→油/水/乳化剂/助乳化剂比例确定；②纳米乳的制备，助乳化剂与水相混合→加入到含有乳化剂的油相中→加热搅拌→形成纳米乳。

2. 亚微乳的制备过程通常采用机械法，具体操作流程如下：①初乳制备，乳化剂、甘油等水溶性物质分散于水中加热至 70℃→滴加同温度的油相（含抗氧剂）→搅拌至初乳形成→机械分散 2～3 遍→调节 pH→定容。②亚微乳的制备，将初乳置于高压均质机中→循环 8～10 次→灌封→灭菌。

（四）质量评价

①形态、粒径与粒度分布；②包封率；③黏度；④pH；⑤游离脂肪酸。

（五）影响因素

乳化剂种类、相体积比、稳定剂种类、pH、工艺参数。

三、微囊与微球

（一）特点

是利用天然或合成的高分子材料对药物进行包裹或使药物分散其中形成的骨架型球状药物载体，前者称为微囊，后者称为微球。药物微囊化主要起到的作用包括：①提高药物稳定性；②液态药物固体化；③掩味；④靶向；⑤缓释；⑥降低副作用等。

（二）载体材料

1. 天然高分子 ①明胶（A 型和 B 型）；②阿拉伯胶；③海藻酸盐；④壳聚糖；⑤蛋白质类。

2. 半合成高分子材料 ①羧甲基纤维素盐；②醋酸纤维素酞酸酯；③乙基纤维素；④甲基纤维素；⑤羟丙甲纤维素。

3. 合成高分子材料 ①聚碳酯；②聚氨基酸；③聚乳酸（PLA）；④PLGA；⑤PLA-PEG 等。

（三）制备工艺

微囊与微球的制备工艺相似，可根据材料和药物的性质采用不同的制备方法。

1. 物理化学法

①单凝聚法：是在高分子溶液中加入凝聚剂，降低材料溶解度的成囊方法。

原理：凝聚剂的加入使得明胶分子水合膜的水分子与凝聚剂结合，使明胶的溶解度降低，分子间形成氢键，最后从溶液中析出而凝聚形成凝聚囊。

工艺：明胶溶液→加入药物→加凝聚剂→成囊→稀释→固化→载药微囊。

条件：凝聚系统的组成，材料浓度与温度，药物及凝聚相性质，凝聚囊的流动性及其与水相间的界面张力，交联固化。

影响因素：凝聚剂的种类和 pH，药物的性质，增塑剂的影响。

②复凝聚法：使用带相反电荷高分子材料，交联凝聚成囊的方法。

原理：特定条件下，两种高分子材料分别带有正负电荷，通过静电引力相互结合凝聚成微囊。

工艺：明胶、阿拉伯胶溶液→调节 pH→稀释→甲醛固化→微囊。

囊材：明胶与阿拉伯胶、海藻酸盐与聚赖氨酸、海藻酸盐与壳聚糖、海藻酸与白蛋白、白蛋白与阿拉伯胶等。

③溶剂-非溶剂法：是在囊材溶液中加入一种不良溶剂(非溶剂)，引起载体材料相分离，而将药物包裹成囊的方法。

④改变温度法：本法不加凝聚剂，而通过控制温度成囊。EC 作囊材时，先在高温溶解，后降温成囊。

⑤液中干燥法：从乳状液中除去分散相中的挥发性溶剂以制备微囊的方法。

2. 物理机械法

①喷雾干燥法；②喷雾凝结法；③流化床包衣法；④多孔离心法；⑤超临界流体法；⑥转碟法。

3. 化学法

①界面缩聚法；②辐射交联法。

(四) 影响粒径的因素

①药物的粒径；②载体用量；③制备工艺；④温度；⑤搅拌速度；⑥附加剂用量；⑦体系黏度。

(五) 体外释放与体内转运行为

1. 药物的释放速率　药物的释放速率可通过溶出方程变换得出，对一定的药物和材料来说，微囊中药物的释放速率与微囊半径、微囊多孔常数和囊膜厚度有关。药物的释放速率可呈现零级或一级规律。此外，微囊中的药物释放还与以下因素有关：①药物的扩散过程；②囊材的溶解；③囊材的降解。

2. 影响药物释放的因素　①微囊的粒径；②囊膜厚度；③囊材性质；④药物性质；⑤制备工艺；⑥pH；⑦离子强度。

3. 体内转运　微囊的体内转运主要受到生理条件的影响，如胃排空，肠蠕动等，其速率取决于药物剂型、身体姿势、进食还是禁食状态及食物的种类等。

(六) 质量评价

①形态、粒径与粒度分布；②包封率；③载药量；④药物释放速率；⑤体内分布情况；⑥稳定性；⑦有机溶剂残留量；⑧降解特性。

四、纳米粒与亚微粒

（一）特点

是由高分子物质组成的骨架实体，药物可以溶解、包裹于其中或吸附在实体上。以纳米粒作为药物的载体可以隐藏药物的体内处置行为，增加药物稳定性，产生靶向作用，提高药物疗效，降低毒性。

（二）载体辅料

常用的制备纳米粒的材料与聚合物胶束、微囊相似，可参考上述材料种类和性质，此外还包括脂肪类材料、聚酯类材料等。

（三）制备方法

1. 天然高分子凝聚法 ①白蛋白纳米球；②聚甲基丙烯酸甲酯；③多糖纳米球。

2. 乳化聚合法 ①聚氰基丙烯酸烷酯纳米球；②明胶纳米球。

3. 液中干燥法

4. 自动乳化法

5. 聚合物胶束法 对于固体脂质纳米粒可采用熔融-匀化法和冷却-匀化法进行制备，磁性纳米粒可首先制备氧化铁的磁性粒子，再进一步制备含氧化铁的纳米粒。

对制备的纳米粒进行表面修饰可获得不同的效果，这些修饰包括长循环修饰、电荷修饰、抗体修饰、温敏修饰和 pH 敏感修饰。

（四）质量评价

①形态、粒径与粒度分布；②表面电位；③在分散性；④药物释放速率；⑤载药量与包封率；⑥稳定性；⑦有机溶剂残留量。

五、脂质体与类脂囊泡

（一）特点

脂质体是一种类似生物膜结构的双分子层微小囊泡，是将药物包封于类脂质双分子层形成的薄膜中间所得的超微型球状载体，根据其结构和所包含的双层磷脂膜层数，可分为单室脂质体和多室脂质体。

（二）膜材辅料

1. 中性磷脂 天然中性磷脂主要是磷脂酰胆碱（PC），合成的中性磷脂有 DPPC、DSPC、DMPC 等。

2. 负电荷磷脂 又称为酸性磷脂，包括 PA、PG、PI 和 PS。

3. 正电荷磷脂 均为人工合成，包括硬脂酰胺、油酰基脂肪胺衍生物、胆固醇衍生物。

4. 胆固醇 中性脂质,亲油基团大于亲水基团,与磷脂相结合调节磷脂的流动性和韧性。

（三）理化性质

1. 相变温度 当温度升高时,脂质双分子层排列变为无序,由胶晶转变为液晶,流动性增加,该温度称为相变温度。所有磷脂具有特定的相变温度,受到磷脂结构的影响。

2. 膜通透性 不同的离子、分子跨膜的速率不同,温度的变化也会导致跨膜速率的变化。

3. 膜流动性 主要影响脂质体的稳定性,流动性过大会导致药物的渗漏。常加入胆固醇进行改善。

4. 荷电性 正电荷磷脂和负电荷磷脂会导致脂质体带点,从而影响包封率、稳定性、靶向性等,测定方法有荧光法,显微电泳法和粒度分析仪。

（四）脂质体的制备方法

1. 薄膜分散法

2. 逆相蒸发法

3. 过膜挤压法

4. 化学梯度法 包括 pH 梯度法和硫酸铵梯度法。

5. French 挤压法

（五）脂质体的分离与灭菌

脂质体的分离指将包裹药物的脂质体和游离药物分开,主要用于测定脂质体的包封率,常用的方法包括:透析法,柱色谱法,离心法,蛋白凝聚法,微柱离心法等。

脂质体的灭菌主要采用:热压灭菌(仅少量药物),滤过法(常用方法),射线灭菌,无菌操作。

（六）质量评价

1. 包封率指包裹进入脂质体的药量占总药量的比例
2. 载药量脂质体中药物所占有的质量百分含量。
3. 粒径和分布。
4. 表面电位。
5. 泄漏率一定贮存期内药物包封率的变化。
6. 磷脂的氧化程度可测定氧化指数或氧化产物。

（七）类脂囊泡

是非离子型表面活性剂与胆固醇形成的单层或多层的药物载体,其结构与脂质体相似。按结构可分为单层、多层、多囊三类,按电荷可分为中性、负电性、正电性。

其制备材料为非离子型表面活性剂,包括多元醇型,聚乙二醇型和聚氧乙烯-聚氧丙烯共聚物型。影响其成型的机制包括表面活性剂的 HLB 值,临界聚集参数,其制备方法和质量评价与脂质体类似。

知识地图

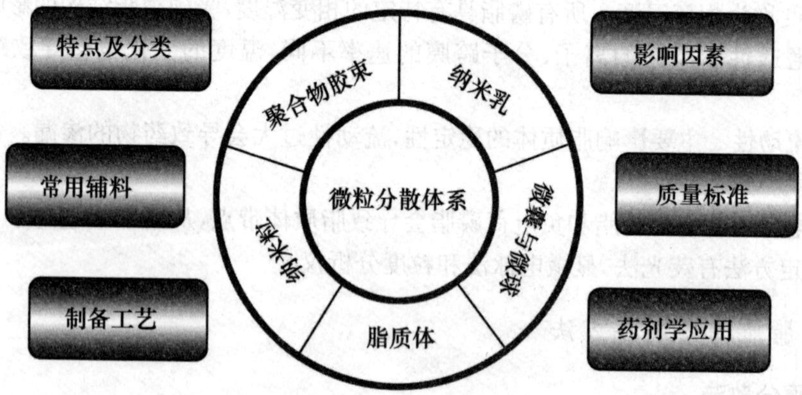

精选习题

一、选择题

单项选择题

1. 下列关于聚合物胶束叙述错误的是(　　)。
   A. 聚合物胶束所用到的高分子材料具有两亲性
   B. 聚合物胶束的形成是一种自发过程
   C. 可以提高难溶性药物的表观溶解度
   D. 载体材料的亲水部分通常使用 PEG
   E. PEO 可以作为载体材料的疏水部分使用
2. 聚合物胶束的物理载药方法不包括以下哪种(　　)。
   A. 直接溶解法　　B. 透析法　　C. 乳化-溶剂扩散法
   D. 自组装溶剂扩散法　　E. 包埋法
3. 影响聚合物胶束中药物释放的因素不包括(　　)。
   A. 聚合物的降解速度　　B. 聚合物的结构　　C. 药物的解离程度
   D. 药物的存在部位　　E. 聚合物疏水部分与药物的结合强度
4. 影响聚合物胶束成型因素下列说法正确的是(　　)。
   A. CAC 越小,形成的聚合物胶束越不稳定
   B. CAC 越小,胶束抗稀释性能越好
   C. 三嵌段比二嵌段的聚合物 CAC 低
   D. 温度升高,离子型聚合物的 CAC 降低
   E. 加入电解质到胶束溶液中会提高其稳定性
5. 下列关于纳米乳的叙述错误的是(　　)。
   A. 纳米乳属于胶体分散体系

B. 纳米乳是热力学稳定体系

C. 纳米乳外观透明

D. 纳米乳粒径一般小于 100nm

E. 纳米乳中只含有油相、水相和乳化剂

6. 下列关于亚微乳叙述错误的是(　　)。

A. 亚微乳不能经受热压灭菌

B. 市售脂肪乳剂是亚微乳的一种

C. 载药的亚微乳剂一般针对水难溶性药物

D. 亚微乳剂处方中主要为水相，油相和乳化剂

E. 亚微乳可静脉注射

7. 关于乳化剂，下列错误的是(　　)。

A. 乳化剂可以是天然物质，也可以是合成的

B. 高分子乳化剂的稳定作用是形成多分子层吸附

C. Tween 类乳化剂可以用作静脉注射

D. 磷脂类乳化剂可以用作静脉注射

E. 亚微乳剂中乳化剂的用量一般会受到限制

8. 影响亚微乳中粒子粒径的因素不包括(　　)。

A. 相体积比　　B. 载药量　　C. 乳化剂的种类

D. 乳化剂的用量　　E. 温度

9. 关于微囊的概念叙述正确的是(　　)。

A. 将固态药物或液态药物包裹在天然的或合成的高分子材料中而形成微小囊状物的技术，称为微囊

B. 将固态药物或液态药物包裹在天然的或合成的高分子材料中而形成的微小囊状物的过程，称为微囊

C. 将固态药物或液态药物包裹在天然的或合成的高分子材料中而形成的微小囊状物，称为微囊

D. 将固态药物或液态药物包裹在环糊精材料中而形成的微小囊状物，称为微囊

E. 将固态药物或液态药物包裹在环糊精材料中而形成微小囊状物的过程称为微型胶囊

10. 关于微囊特点叙述错误的是(　　)。

A. 微囊能掩盖药物的不良嗅味

B. 制成微囊能提高药物的稳定性

C. 微囊能防止药物在胃内失活或减少对胃的刺激性

D. 微囊能使液态药物固态化便于应用与贮存

E. 微囊提高药物溶出速率

11. 将大蒜素制成微囊是为了(　　)。

A. 提高药物的稳定性　　B. 掩盖药物的不良嗅味

C. 防止药物在胃内失活或减少对胃的刺激性

D. 控制药物释放速率　　E. 使药物浓集于靶区

12. 下列属于天然高分子材料的囊材是(　　)。

A. 明胶　　B. 羧甲基纤维素　　C. 乙基纤维素

D. 聚维酮　　E. 聚乳酸

13. 下列属于合成高分子材料的囊材是(　　)。

A. 甲基纤维素　　B. 明胶　　C. 聚维酮

D. 乙基纤维素　　　　　　E. 聚乳酸

14. 关于物理化学法制备微囊下列哪种叙述是错误的(　　)。

A. 物理化学法又称相分离法

B. 适合于难溶性药物的微囊化

C. 单凝聚法、复凝聚法均属于此方法的范畴

D. 微囊化在液相中进行，囊心物与囊材在一定条件下形成新相析出

E. 现已成为药物微囊化的主要方法之一

15. 关于单凝聚法制备微囊下列哪种叙述是错误的(　　)。

A. 可选择明胶-阿拉伯胶为囊材

B. 适合于难溶性药物的微囊化

C. pH 和浓度均是成囊的主要因素

D. 如果囊材是明胶，制备中可加入甲醛为固化剂

E. 单凝聚法属于相分离法的范畴

16. 关于凝聚法制备微囊下列哪种叙述是错误的(　　)。

A. 单凝聚法是在高分子囊材溶液中加入凝聚剂以降低高分子溶解度凝聚成囊的方法

B. 适合于水溶性药物的微囊化

C. 复凝聚法系指使用两种带相反电荷的高分子材料作为复合囊材，在一定条件下交联且与囊心物凝聚成囊的方法

D. 必须加入交联剂，同时还要求微囊的粘连愈少愈好

E. 凝聚法属于相分离法的范畴

17. 关于复凝聚法制备微囊下列哪种叙述是错误的(　　)。

A. 可选择明胶-阿拉伯胶为囊材

B. 适合于水溶性药物的微囊化

C. pH 和浓度均是成囊的主要因素

D. 如果囊材中有明胶，制备中加入甲醛为固化剂

E. 复凝聚法属于相分离法的范畴

18. 关于溶剂-非溶剂法制备微囊下列哪种叙述是错误的(　　)。

A. 是在囊材溶液中加入一种对囊材不溶的溶剂，引起相分离，而将药物包裹成囊的方法

B. 药物可以是固体或液体，但必须对溶剂和非溶剂均溶解，也不起反应

C. 使用疏水囊材，要用有机溶剂溶解

D. 药物是亲水的，不溶于有机溶剂，可混悬或乳化在囊材溶液中

E. 溶剂-非溶剂法属于相分离法的范畴

19. 微囊的制备方法中哪项属于物理机械法的范畴(　　)。

A. 凝聚法　　　　B. 液中干燥法　　　　C. 界面缩聚法

D. 空气悬浮法　　　　E. 溶剂非溶剂法

20. 微囊的制备方法中哪项属于化学法的范畴(　　)。

A. 界面缩聚法　　　　B. 液中干燥法　　　　C. 溶剂非溶剂法

D. 凝聚法　　　　E. 喷雾冻凝法

21. 微囊质量的评定不包括(　　)。

A. 形态与粒径　　　　B. 载药量　　　　C. 包封率

D. 微囊药物的释放速率　　　　E. 含量均匀度

22. 微囊的制备方法不包括(　　)。

A. 凝聚法　B. 液中干燥法　C. 界面缩聚法
D. 溶剂非溶剂法　E. 薄膜分散法

23. 纳米粒可以分为骨架实体型的纳米球还有(　　)。
A. 球形纳米囊　B. 高分子骨架材料　C. 药库型膜壳纳米囊
D. 膜壳药库型纳米囊　E. 微囊

24. 其中不属于纳米粒的制备方法的有(　　)。
A. 乳化融合法　B. 天然高分子凝聚法　C. 液中干燥法
D. 自动乳化法　E. 干膜超声法

25. 目前制备纳米粒最主要的方法为(　　)。
A. 乳化融合法　B. 天然高分子凝聚法　C. 液中干燥法
D. 自动乳化法　E. 超声波分散法

26. 乳化聚合法制纳米粒的过程中,防止相分离以后纳米粒聚集的物质是(　　)。
A. 胶束　B. 乳滴　C. 乳化剂
D. 有机溶剂　E. 水溶液

27. 天然高分子凝聚法制备的白蛋白纳米球的粒径受哪种因素影响较大(　　)。
A. 白蛋白浓度　B. 乳化时间　C. 超声波强度
D. 乳滴加入热油时的速度　E. 乳化时速度

28. 将 W/O 型乳状液中的明胶乳滴冷却至胶凝点以下用哪种溶剂交联固化,可用于对热敏感的药物(　　)。
A. 甲醛　B. 丙酮　C. 乙醚
D. 氯仿　E. 乙醇

29. 自动乳化的基本原理是在何种条件下乳状液中的乳滴由于界面能降低,而形成更小的纳米级乳滴(　　)。
A. 在一定条件下　B. 在适当条件下　C. 在特定条件下
D. 在较温和条件下　E. 在温度较高的条件下

30. 固体脂质纳米粒是指以什么作为骨架材料制成的纳米粒(　　)。
A. 高分子　B. 以生理相容的高熔点脂质　C. 高熔点脂质
D. 脂质体聚合物　E. 卵磷脂

31. 固体脂质纳米粒中,不常用的高熔点脂质是(　　)。
A. 饱和脂肪酸甘油酯　B. 不饱和脂肪酸甘油酯　C. 硬脂酸
D. 混合脂质　E. 硬脂酸镁

32. 制备固体脂质纳米粒的经典方法是(　　)。
A. 熔融-匀化法　B. 冷却-匀化法　C. 微乳法
D. 自乳化法　E. 高压乳匀法

33. 固体脂质纳米粒的制备方法中,下列哪种方法适用于对热不稳定的药物(　　)。
A. 熔融-匀化法　B. 冷却-匀化法　C. 微乳法
D. 自乳化法　E. 高压乳匀法

34. 微乳法在制备固体脂质纳米粒的过程中,最关键的是选恰当的助乳化剂,应使用什么或非离子型表面活性剂(　　)。
A. 药用短链醚　B. 药用短链脂　C. 药用短链醇
D. 药用短链酚　E. 离子型表面活性剂

35. 过滤除菌对什么类型的纳米粒较适合(　　)。

A. 不黏稠,大粒径　　B. 黏稠度小　　C. 不黏稠,小粒径
D. 粒径较小　　E. 黏稠的,大粒径

36. 纳米粒胶体溶液最适宜的贮藏方法为(　　)。
A. 低温　　B. 室温　　C. 冷冻干燥
D. 37℃　　E. 高温

37. 凝聚法制备的白蛋白纳米球的粒径受下面哪个因素的影响(　　)。
A. 受天然高分子乳状液加入油相时的速度影响较大
B. 受白蛋白浓度影响较大
C. 乳化时间影响较大
D. 天然高分子凝聚法的白蛋白纳米球的粒径受超声波影响强度影响较大
E. 以上说法都不正确

38. 判断下面哪个说法是不正确的(　　)。
A. 脂质体在体内细胞作用的第四个阶段为融合
B. 纳米粒胶体溶液最适宜的贮藏方法为冷冻干燥
C. 磁性纳米粒的制备共分四步完成
D. 固体脂质纳米粒的制备方法中,冷却-匀化法适用于对热不稳定的药物
E. 脂质体的膜材主要有磷脂与胆固醇构成

39. 脂质体的缓释性通过什么途径来实现(　　)。
A. 减小肾排泄和代谢
B. 可长时间吸附于靶向周围
C. 被巨噬细胞所吞噬
D. 可充分渗透到靶细胞内部
E. 使靶区浓度高于正常浓度

40. 脂质体对正常细胞和组织无损害和抑制作用,具有下列哪种性质并可长时间附于靶细胞周围,使药物充分向靶细胞组织渗透,还可通过融合进入细胞内,经溶酶体消化释放药物(　　)。
A. 靶向性　　B. 淋巴定向性　　C. 细胞亲和性
D. 药物缓释性　　E. 细胞相容性

41. 通常利用脂质体的哪种特点来改进易被胃酸破坏的药物(　　)。
A. 避免耐药性　　B. 降低药物毒性　　C. 提高药物稳定性
D. 提高疗效　　E. 降低药物水解能力

42. 胆固醇作为制备脂质体的材料,只因为具有下列哪种作用,而被称为脂质体"流动性缓冲剂"(　　)。
A. 改变膜流动性　　B. 调节膜流动性　　C. 降低膜流动性
D. 提高脂流动性　　E. 使膜的流动性保持不变

43. 脂质体一般按其大小与结构特性分为小单室脂质体,是具有脂质双分子层的最小囊泡,直径为(　　)。
A. <200nm　　B. <100nm　　C. <150nm
D. <250nm　　E. <300nm

44. 多室脂质体是多层囊泡,直径在什么范围内(　　)。
A. 10～50nm　　B. 10～100nm　　C. 50～100nm
D. 200～1000nm　　E. 200～500nm

45. 有时为了掩盖药物的不良气味,也会将其制备成脂质体,下列哪种药物可按此特点制成此类脂质体(　　)。
A. 鱼肝油　　B. 油料　　C. 香料

D. 阿司匹林　　E. 维生素 C

46. 薄膜分散法属于脂质体的一种制备方法，分散所形成的脂质体可用各种机械方法进一步分散，以下哪个不属于其制备方法(　　)。

A. 干膜超声法　　B. 薄膜-振荡法　　C. 薄膜-匀化法

D. 薄膜-挤压法　　E. 薄膜-振压法

47. 抗寄生虫药物载体作为脂质体的一种应用形式被静脉注射后，可迅速被下列哪种细胞摄取(　　)。

A. 网状内皮细胞　　B. 上皮细胞　　C. 淋巴细胞

D. 血细胞　　E. 巨噬细胞

48. 脂质体膜的相变温度取决于(　　)。

A. 磷脂大小　　B. 磷脂数量　　C. 磷脂种类

D. 磷脂层数　　E. 磷脂极性

49. 影响脂质体稳定性的直接因素为(　　)。

A. 磷脂种类　　B. 膜的流动性　　C. 相变温度

D. 脂质体荷电性　　E. 磷脂数量

50. 脂质体中主药的含量可采用适当的方法经提取、分离测定，例如(　　)。

A. 柱层析分离结合分光光度法　B. 分光光度法　　C. HPLC 法

D. 凝胶色谱法　　E. 荧光法

51. 已知某脂质体药物的投料量 $W_{总}$，被包封于脂质体的药量 $W_{包}$ 和未包入脂质体的药量 $W_{游}$，试计算此药的重量包封率 Qw(　　)。

A. $Q_w = w_{包}/w_{游} \times 100$　　B. $Q_w = w_{游}/w_{包} \times 100$

C. $Q_w = w_{包}/w_{总} \times 100$　　D. $Q_w = (w_{包}-w_{包})/w_{游} \times 100$

E. $Q_w = (w_{总}-w_{包})/w_{包} \times 100$

52. 已知脂质体制剂中总体粒子的体积为 $2\times10^3 cm^3$，其中某类粒子的体积为 $4\times10^2 cm^3$，试计算此药物的体积包封率 Qv 为(　　)。

A. 5%　　B. 50%　　C. 20%

D. 80%　　E. 100%

53. 评价脂质体制剂是否符合设计脂质体的要求时，常用方法为(　　)。

A. 血药浓度测定　　B. 体内分布试验　　C. 体内吸收试验

D. 毒性试验　　E. 长期试验

54. 类脂囊泡是由下列哪种物质与胆固醇及其他物质构成的单室或多室囊泡(　　)。

A. 离子表面活性剂　　B. 非离子表面活性剂　　C. 磷脂

D. 类磷脂　　E. 豆磷脂

55. 类脂囊泡具有类似于脂质体的结构，具有什么和脂质双分子层(　　)。

A. 亲水基团　　B. 亲油基团　　C. 内水相

D. 磷脂层　　E. 胆固醇

56. 为了降低药物的渗漏，一般将药物(　　)。

A. 避光贮存　　B. 冷冻贮存　　C. 低温贮存

D. 高温贮存　　E. 封闭贮存

57. 采用离子梯度制备的类脂囊泡，可提高包封率，亦能降低渗漏，但又以什么因素的不同而不同(　　)。

A. 药物性质　　B. 药物分子量　　C. 离子大小

D. 离子种类　　E. 离子带电荷

58. 脂质体在体内与细胞的作用过程分别为(　　)。

A. 吸附→脂交换→内吞→融合　B. 吸附→融合脂→交换→内吞

C. 脂交换→吸附→内吞→融合　D. 脂交换→吸附→融合→内吞

E. 融合→吸附→脂交换→内吞

59. 通过脂质体在体内与细胞作用的哪个阶段可以使脂质体特异性地将药物浓集于起作用的细胞内(　)。

A. 第一阶段　B. 第二阶段　C. 第三阶段

D. 第四阶段　E. 以上答案都不正确

60. 脂质体在体内细胞作用的第四个阶段为融合,融合指(　　)。

A. 脂质体与毒素细胞的融合　B. 外来异物与巨噬细胞的融合

C. 脂质体膜与细胞膜融合　D. 脂质体膜溶酶体的融合

E. 外来异物与毒素细胞的融合

配伍选择题

[61～65]A. 增加载药量　B. 提高药物溶解度　C. 提高稳定性　D. 改善口感　E. 降低毒性

61. 丙泊酚乳注射液是为了(　　)。

62. 前列腺素 E1 乳注射液是为了(　　)。

63. 鱼肝油乳口服液是为了(　　)。

64. 紫杉醇乳注射液是为了(　　)。

65. 脂溶性维生素乳注射液是为了(　　)。

[66～70]A. 单凝聚法　B. 复凝聚法　C. 改变温度法　D. 化学法　E. 物理机械法

66. 通过喷雾干燥制备的微囊的方法为(　　)。

67. 通过控制温度成囊的方法为(　　)。

68. 使用两种带相反电荷的高分子材料作为复合囊材制备的方法为(　　)。

69. 加入凝聚剂而使囊材溶解度降低成囊的方法为(　　)。

70. 经γ射线照射使囊材发生交联成囊的(　　)。

多项选择题

71. 聚合物胶束的评价包括(　　)。

A. 形态和粒径　B. 聚合物胶束的 CAC　C. 载药量和包封率

D. 溶剂残留量　E. 聚合物的降解

72. 下列可以用于制备聚合物胶束的方法是(　　)。

A. 透析法　B. 溶剂挥发法　C. 薄膜分散法

D. 注入法　E. 乳化-溶剂挥发法

73. 纳米乳的形成理论包括(　　)。

A. 混合膜理论　B. 吸附理论　C. 增溶理论

D. 热力学理论　E. 动力学理论

74. 下列乳化剂可以静脉注射使用的是(　　)。

A. 磷脂　B. 氢化蓖麻油　C. 吐温 80

D. 阿拉伯胶　E. F68

75. 纳米乳作为药物载体的优势包括(　　)。

A. 提高药物的溶解度　B. 增加难溶性药物的生物利用度

C. 提高稳定性　D. 产生靶向效果　E. 部分避免首过效应

76. 关于纳米乳和亚微乳叙述,下列正确的是(　　)。

A. 纳米乳需要通过三元相图确定各组分的比例
B. 纳米乳不需要对体系做很大的功
C. 亚微乳需要使用特殊的设备进行制备
D. 亚微乳的安全性一般比纳米乳高
E. 纳米乳可以不加入助乳化剂

77. 属于天然囊材物质的是(　　)。
A. 阿拉伯胶　B. CAP　C. 明胶
D. HPMC　E. 海藻酸盐

78. 关于单凝聚法制备微囊表述,正确的是(　　)。
A. 在单凝聚法中加入硫酸钠主要是增加溶液的离子强度
B. 在沉降囊中调节 pH 到 8～9,加入 37%甲醛溶液于 15℃以下固化
C. 影响成囊因素除凝聚系统外还与明胶溶液浓度及温度有关
D. 单凝聚法是相分离法常用的一种方法
E. 单凝聚法中调节 pH 至明胶等电点即可成囊

79. 使用明胶阿拉伯胶为囊材的复凝聚法的叙述,正确的是(　　)。
A. 明胶与阿拉伯胶作囊材
B. 调节溶液的 pH 至明胶等电点,是成囊的条件
C. 调节溶液的 pH 至明胶带正电荷,是成囊的条件
D. 适合于难溶性药物的微囊化
E. 为使微囊稳定,应用甲醛固化

80. 复凝聚法制备微囊可以使用的囊材包括(　　)。
A. 阿拉伯胶与明胶　B. CAP 与阿拉伯胶　C. 海藻酸钠与壳聚糖
D. 白蛋白与海藻酸　E. 白蛋白与阿拉伯胶

81. 包封率是囊泡类载体的一项重要参数,影响包封率的因素主要有(　　)。
A. 药物性质　B. 双分子层组成　C. 制备方法
D. 试剂类型　E. 介质温度

82. 吸附是脂质体与细胞作用的开始,受下列哪些因素的影响(　　)。
A. 粒子类型　B. 粒子电性　C. 粒子大小
D. 表面电荷　E. 介质 pH

83. 天然高分子凝聚法制备的白蛋白纳米球的粒径基本上不受哪些因素的影响(　　)。
A. 白蛋白浓度　B. 乳化时间　C. 超声波强度
D. 水/油两相体积比　E. 乳状液加入热油时的速度

84. 在液中干燥法中,用来控制纳米粒的粒径的方法通常为(　　)。
A. 调节搅拌速率　B. 调节分散剂的种类和用量　C. 调节有机相及水相的比例
D. 调节有机相及水相的黏度　E. 调节容器及搅拌器的形状和温度

85. 纳米粒常用于制备注射液,一般需要进行灭菌。高压灭菌不影响聚合物分子的分子量或纳米粒的粒径,需要优选的原因为(　　)。
A. 有些表面活性剂反应　B. 等张剂反应　C. 防腐剂分解
D. 增稠剂分解　E. 使聚合物进一步交联

86. 纳米粒常用于制备注射剂,一般需要进行灭菌,在受使 γ 辐射时,一般不会引起粒径变化,但会引起(　　)。
A. 有些表面活性剂反应　B. 等张剂反应　C. 防腐剂分解

D. 增稠剂分解　　E. 使聚合物进一步交联

87. 制备脂质体的材料包括(　　)。

A. 卵磷脂　　B. 脑磷脂　　C. 大豆磷脂

D. 合成磷脂　　E. 胆固醇

88. 脂质体可用于哪些药物的载体(　　)。

A. 抗肿瘤药物　　B. 抗寄生虫药物　　C. 抗菌药物

D. 激素类药物　　E. 酶

89. 脂质体的靶向性有几种类型(　　)。

A. 被动靶向性　　B. 物理靶向性　　C. 化学靶向性

D. 主动靶向性　　E. 天然靶向性

90. 常用来测定脂质体包封率的分离方法有(　　)。

A. 分子筛法　　B. 超滤膜过滤法　　C. 超速离心法

D. 微型柱离心法　　E. 透析法

二、名词解释

1. CAC　2. 复凝聚法　3. 载药量　4. 包封率　5. 渗漏率　6. 固体脂质纳米粒　7. 相变温度　8. pH 梯度主动载药法　9. 类脂囊泡　10. 凝胶过滤法

三、问答题

1. 药物微囊化的特点?

2. 长循环微粒分散制剂的原理是什么?

3. 至少从 4 个方面简述纳米乳和亚微乳的区别?

4. 类脂囊泡和表面活性剂胶束的异同?

5. 载药量与包封率的区别?

参考答案

一、选择题

单项选择题

1. E　2. E　3. C　4. B　5. E　6. A　7. C　8. B　9. C　10. E　11. B　12. A　13. E　14. B　15. A　16. B　17. B　18. B　19. D　20. A　21. E　22. E　23. C　24. E　25. A　26. C　27. D　28. A　29. C　30. B　31. B　32. A　33. B　34. C　35. C　36. C　37. D　38. C　39. A　40. C　41. C　42. B　43. A　44. D　45. A　46. E　47. A　48. C　49. B　50. A　51. C　52. C　53. B　54. B　55. C　56. C　57. D　58. A　59. C　60. C

配伍选择题

61. A　62. C　63. D　64. E　65. B　66. E　67. C　68. B　69. A　70. D

多项选择题

71. ABCD　72. ABE　73. ACD　74. ABE　75. ABCDE　76. ABCD　77. ACE　78. ACE　79. BCD　80. ABCDE　81. ABC　82. CD　83. ABCD　84. ABCDE　85. AB　86. CDE　87. ABCDE　88. ABCDE　89. ABCDE　90. ABCDE

二、名词解释

1. 当两亲性聚合物在水表面吸附达到饱和后,继续提高聚合物的浓度会使其进入到溶液内部形成疏水区域向内,亲水区域向外的分子缔合体,因此这种形成聚合物胶束的临界浓度称为临界聚集浓度(CAC)。

2. 指调节体系的 pH,使两种高分子材料带有相反的电荷,通过静电引力彼此交联形成微囊的一种方法。

3. 在微粒制剂中(微球,微囊),药物所占有的质量百分含量。

4. 被包裹的药物占制剂中全部药量的百分含量。

5. 贮存一定时间后,渗漏到外部的药量占包封药量的百分含量。

6. 采用生理相容的高熔点脂质为骨架材料制成的纳米球。

7. 当温度超过某一临界值后,磷脂所形成的双层膜由胶晶态转变为液晶态,膜流动性增加,厚度减小,所对应的温度称为相变温度。

8. 通过调节脂质体内水相与外水相的 pH,使得药物在外水相以分子形式存在并通过脂双层膜进入到内水相中,由于内水相的 pH 不同,解离为离子形式而被包裹进脂质体。

9. 是由非离子表面活性剂单独或与胆固醇共同形成的单层或多层囊泡,其结构与脂质体相似,具有双层结构。

10. 是一种分离方法,小分子的药物会进入到凝胶颗粒的内部,滞留时间长,而纳米粒、脂质体、胶束等粒子粒径大,不会进入到凝胶颗粒的内部,从而产生分离效果。

三、问答题

1. 药物微囊化可以提高药物的稳定性、掩盖不良的味道、达到靶向的目的、控制药物的释放、使液体药物固体化、减少复方药物的配伍变化、降低刺激性。

2. 长循环制剂会在微粒表面连接水溶性高分子材料 PEG,PEG 会在表面形成水化膜,降低网状内皮系统对于微粒的识别,延长微粒在体内的循环时间,因此具有长效作用。

3. 纳米乳是热力学稳定体系,微乳是不稳定体系;纳米乳处方中必须加入助乳化剂,亚微乳处方中不需要加助乳化剂;纳米乳外观透明或半透明,亚微乳外观为白色或类白色乳液;纳米乳的制备不需要大型设备,亚微乳的制备需要专门的制备设备。

4. 相同点:类脂囊泡是由表面活性剂形成的,胶束也是由表面活性剂形成的。

不同点:①类脂囊泡使用的是非离子型表面活性剂,胶束可以是各种类型的表面活性剂;②类脂囊泡形成的是双分子层结构,胶束形成的是单分子结构。

5. 载药量指药物质量占药物与载体总质量的比例,包封率指包裹的药物占全部药物的比例。二者都是微粒体系的评价指标,但载药量和包封率没有必然联系,载药量很低的体系可能包封率很高。

专业英语单词

聚合物胶束　polymeric micelles	纳米粒　nanoparticles
临界聚集浓度　critical aggregation concentration	固体脂质纳米粒　solid lipid nanoparticles
纳米乳　nanoemulsion	脂质体　liposome
亚微乳　submicroemulsion	肠循环脂质体　long circulation liposomes
自乳化系统　self-emulsifying drug delivery system	相变温度　phase transition temperature
微囊　microcapsule	包封率　entrapment efficiency
微球　microsphere	载药量　drug loading efficiency
单凝聚法　simple coacervation	类脂囊泡　niosomes
复凝聚法　complex coacervation	

（秦凌浩）

第十九章　缓控迟释制剂

重点提示

本章重点掌握缓控释制剂、迟释制剂的概念以及缓控释制剂特点；熟悉缓控释制剂的释药原理、主要类型与制备工艺；了解口服定时和定位释药系统的种类和特点。

学习要点

一、缓释、控释制剂、迟释制剂的定义

《中国药典》2010 年版二部对缓释、控释制剂、迟释制剂的定义为：

缓释制剂（sustained-release preparations）：系指在规定释放介质中，按要求缓慢地非恒速释放药物，其与相应的普通制剂比较，给药频率比普通制剂减少一半或给药频率比普通制剂有所减少，且能显著增加患者的依从性的制剂。

控释制剂（controlled-release preparations）：系指在规定释放介质中，按要求缓慢地恒速或接近恒速释放药物，其与相应的普通制剂比较，给药频率比普通制剂减少一半或给药频率比普通制剂有所减少，血药浓度比缓释制剂更加平稳，且能显著增加患者的依从性的制剂。

迟释制剂（delayed-release preparations）：给药后不立即释放药物的制剂，包括肠溶制剂、结肠定位制剂和脉冲制剂。

二、缓释、控释制剂的特点

优点：①减少服药次数，提高患者顺应性；②使血液浓度平稳，避免峰谷现象，有利于降低药物的毒副作用，减少耐药性的发生；③可减少用药总剂量，发挥药物最佳治疗效果；④某些缓控释制剂可按要求定时、定位释放，更加适合疾病的治疗。

不足：①剂量调节灵活性较差，出现副作用不能立刻停止治疗；②给药方案调节灵活性低；③设备及工艺费用较普通制剂昂贵。

三、设计原则

1. 设计时需考虑的影响因素

（1）理化因素：药物剂量、药物理化性质（溶解度、pKa、油水分配系数）、胃肠道稳定性。

（2）生物因素：生物半衰期、药物吸收特性、药物代谢。

2. 设计要求

（1）药物的选择

适宜制备缓控释制剂的药物：半衰期在 2～8h 的药物，适合制成缓、控释制剂。

不适宜制备缓控释制剂的药物：剂量很大(＞1g)、药效剧烈、溶解吸收很差的药物；剂量需精密调节的药物；抗菌效果依赖于峰浓度的抗生素药物等。

(2) 生物利用度缓释、控释制剂的相对生物利用度一般应在普通制剂的 80%～120%的范围内。

(3) 峰谷浓度比值(C_{max}/C_{min})缓释、控释制剂稳态时峰浓度与谷浓度之比应小于普通制剂，也可用波动度表示。

四、缓释、控释制剂的辅料

1. 骨架型缓释材料

①亲水凝胶骨架材料

- 天然高分子材料：海藻酸钠、黄原胶、果胶、瓜耳胶等
- 纤维素衍生物：甲基纤维素(MC)、羟丙基甲基纤维素(HPMC)、羟乙基纤维素(HEC)、羧甲基纤维素钠(CMC-Na)等
- 非纤维素多糖：壳多糖、半乳糖甘露聚糖等
- 乙烯聚合物：聚乙烯醇和聚羧乙烯等

③非溶蚀性骨架材料：乙基纤维素、醋酸纤维素、聚乙烯、乙烯-醋酸乙烯共聚物等。

②生物溶蚀性骨架材料：蜡类(蜂蜡、巴西棕榈蜡等)；脂肪酸及其酯类(硬脂酸、单硬脂酸甘油酯、氢化植物油等)。

2. 缓释包衣材料

①不溶性高分子材料：醋酸纤维素、乙基纤维素。

②肠溶性高分子材料：醋酸纤维素酞酸酯(CAP)、羟丙甲纤维素酞酸酯(HPMCP)、羟丙甲纤维素琥珀酸酯(HPMCAS)、丙烯酸树脂类(L 型、S 型)。

3. 增稠剂　主要用于液体缓控释制剂，如明胶、PVP、CMC、聚乙烯醇(PVA)、右旋糖酐等。

五、缓释、控释制剂释药机制

溶出机制	药物释放受溶出速度限制，溶出慢的药物显示出缓释性质 减小溶出速度的方法：①制成溶解度小的盐或酯；②与高分子化合物生成难溶性盐；③控制粒子大小
扩散机制	以扩散为主的给药系统，药物先溶解成溶液后再从制剂中扩散出来进入体液，释药速率受扩散速率的控制。主要包括贮库型和骨架型两种结构 控制扩散速度的方法：①制成包衣小丸或片剂；②制成微囊；③制成不溶性骨架片；④制成植入剂；⑤制成经皮给药系统；⑥制成乳剂；⑦增加黏度以减小扩散速度
溶蚀与扩散、溶出相结合机制	药物释放既有从骨架中扩散，也有骨架的溶蚀瓦解而释药 ①生物溶蚀型骨架系统；②亲水凝胶骨架系统；③膨胀型控释骨架系统

续表

渗透压机制	以渗透压作为驱动力控制药物释放，释药速度恒定，与药物性质和环境无关
离子交换机制	药物与离子交换树脂通过离子键结合形成药树脂，与带有适当电荷的离子交换将药物游离释放出来

六、缓控释制剂类型

- 骨架型缓释制剂
- 膜控型缓、控释制剂
- 渗透泵型控释制剂

（一）骨架型缓释制剂

骨架型制剂是指药物和一种或多种骨架材料通过压制或融合技术制成片状、粒状或其他形式的制剂。

1. 骨架片

类型	亲水性凝胶骨架片	溶蚀性骨架片	不溶性骨架片
骨架材料	HPMC（K4M、K15M）、MC、HEC、CMC-Na、海藻酸钠	蜂蜡、巴西棕榈蜡、硬脂酸、单硬脂酸甘油酯	乙基纤维素、醋酸纤维素、聚乙烯、丙烯酸树脂
释药机制	凝胶层中药物扩散与凝胶层溶蚀结合	通过孔道扩散与骨架溶蚀控制药物释放	通过骨架孔道扩散控制药物释放
制备工艺	直接压片 湿法制粒压片	溶剂蒸发法 熔融法 热混合法 湿法制粒压片	直接压片工艺 湿法制粒压片

2. 骨架型小丸 采用骨架型材料与药物混合，再加入其他辅料（赋形剂、释药速度调节剂等），经适当方法制成光滑圆整、硬度适宜的小丸。

类型：亲水凝胶型、蜡质类、不溶性。

（二）膜控型缓、控释制剂

应用包衣成膜技术控制药物释放速率、释放时间或释放部位的制剂。

1. 微孔膜包衣片

包衣液组成：

衣膜材料：不溶性聚合物（醋酸纤维素、乙基纤维素、乙烯-醋酸乙烯共聚物、聚丙烯酸树脂等）。

致孔剂：PEG 类、PVP、PVA、十二烷基硫酸钠、糖和盐等。

水不溶性的粉末：滑石粉、二氧化硅等。

制备工艺：按常规方法制片、包衣。

释药过程：片与胃肠液接触→致孔剂溶解或脱落→在包衣膜上形成无数微孔或弯曲小道→片芯内药物溶解，产生渗透压→药物向膜外扩散释放。包衣膜不被破坏，排出体外。

2. 膜控释小片

制备工艺：常法制粒→压小片（φ=2～3mm）→包不同缓释作用或不同厚度的衣膜→装入硬胶囊。

特点：释药速度可控、恒定，生产工艺简便，易于质量控制。

3. 肠溶膜控释片

衣膜材料：肠溶性高分子材料。

制备工艺：药物片芯→肠溶衣 →含药糖衣。

4. 膜控释小丸

组成
- 丸芯：药物、稀释剂黏合剂
- 包衣膜：亲水性薄膜衣、不溶性薄膜衣、微孔膜衣和肠溶衣

制备工艺：制小丸（空白丸芯成丸法、挤压-滚圆制丸法、离心-流化造丸法、喷雾冻凝法等）→包衣（流化床、包衣锅等）。

（三）渗透泵型控释制剂

1. 基本组成

- 药物
- 半透膜材料：醋酸纤维素、乙基纤维素等
- 渗透压活性物质（渗透压促进剂）：乳糖、果糖、葡萄糖、甘露糖的不同混合物
- 助推剂（促渗透聚合物或助渗剂）：聚羟甲基丙烯酸烷基酯（分子量为3万～500万）、PVP（分子量为1万～36万）
- 其他：助悬剂、黏合剂、润滑剂、润湿剂等

2. 类型 有单室渗透泵片、多室渗透泵片、液体渗透泵系统。

3. 制备工艺 制片芯→包衣→打孔。

4. 释药原理 水分通过半透膜进入片芯→使药物溶解成饱和溶液或混悬液，渗透剂溶解而产生较大的渗透压→使药物通过激光小孔持续释放，直至片芯药物释放完全。

5. 释药特点 释药速率与环境pH值无关，与药物的性质无关，只要膜内药物维持饱和溶液状态，即以零级速率释放药物。

七、缓控释制剂质量评价

（一）体外评价

释放度是指在规定释放介质与释放条件下药物释放的速度与程度，是保证缓释、控释制剂质量最重要的体外评价指标。

释放度试验方法	《中国药典》收载的释放度测定方法有转篮法、桨法、小杯法
释放介质的选择	①一般选用水、稀盐酸（0.001～0.1mol/L）或 pH3～8 磷酸盐缓冲液为介质 ②难溶性药物可以选用少量表面活性剂（如 0.1%～0.5%十二烷基硫酸钠水溶液） ③释放介质的用量，要能使药物溶出并保持较好的漏槽状态（不少于形成药物饱和溶液所需量的 3 倍）
释放度标准的建立	①释药时间不低于给药间隔，累积释放率要求 90%以上 ②至少设计三个时间点，第一个时间点通常为 0.5～2 小时，释放量控制在 15%～40%，这个时间点主要考察制剂有无突释效应。第二个时间点通常为中间的取样时间点，主要考察制剂释放的特性与趋势，释放量控制在 50%左右。最后一个时间点，主要考察制剂是否基本释药完全，释放量要求 75%以上
释放度测定结果分析处理	①绘制时间-pH-释药量三维释药曲线，考察不同 pH 条件下的释药差异 ②释药数据可用零级方程、一级方程和 Higuchi 方程和 Peppas 方程进行模型拟合，判断释药机制

（二）体内评价

1. 意义 验证制剂体内控制释放性能，评价体外试验方法的可靠性，并进行体内药动学研究，计算药动学参数，为临床用药提供可靠依据。

2. 内容 体内生物利用度和生物等效性评价。

生物利用度（bioavailability）：剂型中的药物吸收进入人体血液循环的速度和程度。

生物等效性（bioequivalence）：同一种药物的不同制剂在相同实验条件下，给以相同剂量，反映其吸收速率和程度的主要动力学参数没有明显统计学差异。

实验要求：应进行单次给药与多次给药。单次给药比较受试者于空腹状态下服用缓控释受试制剂与参比制剂的吸收速度和吸收程度，并确认受试制剂的缓控释药物动力学特征。多次给药比较受试制剂与参比制剂多次给药达稳态时，药物的吸收程度、稳态血药浓度及其波动情况。

通过药物血药浓度时间曲线可获得基本药动学及生物利用度参数，如 C_{max}、C_{min}、t_{max}、$AUC_{0\text{-}t}$、$AUC_{0\text{-}\infty}$、DF 等。根据对控缓释制剂的要求，与普通制剂比较吸收程度（$AUC_{0\text{-}t}$、$AUC_{0\text{-}\infty}$）不应有明显差别，但控缓释制剂的吸收速度（t_{max}）及血药浓度的波动（DF）明显低于普通制剂。

评价制剂生物等效性的基本参数：C_{max}、t_{max}、AUC。

（三）体内外相关性

缓释、控释制剂要求进行体内外相关性试验，它应反映整个体外释放曲线与血药浓度-时间曲线之间的关系。只有体内外具有相关性，才能通过体外释放曲线预测体内情况。

《中国药典》2010 年版将体内外相关性归纳为 3 种：

①体外释放与体内吸收两条曲线上对应的各个时间点应分别相关，这种相关简称点对点相关；

②应用统计矩分析原理建立体外释放的平均时间（MDT）与体内平均滞留时间（MRT）

之间的相关。

③将一个释放时间点（$t_{50\%}$、$t_{100\%}$）与一个药代动力学参数（如 AUC、C_{max} 或 t_{max}）之间单点相关，但它只说明部分相关。

《中国药典》2010 年版指导原则中缓释、控释、迟释制剂体内外相关性系指体内吸收相的吸收曲线与体外释放曲线之间对应的各个时间点回归，得到直线回归的相关系数符合要求，即可认为具有相关性。

八、择时与定位释药制剂

（一）口服择时释药系统（oral chronopharmacologic drug delivery system）

根据人体的生物节律变化特点，按照生理和治疗的需要而定时定量释药的一种新型给药系统。

1. 渗透泵脉冲释药制剂	用渗透泵技术制备的定时释药制剂
2. 包衣脉冲释药制剂	（1）膜包衣技术 膜包衣定时爆释系统：由外层膜（EC、致孔剂、增塑剂）控制水进入膜内，使膜内崩解物质崩解而胀破膜的时间来控制药物的释放，通过改变包衣厚度或包衣材料中的疏水、亲水性物质比例可以调节释药的时滞 包衣膜溶蚀型：外层膜为一层或多层溶蚀性聚合物，由聚合物溶蚀控制控制药物的释放，释药时滞长短取决于聚合物种类和厚度 （2）压制包衣技术 包衣材料：亲水性凝胶材料、蜡质材料、致孔剂 类型：半渗透型、溶蚀型、膨胀型 （3）半包衣双层脉冲片 水不透性材料压成半包围膜
3. 定时脉冲塞胶囊剂	（1）脉冲胶囊：由水不溶性胶囊壳体、药物贮库、定时塞（膨胀型、溶蚀型、酶降解型）、水溶性胶囊帽 释药机制：胶囊遇水时，水溶性胶囊帽溶解，定时塞遇水膨胀脱离胶囊体，或溶蚀，或在酶作用下降解，使贮库中药物快速释出 （2）异形脉冲塞溶蚀系统：由含药片芯、非渗透性外壳、可溶性聚合物膨胀层组成 释药机制：顶部聚合物膨胀层溶蚀导致药物释放

（二）口服定位释药系统（oral site-specific drug delivery system）

是将药物选择性地输送到胃肠道的某一特定部位，以速释或缓控释释放药物的剂型。

设计此类给药系统的目的：改善药物在胃肠道的吸收，避免其在胃肠生理环境下失活；治疗胃肠道局部疾病，减少剂量，降低全身性副作用；改善缓、控释制剂因受胃肠运动影响而造成的药物吸收不完全和个体差异大等现象。

胃定位释药系统	胃内漂浮滞留、胃壁黏附滞留、膨胀滞留、磁导向定位释药系统 目的:①促进弱酸性药物和十二指肠有主动转运药物的吸收;②提高肠内不稳定药物在胃部的吸收;③提高治疗胃、十二指肠溃疡等疾病的药物的疗效
口服小肠定位释药系统	对于药物在胃内失活或对胃有刺激性的药物,可制成口服小肠释药系统,达到速释和缓释的目的。主要是包肠溶衣的释药系统
口服结肠定位释药系统(OCDDS)	口服后避免在胃、十二指肠、空肠和回肠前端释放药物,而是运送到回盲部后释放药物发挥局部和全身治疗作用的一种给药系统 优点:①提高结肠局部药物浓度,提高药效,有利于治疗结肠局部病变;②可避免首过效应;③有利于多肽、蛋白质类大分子药物的吸收;④OCDDS的研究对缓、控释制剂,特别是日服一次制剂的开发具有指导意义 类型:时控型、pH敏感型、生物降解型

知识地图

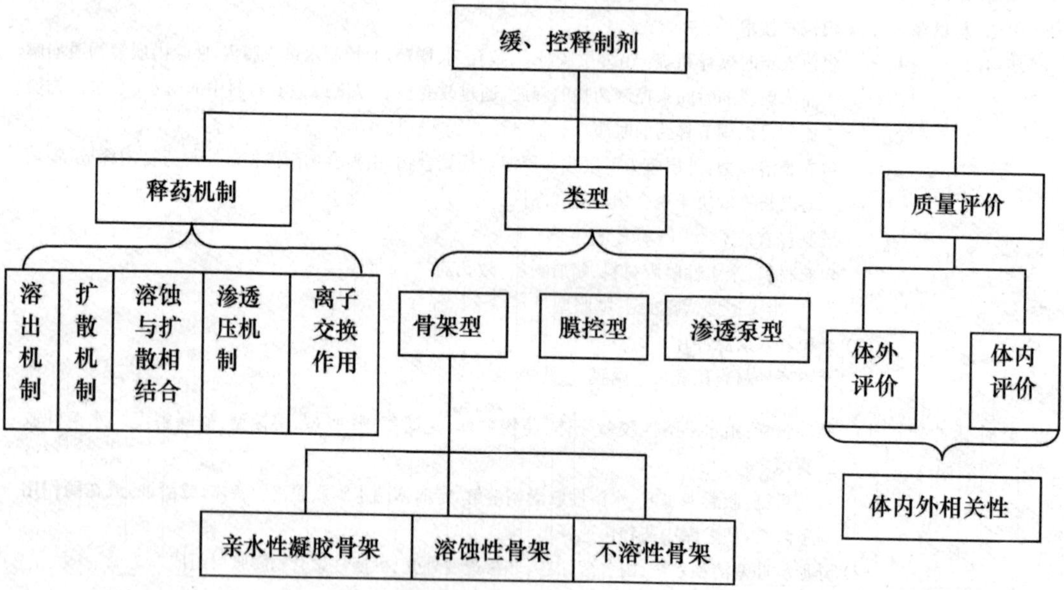

精选习题

一、选择题

单项选择题

1. 有关缓释、控释制剂的特点叙述,错误的是( )。
   A. 可以克服血药浓度峰谷现象
   B. 可以减少服药次数
   C. 可减少用药的总剂量
   D. 控释制剂毒副作用较一般制剂大

E. 剂量调节灵活性较差

2. 影响缓释、控释制剂设计的生物因素(　　)。

A. 分配系数　B. 剂量　C. 稳定性

D. 生物半衰期　E. 解离度和水溶性

3. 最适于制备缓、控释制剂的药物半衰期为(　　)。

A. <1h　B. 1h　C. 2～8h

D. >12h　E. 24h

4. 缓、控释制剂的生物利用度一般要求是普通制剂的(　　)。

A. 75%～85%　B. 80%～90%　C. 80%～105%

D. 80%～120%　E. 95%～105%

5. 根据溶出原理达到缓释作用的方法是(　　)。

A. 与高分子化合物生成难溶性盐

B. 乙基纤维素包制的微囊

C. 药物溶于膨胀型聚合物中

D. 通过化学键将药物与聚合物直接结合

E. 以硅橡胶为骨架

6. 下列可作为肠溶衣材料的是(　　)。

A. 羟丙甲纤维素酞酸酯,羧甲基纤维素

B. 醋酸纤维素酞酸酯,丙烯酸树脂 L 型

C. 聚维酮,羟丙甲纤维素

D. 聚乙二醇,醋酸纤维素酞酸酯

E. 泊洛沙姆 188,枸橼酸

7. 用海藻酸钠或羧甲基纤维素钠为骨架材料可制成(　　)。

A. 不溶性骨架片　B. 亲水凝胶骨架片　C. 蜡质类骨架片

D. 植入缓释片　E. 渗透泵缓释片

8. 用巴西棕榈蜡与硬酯醇或硬脂酸为骨架材料制成(　　)。

A. 不溶性骨架片　B. 亲水凝胶骨架片　C. 渗透泵缓释片

D. 植入缓释片　E. 溶蚀性骨架片

9. 常用作控释给药系统中控释膜材料的物质是(　　)。

A. 聚丙烯　B. 聚乳酸　C. 氢化蓖麻油

D. 乙基纤维素　E. 羟丙甲纤维素

10. 骨架型缓、控释制剂不包括(　　)。

A. 生物黏附片　B. 胃内漂浮片　C. 骨架型小丸

D. 膜控释小丸　E. 不溶性骨架片

11. 不是凝胶骨架片的材料是(　　)。

A. 海藻酸钠　B. HPMC　C. HEC

D. 壳聚糖　E. L-HPC

12. 渗透泵型片剂控释的基本原理是(　　)。

A. 减小溶出　B. 减慢扩散

C. 片外渗透压大于片内,将片内药物压出

D. 片剂膜内渗透压大于片剂膜外,将药物从细孔压出

E. 片剂外面包控释膜,药物恒速释出

13. 控释小丸或膜控型片剂的包衣中加入 PEG 的目的是(　　)。

A. 助悬剂　　B. 增塑剂　　C. 成膜剂

D. 乳化剂　　E. 致孔剂

14.《中国药典》对口服缓控释制剂的体外释放度进行测定时取样点规定为不少于(　　)。

A. 2 个点　　B. 3 个点　　C. 4 个点

D. 5 个点　　E. 6 个点

15. 体内外相关性的叙述错误的是(　　)。

A. 体内外相关试验反映整个体外释放曲线与整个血药浓度之间的关系

B. 体内外具有相关性时，可通过体外释放曲线预测体内

C. 可用统计矩分析原理建立体外释放平均时间与体内平均滞留时间之间的相关

D. 在三种相关情况中，单点相关关系说明体内外相关关系最好

E. 点点相关关系是体外释放曲线与体内吸收曲线上对应的各个时间点分别相关

多项选择题

16. 口服控释制剂设计时考虑的理化因素有(　　)。

A. 胃肠道稳定性　　B. 剂量大小　　C. 药物吸收

D. 分配系数　　E. 解离度和水溶性

17. 不宜制成缓、控释制剂的药物是(　　)。

A. 药效剧烈的药物　　B. $t_{1/2}$ 大于 24h 的药物　　C. $t_{1/2}$ 为 3～6h 的药物

D. 单次剂量较小的药物　　E. 吸收没有规则的药物

18. 下列关于缓控释制剂评价的表述中正确的是(　　)。

A. 缓控释制剂需进行体外释放度检查

B. 缓控释制剂需进行体外崩解度检查

C. 缓控释制剂应进行体内生物利用度和生物等效性研究

D. 缓控释制剂不必进行体内外相关性试验

E. 释放度检查时释放介质的量要能使药物溶出保持良好的漏槽状态

19. 关于渗透泵片表述正确的是(　　)。

A. 释药机制是半透膜内渗透压小于膜外渗透压

B. 半透膜材常用醋酸纤维素、乙基纤维素等，水和药物可透过此膜

C. 渗透泵片内药物以零级速度释放

D. 渗透泵片释药速度与 pH 无关

E. 渗透压活性物质用量与零级释药时间长短有关

20. 可作为肠溶性包衣材料的有(　　)。

A. EC　　B. CAP　　C. Eudragit L

D. HPMCP　　E. PVP

二、填空题

1. 缓、控释制剂释药机制有________、________、________、________、________，

2. 影响缓释、控释制剂设计的生物因素有________、________和________。

3. 以减少溶出速率为主要原理的缓、控释制剂工艺有________、________、________。

4. 减小扩散速率为主要原理的工艺有________、________、制成不溶性骨架片剂、制成乳剂、制成药树脂、制成植入剂等。

5. 骨架型制剂按骨架材料性质可分为________、________、________。

6. 口服择时释药系统的类型主要有________、________、________等。

三、简答题

1. 缓控释制剂与普通制剂相比有何特点？
2. 简述渗透泵控释片的组成与释药特点。
3. 缓控释制剂建立体外释放度标准时，取样时间如何确立？
4. 什么是口服定位释药系统，在临床应用中有何意义？

参考答案

一、选择题

单项选择题

1.D　2.D　3.C　4.D　5.A　6.B　7.B　8.E　9.D　10.D　11.E　12.D　13.E　14.B　15.D

多项选择题

16.　ABDE　17.ABE　18.ACE　19.CDE　20.BCD

二、填空题

1. 溶出机制、扩散机制、溶蚀与扩散相结合、渗透压机制、离子交换作用
2. 生物半衰期、药物的吸收、代谢
3. 制成溶解度小的盐或酯、与高分子化合物生成难溶性盐、控制粒子大小
4. 制成包衣小丸或片剂、制成微囊
5. 溶蚀性骨架制剂、亲水性凝胶骨架制剂、不溶性骨架制剂
6. 渗透泵脉冲释药制剂、包衣脉冲释药制剂、定时脉冲塞胶囊剂

三、简答题

1. 缓控释制剂与普通制剂相比的优点：①减少服药次数，提高患者顺应性；②使血液浓度平稳，避免峰谷现象，有利于降低药物的毒副作用，减少耐药性的发生；③可减少用药总剂量，发挥药物最佳治疗效果；④某些缓控释制剂可按要求定时、定位释放，更加适合疾病的治疗。

不足：①剂量调节灵活性较差，出现副作用不能立刻停止治疗；②给药方案调节灵活性低；③设备及工艺费用较普通制剂昂贵。

2. 渗透泵片是由药物、半透膜、渗透压活性物质和推动剂等组成。

释药过程：水分通过半透膜进入片芯，使药物溶解成饱和溶液或混悬液，渗透剂溶解而产生较大的渗透压，使药物通过激光小孔持续释放，直至片芯药物释放完全。

渗透泵型片剂的释药速率与 pH 值无关，与药物的性质无关，只要膜内药物维持饱和溶液状态，释药速率恒定，即以零级速率释放药物。

3. 取样时间不低于给药间隔，累积释放率要求 90％以上。

要求至少设计三个时间点，第一个时间点通常为 0.5～2 小时，释放量控制在 15％～40％，这个时间点主要考察制剂有无突释效应。第二个时间点通常为中间的取样时间点小时，主要考察制剂释放的特性与趋势，释放量控制在 50％左右。最后一个时间点，主要考察制剂是否基本上释放完全，释放量要求 75％以上。

4. 口服定位释药系统是将药物选择性地输送到胃肠道的某一特定部位，以速释或缓控释释放药物的剂型。设计此类给药系统，可以改善药物在胃肠道的吸收，避免其在胃肠生理环境下失活；治疗胃肠道局部疾病，减少剂量，降低全身性副作用；改善缓、控释制剂因受胃肠运动影响而造成的药物吸收不完全和个体差异大等现象。

专业英语单词

缓释制剂 sustained-release preparations
控释制剂 controlled-release preparations
迟释制剂 delayed-release preparations
口服择时释药系统 oral chronopharmacologic drug delivery system
口服定位释药系统 oral site-specific drug delivery system
脉冲释药系统 pulsed-release drug delivery system
胃内滞留片 gastric retention tablets
胃漂浮片 gastric floating tablets
胃壁黏附片 gastric adhesive tablets
口服结肠定位释药系统 oral colon-specific drug delivery system
生物利用度 bioavailability
生物等效性 bioequivalence

（李晓芳）

第二十章　靶向制剂

重点提示

本章重点掌握靶向制剂的概念及特点；靶向制剂的分级与分类。熟悉被动靶向制剂的含义；主动靶向制剂的含义与分类；物理靶向制剂的类别；了解靶向制剂的质量评价。

学习要点

一、靶向制剂的概念及特点

1. 定义　靶向制剂又称靶向给药系统、靶向药物输送系统（targeting drug delivery system，TDDS），指借助载体、配体或抗体将药物通过局部给药或全身血液循环选择性浓集于靶组织、靶器官、靶细胞或细胞内结构的给药系统。

2. 特点　①能将治疗药物最大限度地运送到靶区，使治疗药物在靶区浓集，治疗效果明显提高；②减少药物的用量，降低药物毒副作用；③便于控制给药的速度和方式，提高药品的安全性、有效性、可靠性和患者顺应性。

二、靶向制剂的分类

1. 根据体内作用的靶标不同可以分为三级靶向制剂

- 一级靶向制剂：以特定组织或器官为靶标
- 二级靶向制剂：以特定细胞为靶标
- 三级靶向制剂：以细胞内特定部位或细胞器为靶标

2. 根据作用机制分类，靶向制剂可分为三类

- 被动靶向制剂
- 主动靶向制剂
- 物理化学靶向制剂

（1）被动靶向制剂（passive targeting system）：系指由于载体的粒径、表面性质等特殊性使药物在体内特定靶点或部位富集的制剂。

被动靶向制剂的载体包括乳剂、脂质体、纳米粒、胶束、微球等微粒给药系统，在血液中被单核吞噬细胞系统的巨噬细胞摄取，通过正常生理过程可运送至肝、脾、骨髓、脑等器官组织。靶向性可通过控制颗粒的大小、控制表面电荷、选择不同表面化学性能的载体材料等来实现。

(2) 主动靶向制剂(active targeting system):系指药物载体能对组织产生分子特异性相互作用的制剂。

用修饰的药物载体(修饰的脂质体、微乳、微球、纳米粒等)将药物定向地运送到靶区浓集发挥药效。

(3) 物理化学靶向制剂(physico-chemical condition responsive system):通过设计特定的载体材料和结构,使其能够响应于某些物理或化学条件而释放药物。

- 体外控制型:磁性靶向、热敏靶向制剂
- 体内控制型:pH 敏感型、氧化还原作用敏感型靶向制剂

三、靶向制剂载体结构

- 药物大分子共价结合物
- 微粒型靶向载体系统
- 前药

四、靶向制剂的优化

- 靶向功能优化
- 载药和释药功能优化

五、靶向性评价

靶向制剂的靶向性可由以下三个参数来衡量:

1. 相对摄取率 r_e	$r_e=(AUC_i)_p/(AUC_i)_s$ r_e大于 1 表示药物制剂在该器官或组织有靶向性;等于或小于 1 表示无靶向性。r_e愈大靶向效果愈好
2. 靶向效率 t_e	$t_e=(AUC)_T/(AUC)_{NT}$ t_e表示同一种药物制剂对不同组织或器官的选择性。t_e值愈大,选择性愈强;药物制剂 t_e值与药物溶液的 t_e值相比,说明药物制剂靶向性增强的倍数
3. 峰浓度比 C_e	$C_e=(C_{max})_p/(C_{max})_s$ C_e值表明药物制剂改变药物分布的效果,C_e值愈大,表明改变药物分布的效果愈明显

知识地图

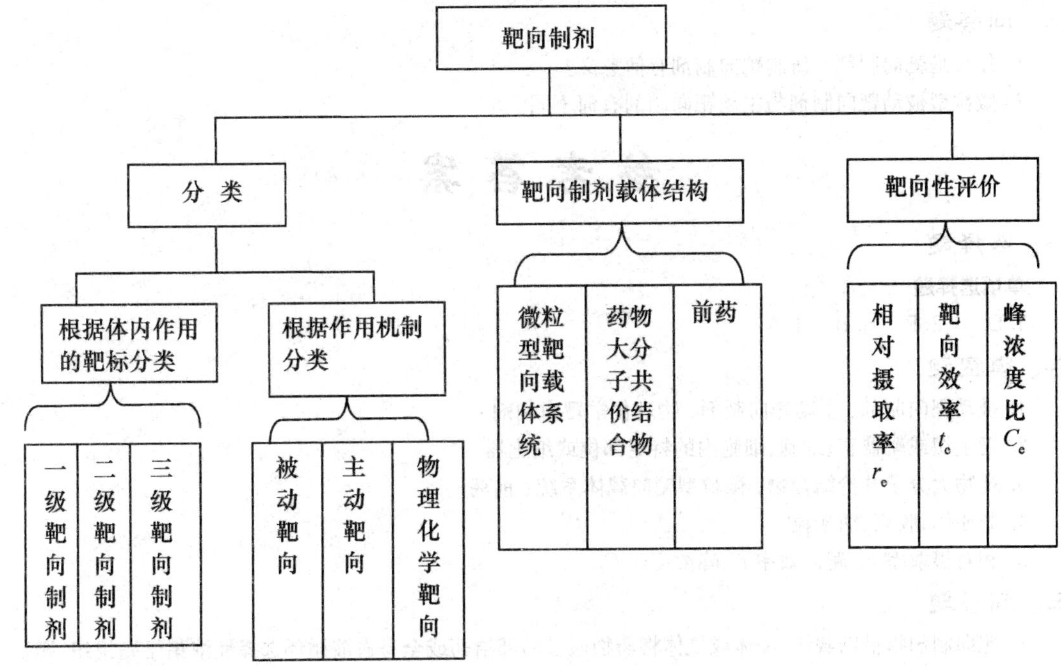

精选习题

一、选择题

单项选择题

1. 不能作为靶向制剂的是(　　)。

　A. 药物-抗体结合物　　B. 纳米囊　　C. 微球

　D. 环糊精包合物　　E. 脂质体

2. 属于物理化学靶向制剂的是(　　)。

　A. 长循环脂质体　　B. 热敏脂质体　　C. 微球

　D. 复乳　　E. 修饰的纳米粒

3. 纳米粒属于哪一类靶向制剂(　　)。

　A. 主动靶向制剂　　B. 被动靶向制剂　　C. 物理化学靶向制剂

　D. 热敏感靶向制剂　　E. pH 敏感靶向乳剂

4. 下列不属于主动靶向制剂的是(　　)。

　A. 胶束　　B. PEG 修饰纳米粒　　C. 药物-抗体复合物

　D. 前体药物　　E. 抗体修饰脂质体

二、填空题

1. 根据作用机制分类,靶向制剂可分为________、________、________三类。

2. 药物的靶向从到达的部位可以分为三级:第一级指到达特定的________,第二级指到达特定的________,第三级指到达________。

3. 靶向制剂载体结构类型包括________、________、________。

4. 微粒型靶向制剂的载体主要有________、________、________和纳米乳、微球等。

5. 评价靶向制剂靶向性的参数为________、________、________。

三、问答题

1. 什么是靶向制剂？研制靶向制剂有何意义？

2. 微粒型被动靶向制剂与主动靶向制剂有何不同？

参考答案

一、选择题

单项选择题

1. D　2. B　3. B　4. A

二、填空题

1. 被动靶向制剂、主动靶向制剂、物理化学靶向制剂

2. 靶组织或靶器官、细胞、细胞内的特定部位或细胞器

3. 药物大分子共价结合物、微粒型靶向载体系统、前药

4. 脂质体、胶束、纳米粒

5. 相对摄取率 r_e、靶向效率 t_e、峰浓度比 C_e

三、问答题

1. 靶向制剂指借助载体、配体或抗体将药物通过局部给药或全身血液循环选择性浓集于靶组织、靶器官、靶细胞或细胞内结构的给药系统。

靶向制剂能将治疗药物最大限度地运送到靶区，使治疗药物在靶区浓集超出传统制剂的数倍乃至数百倍，治疗效果明显提高；减少药物的用量，降低药物毒副作用；便于控制给药的速度和方式，从而提高了药品的安全性、有效性、可靠性和患者顺应性。

2. 被动靶向制剂系指由于载体的粒径、表面性质等特殊性使药物在体内特定靶点或部位富集的制剂。被动靶向制剂的载体包括乳剂、脂质体、纳米粒、胶束、微球等微粒给药系统，在血液中被单核吞噬细胞系统的巨噬细胞摄取，通过正常生理过程可运送至肝、脾、骨髓、脑等器官组织。靶向性可通过控制颗粒的大小、控制表面电荷、选择不同表面化学性能的载体材料等来实现。

主动靶向制剂是通过修饰的药物载体（修饰的脂质体、微乳、微球、纳米粒等）将药物定向地运送到靶区浓集发挥药效。与被动靶向制剂的区别是载体用特异的配体、抗体进行修饰，改变其分布特性，能对组织产生分子特异性相互作用。

专业英语单词

靶向制剂　targeting drug delivery system (TDDS)
被动靶向制剂　passive targeting system
主动靶向制剂　active targeting system
物理化学靶向制剂　physico-chemical condition responsive delivery system

（李晓芳）

第二十一章　经皮给药制剂

重点提示

本章重点掌握经皮给药系统的概念、组成与特点。熟悉经皮给药系统的类型；药物经皮吸收途径及影响吸收的因素；促进药物经皮吸收的方法与技术。了解经皮吸收制剂的制备与质量控制。

学习要点

一、经皮给药系统的含义

经皮给药系统（transdermal drug delivery systems ，TDDS）或经皮治疗系统（transdermal therapeutic systems，TTS）系指药物以一定的速率透过皮肤经毛细血管吸收进入体循环的一类制剂。

广义经皮给药剂型包括软膏剂、硬膏剂、巴布剂、贴剂、涂剂、气雾剂、喷雾剂等，TDDS一般指经皮给药新剂型，即贴剂（patches）。

二、经皮给药系统的特点

1. 优点

①避免肝首过效应及胃肠因素干扰；
②维持恒定血药浓度或生理效应，减少药物副作用；
③延长有效作用时间，减少用药次数；
④患者可以自主用药或随时停止用药。

2. 局限性

①剂量大或刺激性、致敏性的药物不适于制备经皮给药系统；
②起效较慢，不适合要求起效快的药物；
③药物吸收的个体差异和给药部位的差异较大。

三、药物经皮吸收途径及影响吸收的因素

1. 皮肤生理结构

- 表皮
  - 角质层
  - 生长表皮
- 真皮
- 皮下脂肪组织

2. 药物经皮吸收途径

①经表皮途径吸收

药物释放→角质层→活性表皮→真皮→毛细血管→体循环

- 细胞间质途径：通过角质细胞间类脂质双分子层到活性表皮（主要途径）
- 细胞途径：穿过角质细胞到活性表皮
- 药物转运机制：被动转运

②经皮肤附属器途径吸收

药物释放→毛囊、皮脂腺和汗腺等附属器官→体循环。

为离子型药物及水溶性大分子的主要吸收途径。

3. 影响药物经皮吸收的因素

生理因素	(1) 种属、性别、年龄
	(2) 身体部位：角质层厚度、皮肤附属器数量、皮肤血流量不同 角质层厚度：足底和手掌＞腹部＞前臂＞背部＞前额＞耳后和阴囊
	(3) 皮肤状态：角质层受损、某些皮肤病、皮肤温度
	(4) 皮肤水合作用：水合程度高，药物渗透性增加
	(5) 皮肤结合与代谢：药物与皮肤蛋白质或脂质等的结合作用可延长药物透过时间，也可能在皮肤内形成药物贮库。药物受皮肤内酶的作用，发生代谢，影响药效
药物理化性质	(1) 油水分配系数与溶解度：水、油中具有较大溶解度的药物易吸收
	(2) 分子大小与形状：分子量＜500Da、线形分子易吸收
	(3) pKa：非解离型药物具有相对较高的渗透
	(4) 熔点：低熔点药物容易透过皮肤
	(5) 分子结构：具有氢键供体或受体的药物分子和角质层的类脂形成氢键，影响吸收
剂型因素	(1) 药物浓度与给药面积：药物浓度越大、给药面积越大，经皮吸收量也越大
	(2) pH 值：影响有机酸碱药物的解离，非解离型药物具有相对较高的渗透性
	(3) 基质：药物与基质的亲和力影响药物在基质与皮肤间的分配
	(4) 剂型：影响药物释放性能
	(5) 透皮吸收促进剂

四、促进药物经皮吸收的方法

(1) 物理学方法	①离子导入法；②电致孔导入法；③超声导入法；④微针技术；⑤微粉超音速经皮给药法；⑥无针注射系统
(2) 化学方法	①脂质类物质的合成；②角质层去脂质化；③前体药物的合成；④经皮吸收促进剂的应用 ⑤离子对 常用的吸收促进剂有：氮酮类化合物（月桂氮䓬酮，Azone）、吡咯酮类、醇类、亚砜类、脂肪酸及其酯类、醇类、萜类、表面活性剂类、环糊精类等
(3) 药剂学方法	脂质体、非离子表面活性剂囊泡、醇脂体、传递体、微乳、纳米粒等微粒分散系统，可作为药物载体促进药物透皮吸收

五、经皮给药贴剂类型与生产工艺

1. 药物选择原则 剂量小、作用强的药物，日剂量不超过10mg；药物相对分子量<500Da。在液状石蜡与水中溶解度均大于1mg/mL；饱和水溶液的pH值5～9；分子中的氢键供体或受体小于2个；生物半衰期短，无刺激。

2. 经皮给药贴剂的类型

(1) 储库型	①背衬层：铝-聚酯膜、聚乙烯(或聚酯)-聚乙烯复合膜；聚酯-乙烯醋酸乙烯复合膜；无纺布等 ②药物储库：药物；储库材料：压敏胶、骨架膜材、羟丙甲纤维素、卡波姆、月桂酸甘油酯、油酸乙酯等；透皮渗透剂：表面活性剂、二甲基亚砜、氮酮类等 ③控释膜：多孔聚丙烯膜、乙烯-醋酸乙烯共聚物膜、多孔聚乙烯膜等 ④黏胶层(压敏胶)：聚丙烯酸酯、聚异丁烯、硅橡胶等 ⑤防黏层：硅化聚酯薄膜、氟聚合物涂覆聚酯薄膜、铝箔-硅纸复合膜、硅化铝箔、硅纸等
(2) 黏胶分散型	①背衬层 ②药物储库：含药压敏胶 ③防黏层
(3) 周边黏胶骨架型	①背衬层 ②药物储库：药物均匀分散或溶解在疏水性或亲水性的聚合物骨架中 ③黏胶层 ④防黏层

3. 经皮给药贴剂的制备工艺

(1) 涂膜复合工艺	药物分散在高分子材料(如压敏胶溶液)中→涂布于背衬膜上→加热烘干使有机溶剂挥发→进行第二层或多层膜的涂布→最后覆盖上保护膜
(2) 充填热合工艺	在定形机械中，于背衬膜与控释膜之间定量充填药物贮库材料→热合封闭→覆盖上涂有黏胶层的保护膜
(3) 骨架黏合工艺	在骨架材料溶液中加入药物→浇铸冷却成形→切割成小圆片→粘贴于背衬膜上→加保护膜

(1) 储库型贴剂的制备工艺流程

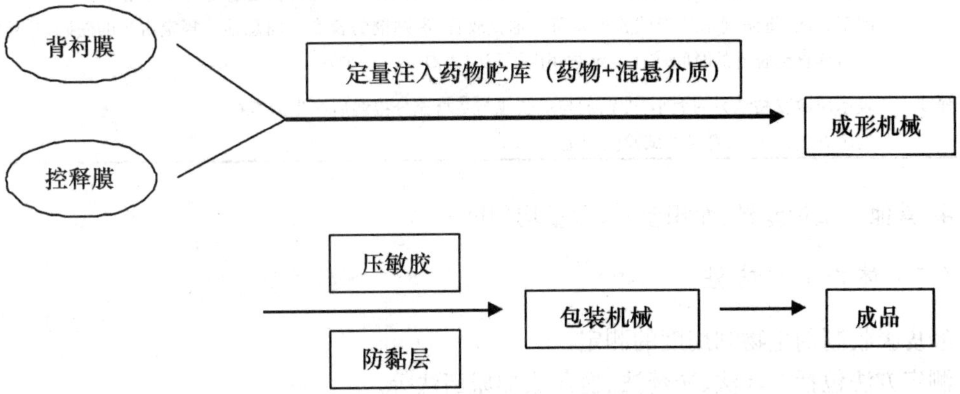

(2) 黏胶分散型贴剂的制备工艺流程

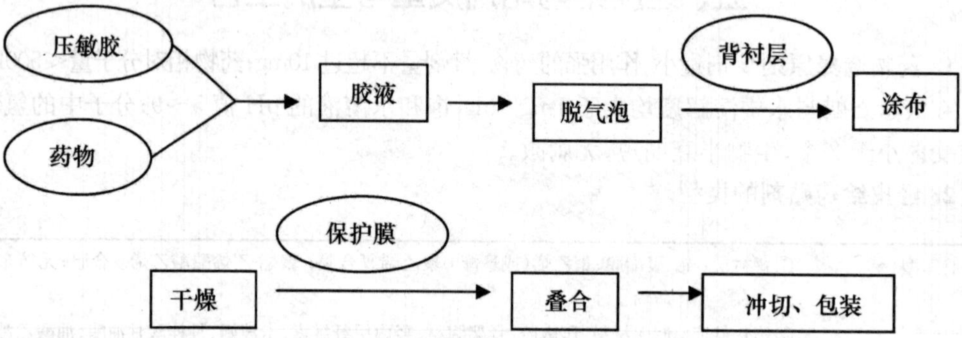

六、经皮给药贴剂的质量控制

(一) 体外评价方法

1. 体外经皮吸收研究 预测药物经皮吸收特性,研究影响经皮渗透的因素,为处方设计、经皮吸收促进剂与压敏胶的选择提供依据。

体外扩散池实验通常是评价药物经皮渗透性最合适的方法。将剥离的皮肤夹在扩散池中,将药物置于皮肤的角质层面,在一定的时间间隔测定皮肤另一侧接受介质中的药物浓度,分析药物透过皮肤的动力学过程与参数,如稳态透过速率(J)、扩散系数(D)、经皮透过系数(P)与时滞(t_{lag})等,一般认为药物透过皮肤是被动扩散过程。

$$稳态透过速率\ J = dM/dt = DKC_0/h = PC_0$$

2. 体外释放度测定

释放度试验方法:《中国药典》2010 版释放度测定方法第三法,搅拌桨、溶出杯按溶出度测定法,固定制剂的支架部分用网碟装置。

3. 黏附力的测定 通常贴剂的压敏胶与皮肤作用的黏附力可用三个指标来衡量,即初黏力、持黏力及剥离强度。

初(快)黏力	初黏力表示压敏胶与皮肤轻轻地快速接触时表现出对皮肤的黏结能力,即通常所谓的手感黏性 测定方法:滚球斜坡停止法
持黏力	持黏力表示压敏胶内聚力的大小,即压敏胶抵抗持久性剪切外力所引起蠕变破坏的能力 测定方法:将贴剂粘贴于试验板表面。垂直放置,沿贴剂的长度方向悬挂一规定质量的砝码,记录贴剂滑移直至脱落的时间或在一定时间内下移的距离
剥离强度	表示压敏胶黏结力的大小,即贴剂与皮肤或与基材充分接触后产生的抵抗力 测定方法:180°剥离强度试验法测定

4. 其他 重量差异、面积差异、含量均匀度。

(二) 体内评价方法

经皮吸收制剂生物利用度的测定。

测定方法包括血药法、尿药法、血药法加尿药法等。

由于透皮吸收的贴剂的候选药物大都是作用强烈的药物，剂量小，透皮给药后血药浓度很低，给原形药物的测定带来了许多困难。可采用示踪法测定给药后尿和粪便、或尿排出的放射性总量，并由静脉注射给药后排泄的放射性总量进行校正。

知识地图

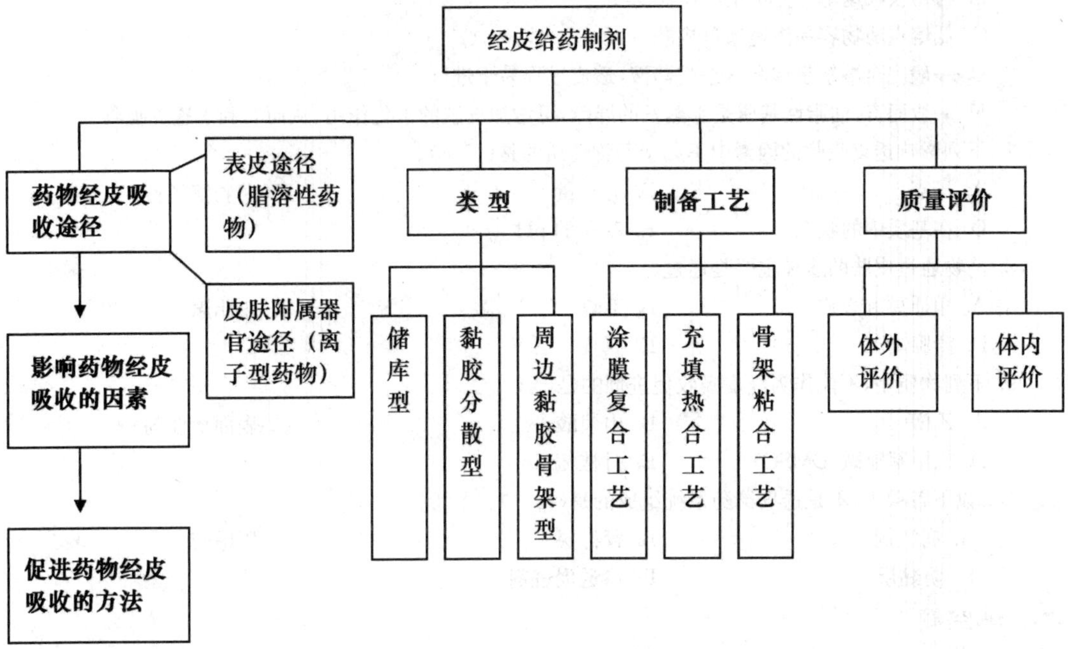

精选习题

一、选择题

1. 药物透皮吸收是指(　　)。
   A. 药物通过表皮到达深层组织
   B. 药物通过毛囊和皮脂腺到达体内
   C. 药物通过表皮在用药部位发挥作用
   D. 药物通过表皮，被毛细血管和淋巴吸收进入体循环的过程
   E. 药物通过破损的皮肤，进入人体的过程
2. 一般透皮给药系统中药物分子量为多少容易穿透皮肤(　　)?
   A. 分子量小于 500　　B. 分子量 2000～6000　　C. 分子量 1000 以下
   D. 分子量 10 000 以上　　E. 分子量 10 000 以上
3. 透皮吸收制剂中加入氮酮的目的是(　　)。
   A. 增加塑性　　B. 产生微孔　　C. 促进主药吸收
   D. 增加主药的稳定性　　E. 起分散作用
4. 经皮吸收制剂中胶黏层常用的是(　　)。
   A. EVA　　B. 聚酯　　C. 压敏胶

D. EC　　E. Carbomer

5. 常用于经皮给药系统控释膜材料的是(　　)。

A. 乙烯-醋酸乙烯共聚物　　B. 氢化蓖麻油　　C. 聚乳酸

D. 羟丙甲纤维素　　E. 甲基纤维素

6. 影响药物透皮吸收因素的叙述错误是(　　)。

A. 一般而言,药物穿透皮肤的能力是水溶性药物＞油溶性药物

B. 药物吸收速率与分子量成反比

C. 低熔点药物容易渗透通过皮肤

D. 一般完全溶解呈饱和状态的药液,透皮过程易于进行

E. 一般而言,油脂性基质是水蒸发的屏障,可增加皮肤的水化作用,从而有利于透皮吸收

7. 下列影响透皮吸收的因素中不属于药物性质的是(　　)。

A. 熔点　　B. 分子量　　C. 药物溶解性

D. 在基质中的状态　　E. 基质的 pH

8. 药物通过皮肤的途径主要是通过(　　)。

A. 角质层和表皮　　B. 毛囊　　C. 皮脂腺

D. 汗腺　　E. 真皮

9. 下列物质中,不能作为经皮吸收促进剂的是(　　)。

A. 乙醇　　B. 山梨酸　　C. 表面活性剂

D. 二甲基亚砜(DMSO)　　E. 月桂氮䓬

10. 以下各项中,不是透皮给药系统组成的是(　　)。

A. 崩解剂　　B. 背衬层　　C. 压敏胶

D. 防黏层　　E. 渗透促进剂

二、填空题

1. 经皮吸收制剂可分为________、________、________三种类型。

2. 药物经皮吸收途径有两条,即________和________。

3. ________药物一般不宜透过角质层,而________药物具有相对较高的渗透性。

4. 储库型 TDDS 的基本结构主要由________、________、________、________、________五部分组成。

三、问答题

1. 经皮给药系统在临床应用时有何优点?

2. 简述影响药物经皮吸收的因素。

3. 简述膜控释型经皮给药制剂的组成?

参考答案

一、选择题

1. D　2. A　3. C　4. C　5. A　6. A　7. E.　8. A　9. B　10. A

二、填空题

1. 储库型、黏胶分散型、骨架扩散型

2. 经表皮途径吸收、经皮肤附属器途径吸收

3. 离子型、非解离型

4. 背衬层、药物储库、控释膜、黏胶层、保护膜

二、问答题

1. 经皮给药系统的优点：①避免肝首过效应及胃肠灭活；②维持恒定血药浓度或生理效应，减少药物副作用；③延长有效作用时间，减少用药次数；④通过改变给药面积调节给药剂量；⑤患者可以自主用药或随时停止用药。

2. 影响药物经皮吸收的因素为：

(1) 生理因素

1) 皮肤水合作用：水合程度高，药物渗透性增加。

2) 角质层厚度：足底和手掌＞腹部＞前臂＞背部＞前额＞耳后和阴囊。

3) 皮肤条件：角质层受损、某些皮肤病、皮肤温度。

4) 皮肤结合与代谢：药物与皮肤蛋白质或脂质等的结合作用可延长药物透过时间，也可能在皮肤内形成药物贮库。药物受皮肤内酶的作用，发生代谢，影响药效。

(2) 剂型因素与药物的性质

1) 药物剂量和药物浓度：TDDS的首选药物一般是剂量小、作用强的药物日剂量不超过10～15mg。

2) 分子大小及脂溶性：分子量＜500，水、油中溶解度接近的药物易于吸收。

3) pH与pKa：非解离型药物具有相对较高的渗透性。

4) TDDS中药物的浓度：高浓度有利于被动扩散。

5) 熔点与热力学活性：低熔点药物容易透过皮肤。

3. 膜控释型经皮给药制剂类型主要由无渗透性的背衬层、药物贮库、控释膜、黏胶层和防黏层五部分组成。

①背衬层：铝箔、聚乙烯或聚丙烯等膜材复合而成的双层或三层复合膜。

②药物贮库：药物、贮库材料（压敏胶、骨架膜材、羟丙甲纤维素、卡波姆、月桂酸甘油酯、油酸乙酯等）、透皮渗透剂（表面活性剂、二甲基亚砜、氮酮类等）。

③控释膜：多孔聚丙烯膜、乙烯-醋酸乙烯共聚物膜、多孔聚乙烯膜等。

④黏胶层（压敏胶）：聚丙烯酸酯、聚异丁烯、硅橡胶等。

⑤防黏层：硅化聚酯薄膜、氟聚合物涂覆聚酯薄膜、铝箔-硅纸复合膜、硅铝箔。

专业英语单词

经皮给药系统　transdermal drug delivery systems(TDDS)
经皮治疗系统　transdermal therapeutic systems(TTS)
贴剂　patches
经皮渗透促进剂　percutaneous penetration enhancers
压敏胶　pressure-sensitive adhesive(PSA)

（李晓芳）

第二十二章　生物技术药物制剂

重点提示

本章重点掌握生物技术和生物技术药物的定义。熟悉蛋白质的结构特点;蛋白质的不稳定性;蛋白类药物注射剂的处方组成;蛋白质与多肽药物的新型注射给药系统、非注射给药系统的类型。了解基因治疗的概念;基因传递系统分类。

学习要点

一、生物技术药物的概念

1. 生物技术(biotechnology)　是应用生物体(包括微生物、动物细胞、植物细胞)或其组成部分(细胞器和酶),在最适条件下,生产有价值的产物或进行有益过程的技术。现代生物技术主要包括:基因工程、细胞工程、酶工程,此外还有发酵工程、生化工程、蛋白质工程、抗体工程等。

2. 生物技术药物(biotechnology drugs or biopharmaceutics)　是指采用现代生物技术人为地创造一些条件,借助某些微生物、植物或动物来生产所需的药品,一般来说采用DNA重组技术或其他创新生物技术研制的蛋白质或核酸类药物,可称为生物技术药物。

生物技术药物包括细胞因子、重组蛋白质药物、抗体、疫苗和寡核苷酸药物等,主要用于防治肿瘤、心血管疾病、传染病、哮喘、糖尿病、遗传病、心脑血管病、类风湿性关节炎等疑难病症。

3. 生物技术药物的特点　与小分子化学药物相比,具有药理活性强、给药剂量小、制备工艺复杂、药物稳定性差等特点。分子结构中一般具有特定的活性部位,并以其严格的空间构象来维持其生物活性。

生物技术药物多为多肽、蛋白质类大分子药物,其吸收、分布、代谢、排泄的特点不同于传统小分子药物。吸收明显依赖于给药途径、不易穿透生物膜;在体内降解迅速、表观分布容积比较小、体内分布有组织特异性;生物技术药物具有较好的生物相容性与生物可降解性。降解途径广泛,大多数组织均有降解发生。目前生物技术药物多以注射途径给药,使用不便;在体内的作用时间较短,往往不能充分发挥其作用。研究生物技术药物新型给药系统,提高其稳定性和患者使用的顺应性,是制剂研究人员面临的迫切而十分艰巨的任务。

二、蛋白和多肽类药物的结构特点和性质

1. 组成　蛋白质和多肽的基本结构单元是氨基酸,组成蛋白质的氨基酸有20种。如

丙氨酸、精氨酸、天冬酰胺、天冬氨酸、苏氨酸、脯氨酸、丝氨酸、甘氨酸、缬氨酸、谷氨酰胺、半胱氨酸、赖氨酸等。分为非极性、疏水性氨基酸；极性、中性氨基酸；酸性氨基酸和碱性氨基酸。氨基酸借助肽键连接成多肽链，多肽链是蛋白质分子的最基本结构形式。多肽一般是指 10 个以上氨基酸组成的肽，分子量小于 5000 道尔顿(5kD)。蛋白质分子量大于 5kD，一般在 5×10^3 D～5×10^6 D。

2. 结构特点　蛋白质的结构可划分为一、二、三、四级结构。一级结构为初级结构，二、三、四级结构为高级结构或空间结构。蛋白质分子的构象又叫空间结构、高级结构、立体结构、三维构象等，它是指蛋白质分子中所有原子在三维空间中的排布。蛋白质分子只有在其立体结构呈特定的构象时才有生物活性。

一级结构(primary structure)	多肽链中氨基酸的组成与排列顺序，由共价键来维持
二级结构(secondary structure)	局部或某一段肽链的空间结构，多肽链借助于氢键沿一维方向排列成具有周期性的结构的构象，主要有α螺旋与β折叠等结构
三级结构(tertiary structure)	在各种二级结构的基础上再进一步盘曲或折叠形成具有一定规律的三维空间结构，即已折叠的肽链在分子中的空间构型 每条具备独立三级结构的多肽链单位称为亚基
四级结构(quarternary structure)	二个以上的亚基通过非共价键连接而形成的结构，即具有三级结构的各亚基聚合而成的大分子蛋白质。维持蛋白质空间结构的次级键有氢键、离子键、疏水键及范德华力

3. 蛋白质的一般理化性质

(1) 旋光性：蛋白质分子总体旋光性由构成氨基酸各个旋光度的总和决定，通常是右旋。

(2) 紫外光谱性质：大部分蛋白质均含有带苯核的氨基酸，苯核在紫外 280nm 有最大吸收，氨基酸在紫外 230nm 显示强吸收。

(3) 电学性质：蛋白质是两性电解质，在不同 pH 条件下蛋白质会成为阳离子、阴离子或两性离子。

三、蛋白和多肽类药物的稳定性

1. 化学稳定性　由于共价键引起的不稳定性，主要指蛋白质分子通过共价键的形成和断裂形成了新的化学实体。影响蛋白质稳定性的化学反应有水解、氧化和消旋化，脱酰胺化、二硫键的断裂与交换、β 消除等。

2. 物理稳定性　指由非共价键引起的不稳定性，不涉及蛋白质的共价键变化，指蛋白质高级(二级或以上)结构的改变，包括变性、表面吸附、聚集和沉淀。

四、蛋白和多肽药物的注射液

蛋白质、多肽类药物对酶敏感又不易穿透胃肠黏膜。目前多以注射途径给药，使用不便。蛋白质多肽药物普通注射剂包括溶液型注射剂、混悬型注射剂和注射用无菌粉末。在制备蛋白多肽药物的普通注射剂时，是选择溶液型注射剂还是注射用无菌粉末，主要取决于蛋白多肽药物在溶液中的稳定性。液体剂型中蛋白质类药物的稳定化方法分为两类:①改造其结构;②采用制剂手段,通过加入各类稳定剂,改变蛋白类药物溶剂的性质。

常用稳定剂:

1) 缓冲盐:蛋白质的溶解度和物理化学稳定性与 pH 相关,缓冲盐浓度对蛋白质的溶解度与聚集有很大影响。常用的缓冲液系统:枸橼酸钠/枸橼酸缓冲对,磷酸盐、醋酸盐缓冲对等。

2) 表面活性剂:表面活性剂分子的疏水基团能吸附到疏水界面上,从而使蛋白质离开界面,抑制蛋白质的变性,防止蛋白质多肽表面吸附、凝集和沉淀。常用表面活性剂如十二烷基磺酸钠、吐温 80 等。

3) 小分子稳定剂:糖类(如蔗糖、葡萄糖、海藻糖和麦芽糖)、氨基酸(甘氨酸、精氨酸、天冬氨酸和谷氨酰胺)在适当的浓度下,由于增加水的表面张力而导致蛋白质-溶剂界面优先水化。

4) 大分子稳定剂:多种大分子化合物有稳定蛋白质的作用,如:人血白蛋白(HSA)、PEG 等。

作用机制:可通过蛋白质-蛋白质相互作用的空间位阻以及提高黏度来限制蛋白质运动,或通过优先吸附于大分子以起到稳定作用。

5) 抗氧化剂:如 EDTA。

五、蛋白和多肽药物的冻干制剂

冻干制剂处方组成:

- 缓冲液
- 填充剂:糖类与多元醇(甘露醇、山梨醇、蔗糖葡萄糖、右旋糖酐等)
- 冻干保护剂:人血白蛋白、氨基酸类、糖类与多元醇

1. 冻干保护剂(lyoprotectants)　关于冻干保护剂作用机制目前主要有两方面的假说:

(1) 冻结过程中低温保护机制:"优先作用"原理,认为蛋白质溶液在达到最大冻结浓度之前,由于保护剂的加入,增大了水分子的表面张力,促使了蛋白质分子优先与水分子相互作用(优先水合),而保护剂优先被排斥在蛋白质区域处(优先排斥),保护了蛋白质的天然构象。

(2) 干燥过程中的保护机制:水替代假说,结合水通过氢键与蛋白质分子连接,当蛋白质在冷冻干燥过程中失去水分后,保护剂的羟基能替代蛋白质表面的水的羟基,使蛋白质表面形成一层假定的水化膜,可保护氢键的联结位置不直接暴露在周围环境中,稳定蛋白质的高级结构,防止蛋白质因冻干而变性。

2. 填充剂　赋形剂,维持冻干制剂良好的外形与机械强度。

3. 缓冲液　缓冲系统的选择是处方设计的一个重要部分,缓冲剂形成结晶后残余溶液的 pH 会发生变化,对蛋白质稳定剂也可带来影响。

六、蛋白质多肽药物的长效、缓释制剂

1. 修饰的蛋白质多肽药物　用聚乙二醇(PEG)修饰化合物的过程称为 PEG 化,它是目前分子变构化学中最重要的技术之一。PEG 化是迄今为止提高蛋白质多肽类药物体内

稳定性和延长药物作用时间最为成功的修饰方法。

PEG 化后蛋白质与多肽药物的一些体内性质会发生明显的改变，表现为：①PEG 线性长链的屏蔽作用，减少了蛋白酶的降解和肾脏清除，极大延长了药物半衰期；②降低药物的免疫原性，减少了蛋白质通过免疫反应被清除；③给药频率降低，血浆药物浓度波动小。故 PEG 修饰可改善药物在体内的药物动力学特征，增加药物的溶解度和稳定性，总体上可增加药物的治疗指数，并扩大其临床应用等。

2. 微球注射制剂　将蛋白质与多肽类药物包封于微球载体中，通过皮下或肌肉给药，使药物缓慢释放，延长药物在体内的作用时间（可达 1～3 个月），大大减少给药次数，明显提高患者用药的顺应性。如促黄体激素释放激素（LHRH）类似物——曲普瑞林 PLGA 微球、亮丙瑞林、布舍瑞林、戈舍瑞林、那法瑞林等长效微球制剂相继上市。

生物可降解材料：聚酯类材料在目前的应用最为广泛，主要包括聚乳酸（PLA）、乳酸-羟基乙酸共聚物（PLGA）。

七、蛋白质多肽药物的非注射给药制剂

蛋白质与多肽药物的非注射给药系统的研究大体上分为黏膜给药系统和经皮给药系统两大类。蛋白质类药物非注射给药系统存在的主要问题是药物穿透黏膜能力差，易受酶的降解，以致生物利用度很低。蛋白质与多肽类药物的口服给药研究最早、最多，也最具有挑战性；蛋白质与多肽类药物的鼻腔和肺部给药已展现出较好的应用前景。

(1) 黏膜给药系统	黏膜给药途径包括鼻腔、胃肠道、直肠、口腔、肺部给药 提高药物的生物利用度的方法： ①通过制剂技术克服酶的降解作用 ②对药物进行化学修饰或制成前体药物 ③应用吸收促进剂 ④使用酶抑制剂 ⑤应用微粒载药系统提高药物在黏膜上皮的透过效率
(2) 经皮给药系统	促进药物经皮吸收的技术：超声导入技术、离子导入技术、电穿孔技术、经皮粉末给药

八、基因药物输送技术简介

1. 基因治疗（gene therapy）　是指通过基因转移技术将外源正常基因直接导入患者病变部位的靶细胞，通过控制目的基因的表达，抑制、校正、替代或补偿缺陷或异常基因，阻止病变的发展，杀灭病变的细胞，或抑制外源病原体遗传物质的复制，恢复受体细胞、组织或器官的正常生理功能，进而达到治疗疾病的医疗方法。

2. 基因药物组成

- 治疗基因：DNA、核酶、小干扰 RNA、小 RNA
- 基因表达调控系统
- 基因递送系统

3. 基因药物输送技术　基因药物作用靶点在细胞内或细胞核内，需借助载体实现跨越细胞膜和核膜。

(1) 物理转染技术：通过物理作用将基因导入细胞和组织中，如电脉冲导入、粒子轰击导入等。

(2) 病毒基因传递系统

是野生型病毒经改造除去致病性后得到的基因输送系统，其主要特点是转染相对高效，但安全性较差，且受病毒自身体积的限制，装载目的基因的容量常有一定限制。

目前可选择的病毒载体包括反转录病毒、腺病毒、腺相关病毒、疱疹病毒等。

(3) 非病毒基因传递系统

非病毒基因传递系统转染效率多数较低，可以克服病毒载体的很多缺陷，具有明显的安全性及装载基因的容量可调控性，主要是微粒载药系统。

①DNA 载体：又称质粒 DNA(plasmid DNA)或裸 DNA(naked DNA)，是结构最简单的非病毒传递系统。易于制备，宿主反应弱，不会整合到宿主的 DNA 中，但其稳定性和转染效率都不高，表达时间较短且表达量不高，缺乏靶向性，需要的剂量比较大，所以一般只能局部使用。

②阳离子脂质体介导的基因转移：阳离子脂质体/DNA 复合物的转染机制是以内吞作用为主，同时还可能存在融合、吸附和脂交换等机制。该法具有转染效率较高，无免疫原性，细胞毒性小的特点。

③阳离子聚合物介导的基因转移：阳离子聚合物与 DNA 可以在电荷作用下发生缩合，形成稳定的复合物，防止 DNA 的降解。表面带正电，有利于与靶细胞的吸附。这类载体的安全性较好，容易制备，不足之处是缺乏靶向性，而且单独应用时转染效率比较低。

知识地图

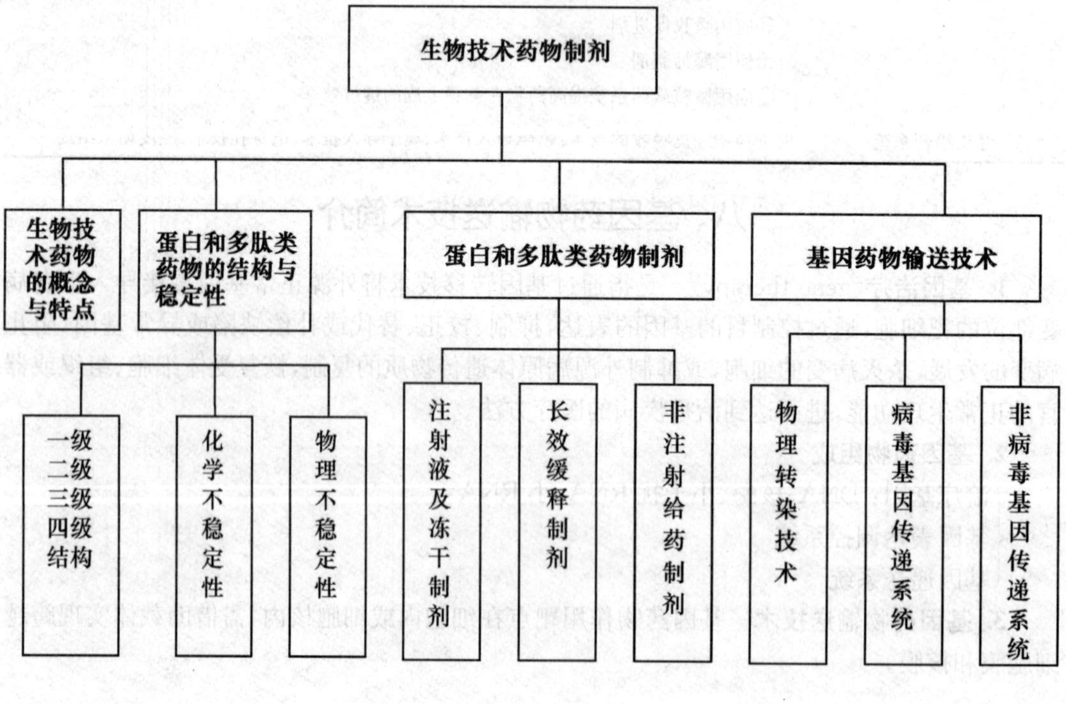

精选习题

一、选择题

单项选择题

1. 下列不是生物技术药物的特征的是(　　)。

A. 药理活性强　B. 药物本身毒副作用小　C. 生产过程要求低温
D. 给药剂量大　E. 极易染菌失活

2. 蛋白质分子中维持一级结构的主要化学键是(　　)。

A. 肽键　B. 二硫键　C. 酯键
D. 氢键　E. 疏水键

3. 多肽是指由多少个以上氨基酸组成的肽(　　)。

A. 3　B. 5　C. 8
D. 10　E. 12

4. 维持蛋白质分子二级结构的主要化学键是(　　)。

A. 氢键　B. 二硫键　C. 疏水键
D. 离子键　E. 磷酸二酯键

5. 下列属于蛋白质的化学不稳定性现象的是(　　)。

A. 蛋白质的沉淀　B. 蛋白质的表面吸附　C. 变性
D. 蛋白质的水解　E. 蛋白质的聚集

6. 以下不是冻干保护剂的是(　　)。

A. 甘露醇　B. 十二烷基硫酸钠　C. 右旋糖酐
D. 蔗糖　E. 葡萄糖

7. 蛋白类药物制剂的研制关键是解决这类药物的(　　)问题。

A. 安全性　B. 有效性　C. 均一性
D. 使用方便　E. 稳定性

8. PEG化蛋白质药物的特点有(　　)。

A. 提高药物溶解度但降低稳定性
B. 使药物水溶性增加,更易排出体外
C. 提高药物的免疫原性
D. 可改善药物的体内药动学特征
E. 提高药物稳定性但降低药物溶解度

二、填空题

1. 蛋白质的基本结构单元是________,氨基酸按排列顺序通过________相连接而成肽链。多肽一般是指________个以上氨基酸组成的肽。

2. 蛋白质二级结构的主要构象形式有________和________。

3. 稳定蛋白质构象的次级键包括________、________、________、________等。

4. 基因治疗中最关键的技术就是基因的________,基因传递系统分为________和________二大类。

5. 用聚乙二醇修饰化合物的过程称为________。

三、问答题

1. 什么是生物技术药物?与传统的化学合成药物相比具有哪些特点?

2. 什么是蛋白质的一、二、三、四级结构，维系各级结构的键或力是什么？

3. 蛋白质的不稳定性表现在哪些方面？

4. 设计蛋白质类药物注射剂时，可采取的稳定化方法有哪些？

5. 开发蛋白多肽类药物口服制剂面临的问题有哪些？如何提高口服蛋白多肽药物的生物利用度？

参考答案

一、选择题

单项选择题

1. D 2. A 3. D 4. A 5. D 6. B 7. E 8. D

二、填空题

1. 氨基酸、肽键、10

2. α-螺旋、β-折叠

3. 氢键、盐键、疏水键、范德华力

4. 输送(传递)，病毒传递系统、非病毒传递系统

5. PEG 化

三、问答题

1. 生物技术药物是指采用现代生物技术人为地创造一些条件，借助某些微生物、植物或动物来生产所需的药品，一般来说采用 DNA 重组技术或其他创新生物技术研制的蛋白质或核酸类药物，可称为生物技术药物。

生物技术药物大多数属蛋白质、多肽、核酸类药物，与小分子化学药物相比，具有药理活性强、给药剂量小、制备工艺复杂、药物稳定性差等特点。分子结构中一般具有特定的活性部位，并以其严格的空间构象来维持其生物活性。

2. 多肽链中氨基酸残基的组成和排列顺序称为蛋白质的一级结构，连接一级结构的键是肽键。蛋白质的二级结构是指蛋白质主链原子的局部空间结构，并不涉及氨基酸残基侧链构象，二级结构的种类有 α-螺旋、β-折叠、β-转角等。氢键是维系二级结构最主要的键。三级结构是指多肽链主链和侧链原子的空间排布。次级键维持其稳定，最主要的键是疏水键。四级结构是指两条以上具有三级结构的多肽链之间缔合在一起的结构。其中每条具有三级结构的多肽链称为亚基，一般具有四级结构的蛋白质才有生物学活性。维持其稳定的是次级键，如氢键、盐键、疏水键、范德华力等。

3. 蛋白质的不稳定的表现可分为化学不稳定和物理不稳定。①化学不稳定：主要指蛋白质分子通过共价键的形成和断裂形成了新的化学实体。影响蛋白质稳定性的化学反应有水解、氧化和消旋化、脱酰胺化、二硫键的断裂与交换、β 消除等。②物理不稳定性指由非共价键引起的不稳定性，不涉及蛋白质的共价键变化，指蛋白质高级(二级或以上)结构的改变，包括变性、表面吸附、聚集和沉淀。

4. 在制备蛋白多肽药物的普通注射剂时，是选择溶液型注射剂还是注射用无菌粉末，主要取决于蛋白多肽药物在溶液中的稳定性。在设计处方蛋白质多肽药物的注射液时，一般要考虑加入缓冲剂和抗吸附剂和抗凝聚剂、抗氧化剂等稳定剂；对于注射用无菌粉末，则应使用填充剂与冻干保护剂，以稳定蛋白质，改善产品的外观，减少冷冻干燥过程中的失活作用。常用的稳定剂包括糖类与多元醇糖类和多元醇等多羟基化合物、人血白蛋白、各种氨基酸(赖氨酸、精氨酸、谷氨酸等)。

5. 蛋白质多肽类药物口服给药存在着很多困难，主要表现在以下几个方面：蛋白质与多肽类药物分子量大，而且常以多聚物形式存在，不易通过胃肠黏膜；胃肠道中存在各种蛋白酶和肽酶，可将蛋白质与多肽类药物水解成为氨基酸或二、三肽；胃肠道的酸碱环境也可能使蛋白多肽药物变性。

提高口服蛋白多肽药物生物利用度的方法主要有：①通过制剂技术克服酶的降解作用，采用包肠溶

衣，肠壁黏附，结肠靶向等手段提高机体对多肽蛋白类药物的吸收。②应用纳米粒、微球，以及脂质类（比如微乳，脂质体和固体脂质纳米粒）等的高分子微粒作为转运载体，使系统中大分子药物免受酶的降解，同时提高药物在黏膜上皮的透过效率。③对大分子药物的理化性质进行修饰，将药物与脂溶性化合物以共价或非共价的形式结合，增加多肽蛋白类药物的脂溶性。④利用潜在的内源性细胞转运系统，将转运-载体分子与多肽蛋白药物结合，被消化道中内源性的细胞转运系统所识别，实现跨膜转运。

专业英语单词

生物技术　biotechnology	三级结构　tertiary structure
生物技术药物　biotechnology drugs	四级结构　quarternary structure
一级结构　primary structure	冻干保护剂　lyoprotectants
二级结构　secondary structure	基因治疗　gene therapy

（李晓芳）

药剂学试题 A

一、名词解释(10 分)

1. dosage forms
2. critical micelle concentration
3. emulsions
4. microspheres
5. targeting drug delivery system

二、选择题(35 分)

单项选择题

1. 我国最早应用的剂型是(　　)。

A. 片剂　　B. 胶囊剂　　C. 汤剂

D. 丸剂　　E. 注射剂

2. 不同 HLB 值的表面活性剂用途不同,下列错误者为(　　)。

A. 增溶剂最适范围为 15~18 以上

B. 去污剂最适范围为 13~16

C. 润湿剂与铺展剂最适范围为 7~9

D. 大部分消泡剂最适范围为 5~8

E. O/W 乳化剂最适范围为 8~16

3. 复方碘溶液中碘化钾的作用是(　　)。

A. 增溶　　B. 补钾　　C. 抗氧

D. 助溶　　E. 脱色

4. 下列与高分子溶液性质无关的是(　　)。

A. 高分子溶液具有高黏度\高渗透压

B. 高分子溶液有陈化现象

C. 乙醇等有机溶剂可破坏高分子溶液水化膜使其聚集沉淀

D. 蛋白质高分子溶液带电性与 pH 有关

E. 盐析是加入少量电解质使高分子溶液产生沉淀的现象

5. 下列关于混悬液的叙述中,哪一条是错误的(　　)?

A. 混悬液的制备大多采用分散法,有的采用凝聚法

B. 根据需要可加入润湿剂、助悬剂、絮凝剂和反絮凝剂以提高其稳定性

C. 沉降容积比越小,混悬液越稳定

D. 沉降容积比越大,混悬液越稳定

E. 从 Stokes 定律可知减小药物粒径是减慢沉降速度的有效措施

6. 已知 1%(g/mL)枸橼酸钠水溶液的冰点降低值为 0.185℃ ,计算其等渗溶液浓度为(　　)。

A. 2.81　　B. 2.00　　C. 4.8

D. 5.0　　E. 6.3

7. 下列对热原性质的正确描述是(　　)。

A. 有一定的耐热性、不挥发

B. 有一定的耐热性、不溶于水

C. 有挥发性但可被吸附

D. 溶于水，不能被吸附

E. 耐强酸、强酸、强氧化剂

8. 影响滤过的因素不包括(　　)。

A. 待滤过液的体积　　B. 滤过压力差　　C. 毛细管半径

D. 滤渣层厚度　　E. 滤液黏度

9. 某药物 CRH 为 62%，则生产该制剂车间的相对湿度应该控制在(　　)。

A. 60%～80%　　B. 55%～75%　　C. 50%～70%

D. 45%～65%　　E. 40%～60%

10. 粉体的润湿性由哪个指标衡量(　　)。

A. 休止角　　B. 接触角　　C. 空隙率

D. CRH　　E. 比表面积

11. 下列哪一条不符合散剂制备方法的一般规律(　　)。

A. 组分比例差异大者，采用等量递加混合法

B. 组分堆密度差异大时，堆密度大者先放入混合容器中，再放入堆密度小者

C. 含低共熔组分时，应避免共熔

D. 剂量小的毒剧药，应制成倍散

E. 含液体组分，可用处方中其他组分或吸收剂吸收

12. 粉末直接压片时，既可作稀释剂，又可做黏合剂，还兼有崩解作用的辅料是(　　)。

A. 淀粉　　B. 糖粉　　C. 氢氧化铝

D. 糊精　　E. 微晶纤维素

13. 压片时造成黏冲的原因的错误表述是(　　)。

A. 压力过大　　B. 颗粒含水量过多　　C. 冲表面粗糙

D. 颗粒吸湿　　E. 润滑剂用量不当

14. 颗粒粗细相差悬殊或颗粒流动性差会产生(　　)。

A. 裂片　　B. 松片　　C. 黏冲

D. 色斑　　E. 片重差异超限

15. 反映难溶性固体药物吸收的体外指标主要是(　　)。

A. 溶出度　　B. 崩解时限　　C. 片重差异

D. 含量　　E. 脆碎度

16. 不属于胶囊剂特点的是(　　)。

A. 可掩盖不良臭味、苦味　　B. 弥补其他剂型不足

C. 提高药物稳定性　　D. 生物利用度高于其他固体剂型　　E. 不宜充填药物水溶液

17. 制备水溶性滴丸时用的冷凝液为 (　　)。

A. PEG6000　　B. 水　　C. 液状石蜡

D. 硬脂酸　　E. 10%的乙醇溶液

18. 下列关于栓剂的表述中，错误的是(　　)。

A. 栓剂是供塞入人体腔道给药的固体制剂

B. 栓剂进入腔道后，释放药物可以起局部或全身治疗作用

C. 合格栓剂应与基质混合均匀，外形完整光滑

D. 油脂性基质对脂溶性药物释放快

E. 作为起全身作用栓剂，使用位置得当，可以减少肝脏的首过作用

19. 下列关于气雾剂的描述，正确的是(　　)。

A. 二相气雾剂一般为混悬系统或乳剂系统

B. 气雾剂为密闭系统，避免药物与空气接触，稳定性好

C. 溶液型气雾剂的组成包括抛射剂、耐压容器和助悬剂

D. 肺部吸入的气雾剂的粒径越小越好

E. 气雾剂生产成本较低

20. 有关影响浸提因素的叙述正确的是(　　)。

A. 药材粉碎度越大越利于浸提　　B. 温度越高浸提效果越好

C. 时间越长浸提效果越好　　D. 溶媒 pH 越高越利于浸提

E. 浓度梯度越大浸提效果越好

21. 下列有关浸出方法的叙述，哪条是错误的(　　)。

A. 渗漉法适用于新鲜及无组织性药材的浸出

B. 浸渍法适用于黏性及易于膨胀的药材的浸出

C. 浸渍法不适于需制成较高浓度制剂的药材浸出

D. 渗漉法适用于有效成分含量低的药材浸出

E. 欲制制剂浓度高低是确定渗漉速度的依据之一

22. 已知某药物水溶液在常温下的一级降解反应速度常数为 8.36×10^{-6}/h，则其有效期为多少年(　　)。

A. 4　　B. 2　　C. 1.44

D. 1　　E. 0.72

23. 以下哪种液体属于牛顿流体(　　)。

A. 硫磺洗剂　　B. 鱼肝油乳剂　　C. 甘油

D. 甲基纤维素溶液　　E. 海藻酸钠溶液

24. 关于 DLVO 理论描述错误的是(　　)。

A. 粒子间的作用力有引力和斥力

B. 当粒子间距离极大时，斥力和引力都急剧降低

C. 斥力的产生是由于粒子表面的双电层结构

D. 粒子的聚沉产生指粒子间范德华引力起主要作用

E. 为了保证混悬剂的稳定性应使粒子间保持斥力稍大于引力

F. 同种物质间的范德华力作用永远是相互吸引

25. 下列关于纳米乳的叙述错误的是(　　)。

A. 纳米乳属于胶体分散体系　　B. 纳米乳是热力学稳定体系

C. 纳米乳外观透明　　D. 纳米乳粒径一般小于 100nm

E. 纳米乳中只含有油相、水相和乳化剂

26. 关于凝聚法制备微囊下列哪种叙述是错误的(　　)。

A. 单凝聚法是在高分子囊材溶液中加入凝聚剂以降低高分子溶解度凝聚成囊的方法

B. 适合于水溶性药物的微囊化

C. 复凝聚法系指使用两种带相反电荷的高分子材料作为复合囊材，在一定条件下交联且与囊心物凝聚成囊的方法

D. 必须加入交联剂，同时还要求微囊的粘连愈少愈好

E. 凝聚法属于相分离法的范畴

27. 固体脂质纳米粒是指以什么作为骨架材料制成的纳米粒(　　)。

A. 高分子　B. 以生理相容的高熔点脂质
C. 高熔点脂质　D. 脂质体聚合物　E. 卵磷脂

28. 用海藻酸钠或羟丙甲纤维素为骨架材料可制成(　　)。

A. 不溶性骨架片　B. 亲水凝胶骨架片　C. 蜡质类骨架片
D. 植入缓释片　E. 渗透泵缓释片

29. 制备脂质体所用的囊膜材料是(　　)。

A. 磷脂-明胶　B. 明胶-胆固醇　C. 胆固醇-海藻酸
D. 磷脂-胆固醇　E. 明胶-阿拉伯胶

30. 下列物质中,不能作为经皮吸收促进剂的是(　　)。

A. 乙醇　B. 山梨酸　C. 表面活性剂
D. 二甲基亚砜(DMSO)　E. 氮酮

多项选择题

31. 下列可用于制备静脉注射用乳剂的是(　　)。

A. 西黄蓍胶　B. 卵磷脂　C. 司盘85
D. SDS　E. 泊洛沙姆188

32. 关于包衣目的的叙述正确的为(　　)。

A. 减轻药物对胃肠道的刺激　B. 增加药物的稳定性
C. 提高片剂的生物利用度　D. 隔绝配伍变化　E. 避免药物的首过效应

33. 环糊精包合物在药剂学中常用于(　　)。

A. 提高药物溶解度　B. 液体药物粉末化　C. 延缓药物释放
D. 提高药物稳定性　E. 避免药物的首过效应

34. 药物制剂设计的目的是(　　)。

A. 根据临床用药的需求、药物的理化性质及药理作用,确定适当的给药途径和给药剂型
B. 选择合适的辅料及制备工艺
C. 筛选处方、工艺条件及包装
D. 便于药物上市后的销售
E. 设计出适合临床应用及工业生产的制剂

35. 不宜制成缓、控释制剂的药物是(　　)。

A. 药效剧烈的药物　B. $t_{1/2}$大于24h的药物　C. $t_{1/2}$为3～6h的药物
D. 单次剂量较小的药物　E. 吸收没有规律的药物

三、填空题(10分)

1. 药剂学是研究药物制剂的________、________、________、________和________的综合性应用技术科学。

2. 一种溶剂的介电常数________,该溶剂的极性越大。

3. 某些含聚氧乙烯基的非离子表面活剂水溶液随温度升高,由澄清变为混浊的现象称为________。

4. F_0值为一定灭菌温度(T),Z为10℃所产生的灭菌效果与________,Z为10℃所产生的灭菌效率相同时所相当的________。

5. 置换价是指________________。

6. 药物稳定性试验中影响因素试验包括________、________、________。

7. 缓、控释制剂释药机制包括________、________、________、________、________、________。

8. 药物经皮吸收途径有两条，即________和________。

四、处方分析与工艺设计(15分)

1. 盐酸氯丙嗪注射液

①盐酸氯丙嗪	0.1kg
②焦亚硫酸钠	0.01kg
③无水亚硫酸钠	0.01kg
④抗坏血酸	0.02kg
⑤氯化钠	0.06kg
⑥注射用水	加至 10 000mL

2. 水杨酸乳膏

①水杨酸	50g
②液体石蜡	100g
②硬脂酸甘油酯	70g
④硬脂酸	100g
⑤白凡士林	120g
⑥十二烷基硫酸钠	10g
⑦对羟基苯甲酸乙酯	1g
⑧甘油	100g
⑨蒸馏水	480g

五、问答题(30分)

1. 根据 Noyes-Whitney 方程，简述影响药物溶出速率的因素和提高药物溶出速率的方法？
2. 中药制剂浸出过程的原理是什么？煎煮法浸出药材时应注意那些事项？
3. 大部分片剂制备采用制粒压片工艺，制粒过程有何意义？列出湿法制粒压片的工艺流程。
4. 什么是固体分散体？简述固体分散技术在药剂学中的应用。
5. 近年来微粒给药系统得到了广泛研究，请说明微粒给药系统在药剂中的重要意义。
6. HPMC、PEG、Tween80 是药物制剂常用的辅料，请简述其在制剂中的主要应用。

参考答案

一、名词解释

1. dosage forms：将药物制成适合某种给药途径的给药形式，即一类药物制剂的总称。
2. critical micelle concentration：表面活性剂分子缔合形成胶束的最低浓度。
3. emulsions：一相液体以液滴分散于另一相液体中形成的非均相液体分散体系。
4. microspheres：药物以溶解或分散的状态存在于高分子材料中，以适宜的技术制备而成的骨架型微小球体，称为微球。
5. targeting drug delivery system：指借助载体、配体或抗体将药物通过局部给药或全身血液循环选择性浓集于靶组织、靶器官、靶细胞或细胞内结构的给药系统。

二、选择题

单项选择题

1. C　2. D　3. D　4. E　5. C　6. A　7. A　8. A　9. E　10. B　11. B　12. E　13. A　14. E　15. A　16. D　17. C　18. D　19. B　20. E　21. A　22. C　23. C　24. E　25. E　26. B　27. B　28. B　29. D　30. B

多项选择题

31. BE　32. ABD　33. ABD　34. ABCE　35. ABE

三、填空题

1. 基本理论、处方设计、制备工艺、质量控制、合理应用
2. 越大
3. 起昙
4. 121℃ ,时间
5. 药物重量与同体积基质重量的比值
6. 高温试验、高湿度试验、强光照射试验
7. 溶出机制、扩散机制、溶蚀与扩散、溶出相结合机制、渗透压机制、离子交换机制
8. 经表皮途径吸收,经皮肤附属器途径吸收

四、处方分析与工艺设计

1. 盐酸氯丙嗪注射液

①主药　②抗氧剂 ③抗氧剂　④抗氧剂 ⑤等渗调节剂　⑥溶剂

制备工艺:取注射用水通二氧化碳至 pH4.5 以下,加入氯化钠和盐酸氯丙嗪,搅拌均匀。再加入无水亚硫酸钠(先用热水溶解)、焦亚硫酸钠和抗坏血酸,搅拌使溶。以通二氧化碳至饱和的注射用水稀释至全量。过滤,灌封,安瓿上部空间通二氧化碳或氮气。100℃流通蒸汽灭菌 30 分钟即得。

2. 水杨酸乳膏

①主药 ②油相 ③油相,辅助乳化剂　④油相,调节稠度 ⑤油相,调节稠度

⑥乳化剂 ⑦防腐剂 ⑧保湿剂 ⑨水相

制备工艺:将水杨酸研细后再通过 60 目筛,备用。取硬脂酸甘油脂,硬脂酸,白凡士林及液状石蜡加热熔化为油相。另将甘油及蒸馏水加热至 90℃,再加入十二烷基硫酸钠、对羟基苯甲酸乙酯溶解为水相。然后将水相缓缓倒入油相中,边加边搅,直至冷凝,即得乳剂型基质,将过筛的水杨酸加入上述基质中,搅拌均匀即得。

五、问答题

1. 根据 Noyes-Whitney 方程 $dC/dt=KSC$,当满足漏槽条件时,影响溶出速率的因素主要是固体的表面积、药物的溶解度和溶出速率常数,而溶出速率常数又与扩散系数,介质体积和扩散层厚度相关。为了提高难溶性药物的溶出速率,可采用的方法是:①降低药物粒径,提高药物分散度,如微粉化技术、固体分散技术、微粒给药体系的应用;②处方中加入表面活性剂和水溶性高分子的吸附,改善润湿性,增加溶出界面,促进药物溶出。

2. 浸出过程即浸出原理主要分 3 个阶段:①浸润与渗透,浸出溶剂进入组织内部,湿润干燥萎缩的植物细胞;②解吸与溶解,进入组织内部的溶剂溶解有效成分,但有些有效成分被吸附于组织内,必须用适当的溶剂解吸附;③扩散,已溶解了有效成分的溶剂按浓度梯度向外扩散,扩散符合 Fick 定律。其中扩散是整个过程的核心,浓度差是渗透或扩散的推动力。

煎煮法浸出药材应注意以下几点:①在煎煮前先用冷水浸渍药材 30～60 分钟(质地坚硬的药材可适当延长浸渍时间)然后加热煎煮。②不宜使用铁、铜和铝制品的煎煮器具,宜用砂制或不锈钢器具。③每次加水量应为药材的 6～8 倍,每次煎煮 1～2 小时,通常煎煮 2～3 次。时间长、次数多,提取物杂含量增加。④煎煮法适用于有效成分遇湿热稳定且溶于水药材。

3. (1) 制粒意义:①改善物料的流动性:②减少细粉吸附和容存的空气以减少药片的松裂;③防止各混合成分的离析;④避免粉尘飞扬及器壁的黏附。

(2) 湿法制粒压片工艺流程:

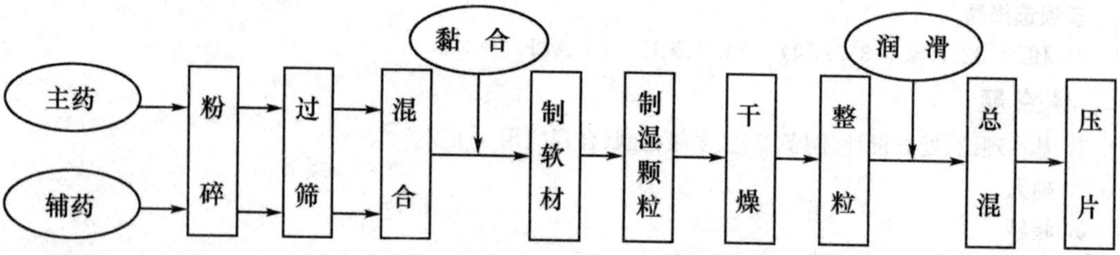

4. 固体分散体(solid dispersion)是指药物高度分散在适宜的载体材料中形成的一种固态物质,又称为固体分散物。应用固体分散技术可以提高难溶药物的溶解度、溶出速度、口服吸收及生物利用度;可使液体药物固体化,从而提高制剂稳定性;根据载体材料可达到速释、缓释和肠溶的目的。固体分散体的缺点是:载药量小;物理稳定性差,易老化;由于该技术经常采用高温或大量有机溶剂使工业生产较困难。

5. ①微粒给药系统粒径小,有助于提高难溶性药物的溶解度和溶出速度,提高体内生物利用度;②有利于提高药物在分散介质中的分散性;③不同大小的微粒在体内分布具有一定选择性,实现被动靶向;④微粒被包封在载体中,改善药物体内外稳定性;⑤根据载体性质,使微粒具有明显缓释作用 。

6. (1) HPMC:羟丙基甲基纤维素,在液体制剂中作为助悬剂、增稠剂;固体制剂中作为黏合剂、包衣材料;缓控释制剂中作为骨架材料。

(2) PEG:聚乙二醇,在液体制剂作为溶剂、助悬剂、增稠剂;固体制剂中作为黏合剂;半固体制剂中作为软膏基质、栓剂基质;还可作为固体分散体载体,提高难溶性药物溶出速度。

(3) Tween80:聚山梨酯 80,为非离子型表面活性剂,在制剂中用作增溶剂、润湿剂、乳化剂。

药剂学试题 B

一、名词解释(10 分)

1. surfactant
2. suppositories
3. solid dispersion
4. sustained-release preparations
5. liposomes

二、选择题(35 分)

单项选择题

1. 下列各物具有起昙现象的表面活性剂是(　　)。
   A. 硫酸化物　　B. 聚山梨酯类　　C. 季铵盐类
   D. 肥皂类　　E. 卵磷脂
2. 促进液体在固体表面铺展或渗透的作用称为(　　)。
   A. 润湿作用　　B. 乳化作用　　C. 增溶作用
   D. 消泡作用　　E. 去污作用
3. 用 20%吐温 20(HLB=16.7)与 80%司盘 80(HLB=4.3)配成混合乳化剂的 HLB 值接近(　　)。
   A. 12.8　　B. 10.8　　C. 8.8
   D. 6.8　　E. 5.8
4. 茶碱在乙二胺存在下溶解度由 1∶120 增大至 1∶5,乙二胺的作用是(　　)。
   A. 助溶　　B. 增大溶液的 pH　　C. 减低溶液的 pH
   D. 潜溶　　E. 增溶
5. 下列哪种物质不能作为混悬剂的助悬剂用(　　)。
   A. 西黄蓍胶　　B. 甘油　　C. 硬脂酸钠
   D. 羧甲基纤维素　　E. 硅皂土
6. 单糖浆中的蔗糖浓度以 g/mL 表示应为(　　)。
   A. 85%　　B. 75%　　C. 65%
   D. 55%　　E. 45%
7. 关于空气净化技术的叙述错误的是(　　)。
   A. 层流洁净技术可以达到 100 级
   B. 空气处于层流状态,室内不易积尘
   C. 层流净化分为水平层流净化和垂直层流净化
   D. 层流净化区域应在万级净化区域相邻
   E. 洁净室内必须保持负压
8. 用 F_0 值验证灭菌效果的可靠性,适用于(　　)。
   A. 干热灭菌　　B. 热压灭菌　　C. 煮沸灭菌
   D. 辐射灭菌　　E. 气体灭菌
9. 保持工作面上方稳定的净化气流使微粒不沉降、不聚结的方法称为(　　)。

A. 灭菌法　　B. 除菌法　　C. 层流洁净技术
D. 紊流洁净技术　　E. 空调法

10. 以下制备注射用水的流程哪个最合理(　　)。
A. 自来水→滤过→电渗析→蒸馏→离子交换→注射用水
B. 自来水→滤过→离子交换→电渗析→蒸馏→注射用水
C. 自来水→滤过→电渗析→离子交换→蒸馏→注射用水
D. 自来水→离子交换→滤过→电渗析→蒸馏→注射用水
E. 自来水→电渗析→离子交换→滤过→注射用水

11. 静脉脂肪乳的等渗调节剂可选用(　　)。
A. 氯化钠　　B. 甘油　　C. 硼酸
D. 卵磷脂　　E. 普朗尼克

12. 热原是微生物产生的内毒素,其致热活性中心是(　　)。
A. 蛋白质　　B. 多糖　　C. 磷脂
D. 脂多糖　　E. 核糖核酸

13. 关于粉体流动性的叙述正确的是(　　)。
A. 粉体的流动性可用单一的指标来表示
B. 休止角是衡量粉体流动性的一个指标
C. 休止角越大,流动性越好
D. 粉体粒度越小,流动性越好
E. 粉体含水量越低,流动性越好

14. 比重不同的药物在制备散剂时,采用何种混合方法最佳(　　)。
A. 等量递加法　　B. 多次过筛　　C. 将轻者加在重者之上
D. 将重者加在轻者之上　　E. 搅拌

15. 可作片剂的黏合剂是(　　)。
A. 羟丙基甲基纤维素　　B. 微粉硅胶　　C. 甘露醇
D. 交联聚乙烯吡咯烷酮　　E. 硬脂酸镁

16. 下列高分子材料中,可用作肠溶衣的是(　　)。
A. EC　　B. HPMC　　C. CAP
D. PEG　　E. PVP

17. 平均片重为0.35g的片剂,其重量差异限度是(　　)。
A. ±5%　　B. ±7.5%　　C. ±10%
D. ±12.5%　　E. ±15%

18. 不宜制成胶囊剂的药物为(　　)。
A. 液体药物　　B. 对光敏感的药物　　C. 药物的水溶液
D. 具有苦味及臭味的药物　　E. 含油量高的药物

19. 制备肠溶胶囊剂时,用甲醛处理的目的是(　　)。
A. 增加弹性　　B. 增加稳定性　　C. 杀灭微生物
D. 增加渗透性　　E. 改变其溶解性

20. 药物与基质加热熔融混匀后,滴入不相混溶的冷凝液中得到(　　)。
A. 胶丸　　B. 滴丸　　C. 脂质体
D. 靶向乳剂　　E. 微球

21. 下列不属于油脂性基质的是(　　)。

A. 聚乙二醇　B. 凡士林　C. 石蜡
D. 二甲硅油　E. 羊毛脂

22. 可用于改善凡士林吸水性的物质是(　　)。
A. 石蜡　B. 硅酮　C. 植物油
D. 羊毛脂　E. 蜂蜡

23. 混悬型气雾剂的组成不包括(　　)。
A. 抛射剂　B. 潜溶剂　C. 分散剂
D. 助悬剂　E. 润湿剂

24. 浸提过程中加入酸、碱的作用是(　　)。
A. 增加浸润与渗透作用
B. 增加有效成分的溶解作用
C. 增大细胞间隙
D. 增加有效成分的扩散作用
E. 防腐

25. 关于粒子间的吸引势能表述错误的是(　　)。
A. 吸引势能的作用力是指粒子间的范德华力
B. 范德华力包括三种作用力
C. 作用力的大小与间距呈正比
D. 色散力在三种作用力中占主要地位
E. 同种物质间的范德华力作用永远是相互吸引

26. 华素片(CD-碘)采用了哪种制剂技术(　　)?
A. 纳米球　B. 微囊　C. 固体分散技术
D. 包合技术　E. 脂质体

27. 下列哪条不是脂质体具有的特点(　　)?
A. 靶向性　B. 缓释性　C. 降低药物毒性
D. 增加药物稳定性　E. 增加药物溶解度

28. 常用于经皮给药系统控释膜材料的是(　　)。
A. 乙烯-醋酸乙烯共聚物　B. 氢化蓖麻油　C. 聚乳酸
D. 羟丙甲纤维素　E. 甲基纤维素

29. 缓、控释制剂的生物利用度一般要求是普通制剂的(　　)。
A. 75%～85%　B. 80%～90%　C. 80%～105%
D. 80%～120%　E. 95%～105%

30. 蛋白多肽类药物注射剂研制的关键是解决这类药物的(　　)问题。
A. 安全性　B. 有效性　C. 均一性
D. 使用方便　E. 稳定性

多项选择题

31. 影响药物制剂稳定性的处方因素是指(　　)。
A. pH　B. 溶剂　C. 湿度和水分
D. 离子强度　E. 表面活性剂

32. 片剂制备采用制粒压片工艺的目的是(　　)。
A. 改善原辅料的流动性
B. 增大颗粒间的空隙使空气易逸出

C. 减小片剂与模孔间的摩擦力

D. 避免粉末因比重不同分层

E. 避免细粉飞扬

33. 纳米乳作为药物载体的优势包括(　　)。

A. 提高药物的溶解度　　B. 增加难溶性药物的生物利用度

C. 提高稳定性　　D. 产生靶向效果　　E. 部分避免首过效应

34. 药物制剂设计的基本原则包括(　　)。

A. 有效性　　B. 安全性　　C. 顺应性

D. 稳定性　　E. 临床应用的广泛性

35. 某药物肝首过效应较大,其适宜的剂型有(　　)。

A. 肠溶衣片　　B. 气雾剂　　C. 直肠栓剂

D. 透皮吸收贴剂　　E. 口服乳剂

三、填空题(10分)

1. GMP全称为________,是药品生产和质量全面管理监控的通用准则。

2. 根据作用机制分类,靶向制剂可分为________、________、________三类。

3. 凡需检查溶出度的片剂,不再进行________检查。

4. 软膏剂的制备方法有________、________、________。

5. 气雾剂由________、________、________和________所组成。

6. 影响药材中有效成分浸出的因素有________、________、________、________、________、________和________。

7. 蛋白质的结构可划分为一、二、三、四级结构。其中________结构为高级结构。

四、处方分析与工艺设计(15分)

1. 磺胺嘧啶混悬液

①磺胺嘧啶(九号粉)	100 g
②苯甲酸	1.0 g
③苯甲酸钠	3.0 g
④糖精钠	0.7g
⑤琼脂	4.0g
⑥柠檬香精	2mL
⑦乙醇	3mL
蒸馏水　加至	1000mL

2. 复方乙酰水杨酸片

①乙酰水杨酸	268g
②对乙酰氨基酚	136g
③咖啡因	33.4g
④淀粉	266g
⑤淀粉浆	适量
⑥滑石粉	25g
⑦轻质液状石蜡	2.5g
⑧酒石酸	2.7g

五、问答题

1. 简述影响药物溶解度的因素和提高药物溶解度的方法.

2. 注射液的制剂设计中,对于易氧化的药物可采用哪些方法提高制剂的稳定性?

3. 如何提高混悬剂的物理稳定性?

4. 片剂制备过程中常出现哪些问题,试分析产生的主要原因。

5. 已知某药物溶液的降解反应为一级过程,简述经典恒温法预测其有效期的试验过程。

6. 简述长循环微粒给药体系的设计原理。

参考答案

一、名词解释

1. surfactant:是指具有很强的表面活性、加入少量就能使液体的表面张力显著下降的物质。

2. suppositories:系指药物与适宜基质制成供腔道给药的固体状制剂。

3. solid dispersion:即固体分散体,是指药物高度分散在适宜的载体材料中形成的一种固态物质。

4. sustained-release preparations:药物在规定的释放介质中,按要求缓慢地非恒速释放,与相应普通制剂比较,血药浓度平稳,峰谷波动百分率小,并每 24 小时用药次数应从 3~4 次减少至 1~2 次的制剂。

5. liposomes:将药物包封于类脂质双分子层形成的薄膜中间所得的超微型球状载体。

二、选择题

单项选择题

1. B　2. A　3. D　4. A　5. C　6. A　7. E　8. B　9. C　10. C　11. B　12. D　13. B　14. D　15. A　16. C　17. A　18. C　19. E 20. B　21. A　22. D　23. B　24. B　25. C　26. D　27. E　28. A　29. D　30. E

多项选择题

31. ABDE　32. ABDE　33. ABCDE　34. ABCD　35. BCD

三、填空题

1. 药品生产质量管理规范

2. 被动靶向制剂、主动靶向制剂、物理化学靶向制剂

3. 崩解时限

4. 熔合法、研合法、乳化法

5. 药物与附加剂、抛射剂、耐压容器,阀门系统

6. 提取溶剂、药材粒度、提取温度、浓度梯度、提取压力、浸提时间、新技术的应用

7. 二、三、四级

四、处方分析与工艺设计

1. 磺胺嘧啶混悬液

①主药　②防腐剂　③防腐剂　④矫味剂　⑤助悬剂　⑥矫味剂　⑦溶剂,用于溶解苯甲酸

制备工艺:取琼脂加适量蒸馏水浸泡后,煮沸使溶,加苯甲酸钠溶解后滤过,放冷,依次加入磺胺嘧啶、糖精钠的水溶液和苯甲酸的乙醇溶液,搅匀,研磨使成均匀的混悬液,加入香精及适量蒸馏水至全量,搅匀即得。

2. 复方乙酰水杨酸片

①主药　②主药　③主药　④填充剂　⑤黏合剂　⑥助流剂　⑦润滑剂　⑧稳定剂

制备工艺:将对乙酰氨基酚、咖啡因分别磨成细粉,与约 1/3 的淀粉混匀,加淀粉浆混匀制成软材,14

目或16目筛制粒，70℃干燥，干粒过12目筛整粒。将此颗粒与乙酰水杨酸混合，加剩余淀粉(预先在100℃～105℃干燥)与吸附有液状石蜡的滑石粉(将轻质液状石蜡喷于滑石粉中)混匀，再过12目筛，压片，即得。

五、问答题

1. 影响药物溶解度的因素主要包括药物自身因素和外界条件因素两大方面。药物的自身因素为药物的分子结构、晶型、药物的颗粒大小和药物的水合作用。外界因素包括溶剂化物、温度、体系pH与同离子等。

上述条件的改变都可以提高药物的溶解度，常用的方法包括水溶性结构修饰、使用潜溶剂、增溶剂以及助溶剂等。

2. 对于化学不稳定药物可从处方、工艺方面采取措施提高制剂稳定性。

(1) 处方设计方面，加入增加制剂稳定性的附加剂：①pH调节剂或缓冲液调节注射液至最稳定pH值；②加入适宜抗氧剂；③加入协同抗氧剂，如金属离子螯合剂，抑制金属离子的催化氧化作用。

(2) 工艺方面：避免金属器具的使用；使用惰性气体置换注射用水以及容器空间中的氧气。

3. 混悬剂为动力学不稳定体系及热力学不稳定体系。

(1) 微粒沉降速度服从Stokes定律：$V=\frac{2r^2(\rho_1-\rho_2)g}{9\eta}$，增加混悬剂的动力学稳定性主要方法是：①减小粒径；②增加分散介质的黏度；③减小固体微粒与分散介质间的密度差。加入高分子助悬剂，在增加介质黏度的同时，也减小了微粒与分散介质之间的密度差，同时微粒吸附助悬剂分子而增加亲水性，这是增加混悬剂稳定性采取的重要措施。

(2) 提高混悬剂的热力学稳定性主要方法：加入表面活性剂作为润湿剂，可降低界面张力；加入适当的电解质作为絮凝剂，控制ζ一电位在20～25mV范围内，混悬剂中的微粒形成疏松的絮凝状聚集体，使微粒表面积减小，微粒界面自由能降低，混悬剂处于较稳定状态。

4. 片剂制备过程中常出现裂片、黏冲、片重差异超限等问题。

(1) 产生裂片的原因有：①物料中细粉太多，压缩时空气不能排出，解除压力后，空气体积膨胀而导致裂片；②易脆碎的物料和易弹性变形的物料塑性差，结合力弱，易于裂片等。

(2) 造成黏冲主要原因有：黏合剂产生的黏性过强(黏合剂用量过多或黏性太强)、润滑剂选用不当或用量不足、颗粒不够干燥、物料较易吸湿、环境湿度较大、冲头表面锈蚀、粗糙不光或刻字等，应针对不同原因，采取相应措施解决。

(3) 片重差异超限主要原因是：①颗粒流动性不好；②颗粒内的细粉太多或颗粒的大小相差悬殊；③加料斗内的颗粒时多时少；④冲头与模孔吻合性不好等。

5. 经典恒温法求有效期过程：

(1) 不同温度进行加速试验，在设定的时间取样，测定药物浓度。

(2) 根据一级反应化学动力学原理 $\log C=\frac{-k}{2.303}t+\log C_0$

计算不同温度的反应速度常数K。

(3) 根据Arrhenius公式，$\log K=-\frac{E}{2.303R}\frac{1}{T}+\log A$，得到直线方程。

(4) 求出室温时的降解反应速度常数$K_{25℃}$。

(5) 由$K_{25℃}$即可求得降解10%所需的时间，即有效期，$t_{0.9}=0.1054/K$。

6. 长循环微粒给药制剂是将载体经水溶性高分子(如PEG)修饰，载体表面被柔顺而亲水的PEG部分覆盖，使微粒亲水性增强，阻止微粒被血液中的调理素识别，降低巨噬细胞的快速吞噬或摄取作用，使清除速度减慢，微粒在循环系统滞留时间延长，有利于肝脾以外的组织或器官的靶向作用。